社区护理实践指导

主　　审　朱爱勇

主　　编　宋莉娟　朱闻溪　蒋　颖

副 主 编　杜　苗　马　静　居淑勤　江长缨

编　　者（以姓氏笔画为序）

马　静　朱彤华　朱闻溪　刘颖颜　江长缨

孙　伟　杜　苗　李　宁　宋莉娟　张　娴

周　爽　居淑勤　荀雪琴　胡捷波　徐丽娜

诸小红　蒋　颖　蒋文珍

编写秘书　周　爽

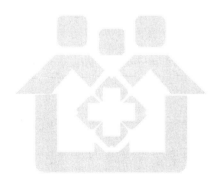

人民卫生出版社

·北 京·

图书在版编目（CIP）数据

社区护理实践指导 / 宋莉娟，朱闻溪，蒋颖主编
. —北京：人民卫生出版社，2022.11
ISBN 978-7-117-33856-1

Ⅰ.①社… Ⅱ.①宋…②朱…③蒋… Ⅲ.①社区 —
护理学 Ⅳ.①R473.2

中国版本图书馆 CIP 数据核字（2022）第 199810 号

人卫智网	www.ipmph.com	医学教育、学术、考试、健康，
		购书智慧智能综合服务平台
人卫官网	www.pmph.com	人卫官方资讯发布平台

社区护理实践指导
Shequ Huli Shijian Zhidao

主　　编：宋莉娟　朱闻溪　蒋　颖
出版发行：人民卫生出版社（中继线 010-59780011）
地　　址：北京市朝阳区潘家园南里 19 号
邮　　编：100021
E - mail：pmph @ pmph.com
购书热线：010-59787592　010-59787584　010-65264830
印　　刷：人卫印务（北京）有限公司
经　　销：新华书店
开　　本：787×1092　1/16　　印张：15.5
字　　数：358 千字
版　　次：2022 年 11 月第 1 版
印　　次：2023 年 1 月第 1 次印刷
标准书号：ISBN 978-7-117-33856-1
定　　价：56.00 元

打击盗版举报电话：010-59787491　E-mail：WQ @ pmph.com
质量问题联系电话：010-59787234　E-mail：zhiliang @ pmph.com
数字融合服务电话：4001118166　E-mail：zengzhi @ pmph.com

序　言

　　人民健康是社会文明进步的基础,是民族昌盛和国家富强的重要标志,也是广大人民群众的共同追求。习近平总书记在全国卫生与健康大会上强调:"把人民健康放在优先发展战略地位,努力全方位全周期保障人民健康",为推进我国卫生健康服务发展指明了方向。"十四五"时期(2021—2025年)是"两个一百年"奋斗目标承上启下的关键期,是推动高质量发展的决胜期。根据新时期卫生与健康工作方针,坚持推进卫生健康公共资源向基层延伸,坚持推进卫生健康基本公共服务均等化、普惠化、便捷化,坚持推进卫生健康公共服务主体多元化、方式多样化,将健康融入所有政策,为人民群众提供全方位、全周期健康服务,社区卫生服务在其中发挥着关键且重要的作用。

　　随着"健康中国"战略目标的制订,为适应人民群众不断增长的健康需求和经济社会发展对护理事业发展的新要求,社区护理已成为目前我国护理事业发展的重要内容,提升社区护理服务能力在"十三五"期间就被《全国护理事业发展规划(2016—2020)》列为重大项目之一。随着疾病谱的变化、人口老龄化进程的加快,医疗服务体系不断完善及社区卫生服务的快速发展,社区护理服务领域不断拓展,群众多层次健康需求得到响应。护士逐渐从医院走进社区和家庭,走进护理院、康复医院、老年病医院等延续性医疗机构,为患者提供慢性病管理、老年护理、长期照护、康复促进、安宁疗护等服务。

　　护理学是一门实践性和应用性很强的专业。随着现代医学模式、护理模式及护理学专业特点的转变、人群健康护理服务需求的不断升级,培养实践性、应用性护理人才成为护理教育发展的重要趋势。对于社区护士而言,不仅需要熟练掌握基本的护理理论知识及实践技能,将二者有机地结合应用,还应具备系统性临床护理思维,随时了解临床实践应用的进展,将知识与临床实践相结合,将传统技术与最新进展相结合,做到融会贯通,学以致用。

　　为促进社区护理事业全面、协调、可持续发展,多位护理专家、院校教师、社区卫生服务一线护理工作者共同编写了本书。其内容从应用型护理人才的培养目标出发,以新时期卫生与健康工作方针为依据,以全方位、全周期健康管理为核心,以家庭生活周期理论为框架,有机结合政府对社区卫生服务的最新要求、社区健康管理工作现况、社区护理实践进展及前沿趋势,具有先进性;同时以真实的社区卫生服务为背景,以国家公共卫生确定的全生命周期社区重点管理人群为对象,结合社区护理工作实践,利用标准化病人模拟情景进行案例设计,并基于系统化、强应用的理念,创新性地根据家系图串联所有人物角色,讲解不同家庭生活周期中社区护士的工作内容和工作标准,帮助读者系统、有效、生动、直观地学习并掌握社区护理实践内容,具有很强的实用性和创新性。对于在校学习的不同层次的护理专业学生,以及正在从事社区护理职业的广大社区护士而言,本书都是一本不可多得的、有助于提升实践工作能力的掌上指南。

杨超

2022 年 5 月

前　言

随着现代社会发展、人口老龄化时代到来、家庭结构变化和疾病谱改变,社区卫生服务作为社区健康服务体系的重要服务主体,应全面践行新时期的卫生健康理念,满足人民群众对基本医疗卫生服务的需求,保障人民群众的生命安全和身体健康。家庭医生签约服务是一种以家庭为中心,提供全方位医疗卫生和健康服务的模式。社区护理作为其中的重要组成部分,应秉承以健康为中心的服务理念,充分发挥社区护理的服务特点,以家庭为单位、社区为范围,充分实现全民全生命周期的健康管理服务目标,以促进家庭健康发展。

社区护士作为家庭医生团队的重要成员,在以家庭为中心的护理工作中承担着重要角色,参与健康管理的各个环节,应全面掌握家庭生活周期中不同阶段的发展任务与护理要点,并在社区护理工作中践行实施。然而,关于以家庭为中心的社区护理实践指导类书籍仍相对较少。有鉴于此,我们组织多位护理专家、社区卫生服务一线护理工作者、护理专业教师共同编写了本书。

本书的编写,从全方位、全周期的健康管理工作要求着手,以杜瓦尔(Duvall)的家庭生活周期理论为指导,围绕以家庭为中心的服务理念,介绍家庭医生签约服务制度下的社区健康管理工作。通过标准化病人(standardized patients,SP)情景模拟案例设计(人物角色串联形成一个完整的家系),以直观、形象的方式呈现家庭生活周期不同发展阶段的社区护士角色、健康管理工作内容和工作标准。全书遵循以人的健康为中心、家庭为单位、社区为范围的社区卫生服务原则,反映了家庭发展不同阶段中不同人群的健康需求,展现了全生命周期的健康管理。其内容贴合临床发展,突出社区护理的实践性,情景案例能够使读者提升学习兴趣,帮助读者抓住学习和工作重点,增强读者对知识点的直观理解,为学校教学和临床培训提供便利。本书可作为社区护士临床实践的参考书。

本书在编写过程中得到上海市多家社区卫生服务中心、上海市总工会标准化病人巾帼创新工作室以及行业专家的鼎力支持和帮助,在此特别感谢! 由于水平有限,本书难免有所疏漏,恳请广大读者批评指正。

编　者
2022 年 5 月

5

目 录

第一章 概述 ·· 1

  第一节 基本概念与相关理论 ·································· 1

    一、社区与社区护理 ······································ 1

    二、家庭与家庭健康理论 ·································· 7

  第二节 家庭医生签约服务 ···································· 11

    一、概述 ·· 11

    二、家庭健康护理程序 ···································· 14

    三、家庭访视 ·· 19

    四、居家护理 ·· 22

  第三节 社区健康管理 ·· 24

    一、概述 ·· 24

    二、社区健康档案 ······································ 27

    三、社区健康教育 ······································ 34

第二章 家庭生活周期——新婚期 ······························ 40

  第一节 围婚期健康管理 ······································ 40

    一、配偶的选择 ·· 40

    二、婚前检查 ·· 40

    三、最佳生育年龄 ······································ 41

    四、适宜受孕时机 ······································ 41

    五、优生优育的咨询与指导 ································ 41

    附：实践教学案例——围婚期健康管理 ···················· 43

  第二节 孕期健康管理 ·· 46

    一、孕期妇女的生理和心理变化 ·························· 46

    二、孕早期妇女健康管理 ································ 47

    三、孕中期妇女健康管理 ································ 48

    四、孕晚期妇女健康管理 ································ 49

    附：实践教学案例——孕期健康管理 ······················ 50

第三节　产褥期健康管理 ……………………………………………………………… 53
　　一、产褥期妇女的生理和心理变化 …………………………………………… 54
　　二、产后访视 ……………………………………………………………………… 54
　　三、产褥期保健指导 ……………………………………………………………… 55
　　四、产后 42d 健康检查 …………………………………………………………… 57
　　五、常见健康问题的预防和护理 ………………………………………………… 58
　　附：实践教学案例——产褥期健康管理 ……………………………………… 59

第三章　家庭生活周期——婴幼儿期 ……………………………………………… 64
　第一节　新生儿健康管理 …………………………………………………………… 64
　　一、新生儿期特点 ………………………………………………………………… 64
　　二、健康管理内容 ………………………………………………………………… 64
　　三、家庭护理指导 ………………………………………………………………… 66
　　四、常见健康问题的预防和护理 ………………………………………………… 68
　　附：实践教学案例——新生儿黄疸 …………………………………………… 69
　第二节　婴幼儿健康管理 …………………………………………………………… 74
　　一、婴幼儿期特点 ………………………………………………………………… 74
　　二、健康管理内容 ………………………………………………………………… 74
　　三、家庭护理指导 ………………………………………………………………… 77
　　四、常见健康问题的预防和护理 ………………………………………………… 79
　　附：实践教学案例——婴幼儿腹泻 …………………………………………… 82
　第三节　免疫规划和预防接种 ……………………………………………………… 86
　　一、基本概念 ……………………………………………………………………… 86
　　二、免疫制剂 ……………………………………………………………………… 87
　　三、免疫程序与免疫规划 ………………………………………………………… 88
　　四、预防接种使用的疫苗 ………………………………………………………… 91
　　五、预防接种管理与实施 ………………………………………………………… 98
　　附：实践教学案例——13 价肺炎疫苗接种 ………………………………… 101

第四章　家庭生活周期——儿童和青少年期 …………………………………… 106
　第一节　学龄前期健康管理 ………………………………………………………… 106
　　一、学龄前期特点 ………………………………………………………………… 106
　　二、健康管理内容 ………………………………………………………………… 106
　　三、家庭护理指导 ………………………………………………………………… 107
　　四、托幼机构健康管理 …………………………………………………………… 110
　　五、常见健康问题的预防和护理 ………………………………………………… 111
　　附：实践教学案例——学龄前期儿童健康管理 …………………………… 117

第二节　学龄期健康管理 ……………………………………………………………120
　　　　一、学龄期特点 ……………………………………………………………121
　　　　二、健康管理内容 …………………………………………………………121
　　　　三、家庭护理指导 …………………………………………………………121
　　　　四、常见健康问题的预防和护理 ……………………………………………123
　　　　附：实践教学案例——学龄期儿童健康管理 ………………………………126
第三节　青少年期健康管理 …………………………………………………………129
　　　　一、青少年期特点 …………………………………………………………130
　　　　二、健康管理内容 …………………………………………………………130
　　　　三、家庭护理指导 …………………………………………………………130
　　　　四、常见健康问题的预防和护理 ……………………………………………131
　　　　附：实践教学案例——青春期健康管理 ……………………………………135

第五章　家庭生活周期——青年期 …………………………………………………139
第一节　慢性病社区管理 ……………………………………………………………139
　　　　一、慢性病概述 ……………………………………………………………139
　　　　二、慢性病的三级预防 ……………………………………………………140
　　　　三、我国防治慢性病中长期规划 ……………………………………………141
　　　　四、慢性病的社区管理 ……………………………………………………141
　　　　附：实践教学案例——糖尿病管理 …………………………………………159
第二节　围绝经期健康管理 …………………………………………………………163
　　　　一、围绝经期 ………………………………………………………………163
　　　　二、围绝经期特点 …………………………………………………………163
　　　　三、健康管理内容 …………………………………………………………166
　　　　四、家庭护理指导 …………………………………………………………166
　　　　五、常见健康问题的预防和护理 ……………………………………………169
　　　　附：实践教学案例——围绝经期健康管理 …………………………………170

第六章　家庭生活周期——老年期 …………………………………………………174
第一节　老年人健康管理 ……………………………………………………………174
　　　　一、基本概念 ………………………………………………………………174
　　　　二、养老及养老模式 ………………………………………………………175
　　　　三、健康老龄化 ……………………………………………………………176
　　　　四、老年人身体健康评估 …………………………………………………178
　　　　五、老年人保健指导 ………………………………………………………181
　　　　六、老年人特殊急危情况应对 ………………………………………………187
　　　　附：实践教学案例——老年人跌倒 …………………………………………194

第二节　老年长期照护 ···197

　　一、概述 ···197

　　二、长期照护评估 ···199

　　三、长期照护常用方法及技术 ···201

　　附：实践教学案例——偏瘫失能老人长期照护 ···215

第三节　安宁疗护 ···218

　　一、概述 ···218

　　二、躯体症状护理 ···222

　　三、心理支持及人文关怀护理 ···225

　　附：实践教学案例——胃癌患者安宁疗护 ···229

附录 ···234

　附录一　SP 教学实践人物信息表 ···234

　附录二　SP 教学实践案例家系图 ···235

参考文献 ···236

第一章

概　述

第一节　基本概念与相关理论

随着医药卫生体制改革不断深入,发展和完善社区卫生服务已成为我国医药卫生工作的长期发展目标之一。社区卫生服务是促进和维护全民健康的基本保障,社区护理是社区卫生服务的重要组成部分,为社区居民提供预防、保健、疾病护理、康复、健康教育等综合性护理服务。家庭是社区的基本单位,家庭与健康之间存在相互依存的关系,家庭健康关系到个人和社区的整体健康。因此,作为提供社区卫生服务的主力军,社区护士必须掌握社区与社区护理、家庭与家庭生活周期等基本概念和相关理论,促进个人、家庭及社区的整体健康。

一、社区与社区护理

(一) 社区

1. **社区概念**　社区(community)源于拉丁文"communitatus",原意是团体和共同。20 世纪 30 年代,我国社会学家费孝通首先将 community 翻译成"社区",并结合我国情况将社区定义为若干社会群体或社会组织聚集在某一地域里所形成的一个生活上相互关联的大集体。

2. **社区特点**　完整的社区一般具有以下 5 个特点。

(1)人口要素:是社区的主体,是形成社区的核心条件,包括社区人口的数量、构成和分布,反映社区内部人口关系和社区整体面貌。世界卫生组织(World Health Organization,WHO)认为,一个有代表性的社区,人口数为 10 万~30 万。

(2)地域性:是社区存在和不断发展的前提,是构成社区的重要条件,决定着社区的根本性质和发展。WHO 认为,一个有代表性的社区,面积为 5 000~50 000km²。在我国,城市社区一般按照办事处管辖范围划分,以街道、居委会为基本单位;农村社区一般以乡(镇)和村划分。

(3)同质性:是社区重要的文化要素。同一社区的成员一般具有相似的文化背景、行为背景、价值观念、风俗习惯,且利益相关,易产生相同的生活方式、行为规范、社会意识及文化氛围等。随着社会发展,人们的居住环境不断变化,同质性正在逐渐降低。

(4)生活服务设施:是社区居民赖以生存的基础,也是构成社区的基本条件,将社区内居民紧密联系在一起。社区服务设施主要包括居民住所、生产单位、医疗机构、学校、娱乐设施、商业场所、交通和通信设施等。

(5)管理机构和制度:是维持社会秩序的基本保障。我国社区的基层管理机构为居委会和派出所,两者根据相关制度联合管理社区人群的社会生活事务,规范社区人群行为,帮助社区居民化解矛盾,解决问题。

3. 社区功能

(1)经济生活功能:即生产、消费、分配、协调和利用资源,以满足社区居民生活需要。

(2)社会化功能:个体在社区内社会化,成长为社会人,相互学习、影响,形成本社区的风土人情、价值观、行为方式等,而这些特有文化又会影响社区居民。

(3)社会控制功能:社区的组织管理机构通过各项规章制度及行为规范,对社区居民进行约束、管理,从而保护社区居民安全、维持社区正常秩序。

(4)社会参与功能:社区为人们提供生活、发展的空间,并依据空间及生活服务设施设立各种社会团体、组织活动,促使居民参与活动,产生凝聚力及团体归属感。

(5)相互支援功能:社区作为一个在生活上相互关联的大集体,当社区内居民,尤其是妇女、儿童、老年人等特殊群体处于疾病及困难时,社区可根据其需要给予相应援助和支持。

(二) 社区卫生服务

1. 概念 社区卫生服务(community health service,CHS)是以基层医疗卫生机构为主体,全科医师为骨干,合理使用社区资源和适宜技术,以人的健康为中心,以社区、家庭和居民为服务对象,以妇女、儿童、老年人、慢性病患者、残疾人、贫困居民等为服务重点,以需求为导向,以解决社区主要卫生问题、满足基本卫生服务需求为目的,融预防、医疗、保健、康复、健康教育、计划生育技术服务功能等为一体的,有效、经济、方便、综合、连续的基层卫生服务。

2. 特点

(1)广泛性:社区卫生服务面向整个社区,服务对象是社区全体居民,包括健康人群、亚健康人群、高危人群、重点人群、残疾人群及患病人群,开展以个人、家庭与社区为中心的基本医疗和公共卫生服务。

(2)综合性:针对社区各类不同人群的需要,社区卫生服务的内容由预防、医疗、保健康复、健康教育和优生优育技术服务等综合而成,并涉及生物、心理、社会各层面。

(3)主动性:社区卫生服务以主动服务、上门服务为主要形式,为社区居民提供健康服务。

(4)连续性:社区卫生服务为居民提供的是覆盖生命各周期、疾病发生和发展全过程的基本卫生服务,不因服务对象某一健康问题的解决而结束,这决定了社区卫生服务具有长期性、连续性和动态性的特点。

(5)可及性:社区卫生服务作为基层健康服务的性质,决定了其在时间、地点、服务内容、服务价格等各方面要符合服务对象的需求。同时,基层医疗卫生机构距离居民家庭较近,与医院卫生工作人员相比,社区卫生工作人员通常更熟悉居民的健康情况,更容易为社区居民提供及时、便捷的服务。

(6)协调性:社区卫生服务范围广、内容多,不仅需要多专业、多部门人员共同合作,还需要整合、协调、利用社区内外资源及动员公众参与来实现。

3. **内容**　社区卫生服务的工作内容可概括为"六位一体",即集社区预防、保健、医疗、康复、健康教育及优生优育技术指导为一体的医疗卫生服务网络体系,其综合功能适合医疗保健的多种要求。社区卫生服务工作内容可归纳为公共卫生服务和基本医疗卫生服务两大方面。

(1)公共卫生服务:我国公共卫生服务是社区卫生服务的一部分,以协助政府研究制订公共卫生发展战略和优先干预为重点。主要包括:①社区卫生状况调查及指导;②居民健康档案管理;③健康教育与健康促进工作;④预防接种;⑤妇女、儿童、老年人、慢性病患者、残疾人等重点人群的保健服务;⑥严重精神障碍患者管理;⑦肺结核患者健康管理;⑧中医药健康管理;⑨传染病等突发公共卫生事件报告和处理;⑩卫生计生监督协管。

(2)基本医疗卫生服务:①一般常见病、多发病的诊疗和护理;②社区现场应急救护;③家庭出诊、家庭护理、家庭病床等家庭医疗服务;④与综合医院和专科医院建立定点协作关系,提供会诊及双向转诊服务;⑤康复医疗服务;⑥临终关怀服务;⑦政府卫生行政部门批准的其他适宜医疗服务。

4. **机构设置**　社区卫生服务机构设置要严格执行国家对医疗卫生机构的管理法规,机构设置审批程序须依法严格执行准入制度,省辖市级卫生行政部门具有审批权限。社区卫生服务机构网络由提供综合性服务的社区卫生服务中心、社区卫生服务站和提供专项服务的专业卫生服务机构组成,其中社区卫生服务中心和社区卫生服务站是主体,其他专业卫生服务机构是补充。社区卫生服务机构的覆盖情况应综合考虑社区内服务人口、服务半径、卫生服务资源等因素,科学、合理地规划并健全社区卫生服务网络。社区卫生服务机构业务用房、床位、基本设备、常用药品和急救药品应根据社区卫生服务的功能、居民的需求配置,卫生人力资源应按适宜比例配置。

(1)社区卫生服务中心

1)设置范围:原则上要求按照每3万~10万居民或街道办事处所管辖的范围设置一个社区卫生服务中心。在人口较多、服务半径较大、社区卫生服务中心难以覆盖的社区,可适当设置社区卫生服务站。人口规模大于10万人的街道办事处,应增设社区卫生服务中心。人口规模小于3万人的街道办事处,其社区卫生服务机构的设置由区(市、县)政府卫生行政部门确定。

2)面积及床位配置:社区卫生服务中心的建筑面积不少于1 000m²,公共卫生服务用房和基本医疗卫生服务用房面积应为1:1。社区卫生服务中心原则上不设住院病床,可根据实际情况设定一定数量的以护理康复为主要功能的病床,每设1个床位至少增加30m²建筑面积,但不能超过50个床位。如需设置季节性传染病门诊,要增加相应的建筑面积。

3)科室及设备配置:至少设有临床科室(全科、中医、康复治疗、抢救室、预检分诊室)、预防保健科室、医疗技术及其他科室。设备配置包括诊疗设备、辅助检查设备、预防保健设备、健康教育设备及其他设备。

4)人员配备:根据服务功能、服务人口、居民服务需要,按照精干、效能的原则设置卫生专业技术岗位,配备适宜学历与职称层次的从事全科医学、公共卫生、中医(含中西医结合)等专业的执业医师和护士,药剂、检验等其他有关卫生技术人员根据需要合理配置。要求从事社区卫生服务的专业技术人员必须具备法定执业资格,医护人员在上岗前需接受全科医学及社区护理等知识培训。社区卫生服务中心的全科医师与护士人数按1:1的标准配备,辖区人口每万人至少配备2名全科医师和2名社区护士;其他人员不超过社区卫生服务中心人员编制总数的5%。

(2)社区卫生服务站:在社区卫生服务中心的统一管理和指导下,承担所辖社区范围内人群的基本公共卫生服务和普通常见病、多发病的初级诊治、康复等工作。社区卫生服务站的面积不少于150m²,原则上不设住院病床,至少设诊断室、治疗室与预防保健室,有健康教育宣传栏等设施,符合国家卫生标准及无障碍设计要求。其他参照社区卫生服务中心设置指导标准。

(3)其他专业卫生服务机构:可提供专项的社区卫生服务。例如,①老年健康服务机构(敬老院、老年康复护理机构等):主要为需要照顾但家庭无力承担的老年人提供治疗和护理服务。②康复服务机构:主要为慢性病患者、丧失功能患者进行持续的治疗和照顾,使其功能得到最大限度的恢复,提高患者的生活自理能力和参与社会的功能。如脑卒中患者经过医院的治疗、病情趋于稳定后,如需要进一步接受康复治疗,就可以回到社区,接受社区康复机构的继续服务。

(三) 社区护理

1. 社区护理的概念　社区护理(community health nursing)起源于公共卫生护理。美国护理协会将社区护理定义为:将公共卫生学及护理学理论和技术相结合,用以促进和维护社区人群健康的一门综合学科。我国根据社区卫生服务现状,将社区护理定义为:综合应用护理学和公共卫生学的理论与技术,以社区为基础、以人群为对象、以服务为中心,将医疗、预防、保健、康复、健康教育、优生优育等融于护理学中,并以促进和维护人群健康为最终目的,提供连续性的、动态性的和综合性的护理服务。

2. 社区护理的特点

(1)以健康为中心:社区护理以促进和维护人群健康为中心,作为临床护理工作的延伸,同时更侧重于积极、主动的预防,以基本卫生保健为主体,提高社区人群的健康水平。

(2)更关注家庭、群体:个体是社区护理的服务对象,家庭和群体更是社区护理工作的重点。社区护士通过收集、分析家庭和群体的健康状况,找出健康问题和健康需求,以解决家庭和群体的主要健康问题。

(3)广泛性与综合性:社区护理的服务对象广泛。社区人群在健康问题上存在很大差异,这决定了社区护理工作是对社区个人、家庭、群体提供集卫生管理、社会支持、家庭护理、个人防护、心理健康于一体的广泛性及综合性的服务。

(4)独立性与自主性:社区护士工作范围广,涉及内容多,护理场所分散,需具备独立判断服务对象健康问题并解决问题以及处理突发事件的能力,独立性、自主性较强。

(5)长期性、连续性和可及性:社区护士可在不同时间、空间范围为居民提供连续的、系列的整体护理,在地域、时间、心理及经济等方面对社区居民都是便利的。

(6)协作性:社区中影响居民健康的因素可能需要多个部门才能解决,在全科医生责任制模式下,社区护士不仅需要与全科医生、公共卫生医生、康复师及团队内的其他护士等团队成员密切合作,还要与当地行政、福利、教育、厂矿等多部门人员通力合作。

3. 社区护理的工作内容　2002 年卫生部在《社区护理管理的指导意见(试行)》(卫医发〔2002〕6 号)中提出了社区护理工作内容。同时,在新时代"大卫生、大健康"理念的指引下,随着全科医生制度及分级诊疗制度的建设,家庭医生签约服务在不断推进,社区护理的工作模式及服务内容也发生了相应转变。社区护理的工作内容总结如下:

(1)基本医疗卫生服务:承担社区就诊、住院患者的病情观察、基础护理、专科护理、健康教育、心理护理和康复指导等服务。

(2)健康教育与咨询服务:根据签约居民的健康需求、季节特点、疾病流行情况等,通过门诊服务、出诊服务、网络互动平台等途径,采取面对面、社交软件、电话等方式,提供健康咨询、个性化健康教育、集体健康教育、科普等。

(3)健康管理服务:对签约居民开展健康状况评估,在评估的基础上制订健康管理计划,包括健康管理周期、健康指导内容、健康管理计划成效评估等,并在管理周期内依照计划开展健康指导服务等。

(4)公共卫生服务:参与涵盖国家基本公共卫生服务项目和规定的其他公共卫生服务,如健康档案的建立与管理,计划免疫和预防接种,社区儿童、妇女、老年人等重点人群预防保健服务,社区慢性病患者、传染病患者及精神障碍患者护理管理服务等。

(5)预约及转诊服务:通过现场、信息平台、社交软件等多种预约方式,配合全科医生为签约居民提供本机构的门诊预约、专科预约、预防接种及其他项目的预约服务。对在社区无法进行妥善抢救、治疗、管理的患者,配合全科医生提供转诊服务,安全、及时地转诊到相关医疗机构。

(6)出诊服务:按规范在服务对象居住场所提供可及的治疗、康复、护理、安宁疗护、健康指导及家庭病床等服务。

(7)促进医养融合发展:促进签约居民健康管理服务与居家、社区、机构养老紧密结合,深入养老机构、社区和居民家庭开展老年保健、老年慢性病防治和康复护理。

(8)其他:参与社区紧急意外事件的处理和预防、社区卫生监督管理、社区协调等相关工作。

4. 社区护士角色及岗位胜任力

(1)社区护士的任职条件:社区护士(community nurse)是指在社区卫生服务机构及其他有关医疗机构从事社区护理工作的护理专业人员。任职条件如下:①具有国家护士执业资格并经注册;②通过地(市)级以上卫生行政部门规定的社区护士岗位培训;③独立从事家庭访视护理工作的社区护士,应具有在医疗机构从事临床护理工作 5 年以上的工作经历。

(2)社区护士的角色:社区护士的工作对象、范畴、性质与医院临床护士有所不同。社区护士在不同场合、不同情况、不同时间内承担着多种角色,需要应用知识和技能完成各种角色所赋予的义务及责任。社区护士常承担的角色包括照护者、执行者、教育者、协调者、管理者、研究者等。

(3)社区护士岗位胜任力:社区护理的工作范围、社区护士的职责和角色对社区护士的能力提出了更高的要求。社区护士不仅要具备一般护士所应具有的护理基本能力,而且要特别加强以下几种能力的培养：

1）综合护理能力：社区护士健康照护范围很广，因此要具有丰富的护理、康复、公共卫生知识，熟练的护理技能，熟悉护理程序、流行病学知识、护理科研，并且能够用心理学、行为学、教育学知识对社区居民进行健康教育和行为干预。

2）人际交往和沟通能力：社区护士需要与不同文化背景、观念、年龄、家庭的社区居民、社区管理者、媒体及其他社区工作者密切合作，因此具备良好人际交往和沟通能力，才能更好地开展工作。

3）独立解决问题能力：社区护士不同于医院护士，在很多情况下需要独立进行各种护理操作、运用护理程序、开展健康教育、进行指导或解答咨询，尤其是应对社区紧急事件，因此独立判断及解决问题的能力尤为重要。

4）预见能力：即预见患者与自身风险的能力。社区护士在为患者提供服务过程中，需要在问题发生之前发现潜在危险，主动采取防范措施，减少或规避问题的发生。

5）组织、管理能力：社区护士作为社区护理的主要执行者，除了为患者提供直接护理服务外，还需要积极协调社区资源，组织开展各种形式的健康促进活动，所以具备基本的组织、管理能力是对社区护士的基本要求。

6）科研、创新能力：社区护士应在工作中收集资料，发现问题，不断获取本专业相关的新知识，在社区护理实践中，善于总结经验并提出新的观点，探索适合我国国情的社区护理模式。

7）自我防护能力：社区护士应具备相关的法律、伦理意识，自觉遵守各项法律法规、护理规范及规章制度，提高自我防护意识与能力，在社区护理工作中保障患者、居民与自身安全。

5. 我国社区护理的发展　社区护理起源于西方国家，是由家庭护理、地段护理及公共卫生护理逐步发展、演变而成的。追溯社区护理发展的历史，可将其发展过程划分为 4 个阶段，即家庭护理阶段、地段护理阶段、公共卫生护理阶段和社区卫生护理阶段。20 世纪 80 年代末期，我国社区护理随着社区卫生服务的开展而发展起来。近年来，随着我国医疗卫生体制改革的不断深化和推进，我国社区卫生服务和社区护理也有了长足的发展。

（1）社区护理服务模式和内容更丰富：根据市场需要，研究开发多元化社区护理服务模式和服务功能，鼓励大型医院通过建立护理联合团队等发挥优质护理资源的辐射效应，带动基层医疗卫生机构提高护理服务能力，特别是健康管理、康复促进、老年护理等方面的服务能力，促进医养结合、安宁疗护、精神护理、残疾康复保健、中医药适宜技术等护理服务业务的发展。

（2）社区护理服务效果更精准、便捷：随着基层首诊和分级医疗制度的推行，居民常见病、多发病的基本诊疗需求在社区得到有效解决。双向转诊建立了基层医疗卫生机构与大医院之间的通道，不仅设立了医院与社区联动的家庭病床，还加强对社区护士的伤口造口、外周中心静脉导管（peripherally inserted central venous catheter，PICC）维护、糖尿病等专科培训，在社区卫生服务中心开设专科护理门诊，为患者提供护理、自我观察及自我维护的指导、日常生活指导及健康咨询等服务，满足各类患者的延续性护理需求。

（3）社区护理质量管理体制更加完善：强化政府主导作用，构建社区卫生服务与社区护理法律体系,使社区护理相关政策、法规及管理标准逐渐形成及完善。加强在岗社区护士规范化培训制度与人员准入制度建设,逐步建立健全社区护理质量管理及绩效考评制度,有效促进社区护理服务高效、优质地发展。

(4)社区护理学科及社区护理队伍不断发展:社区护理学已成为护理人才培养的核心课程,社区护理实践能力培养已成为护理专业教育、专业评估的重要内容之一,社区护理领域的学科建设及专科人才培养不断满足着社会对社区护理人力的需求。

二、家庭与家庭健康理论

(一) 家庭

1. 家庭的概念 家庭(family)传统意义上是指由法定、血缘、领养、监护及婚姻关系联系在一起的,两个及以上的人组成的社会基本单位。随着社会发展,家庭的概念也不断发展,现代家庭定义为:家庭是一种重要的关系,它是由一个或多个有密切血缘、婚姻、收养或朋友关系的个体组成的团体,是社会团体中最小的基本单位,也是家庭成员共同生活与相互依赖的场所。

2. 家庭结构(family structure) 是指家庭中成员的组成及其相互作用、相互影响的状态,以及由这种状态形成的相对稳定的联系模式。家庭结构影响家庭成员的关系、家庭资源、家庭功能等。家庭结构可分为家庭外部结构与家庭内部结构。

(1)家庭外部结构:指人口结构,即家庭类型。我国常见的家庭类型有以下几种:

1)核心家庭(nuclear family):是指由一对夫妻及其未婚子女(包括领养)构成的家庭,没有子女的丁克家庭也属于核心家庭。核心家庭是现代社会主要的家庭类型。其特点是家庭规模小、结构简单、关系单纯;优点是家庭成员间容易沟通,家庭结构和关系稳定、牢固,便于决策家庭重要事件;缺点是家庭内外可利用的资源较少,易发生家庭危机甚至有家庭解体的危险。

2)直系家庭(linear family):又称主干家庭,是指由父母、已婚子女及第三代人组成的家庭。直系家庭人数较多,结构复杂,关系繁多,但可利用的家庭资源较多,应对家庭危机的能力较强,有利于维持家庭的稳定。

3)旁系家庭(composite family):又称联合家庭,是指由两对或两对以上的同代夫妇及其未婚子女组成的家庭,包括由父母同几对已婚子女及孙子女构成的家庭,两对以上已婚兄弟姐妹组成的家庭等。旁系家庭内存在一个权力和活动中心及几个次中心,或几个权力和活动中心并存,结构相对松散、不稳定,多种关系和利益交织,其决策过程复杂。但家庭内外资源较多,有利于家庭对危机的适应与处理。

4)其他家庭:如单亲家庭、单身家庭、同居家庭、同性恋家庭等,且随着社会的发展,这些特殊家庭有不断增加的趋势。

(2)家庭内部结构:指家庭成员间的相互关系,表现为家庭权力、家庭角色、家庭沟通、家庭价值观4方面。

1)家庭权力(family authority):是指家庭成员对家庭的影响力、控制权和支配权,可分为传统权威型、情况权威型、分享权威型3种。①传统权威型:是由家庭所在社会文化传统规定而来的权威,如在男性主导的社会,父亲是一家之主,家庭成员均以父亲为权威人物,而不考虑其社会地位、职业等;②情况权威型:指家庭权力会因家庭情况的变化而产生权力转移,即家庭中负责供养家庭、主宰家庭经济大权的人权力便最大,可以是丈夫,也可以是妻子或子女;③分享权威型:是指家庭成员分享权威,共同商量做出决定。每个家庭可以有多种权力结构并存,不同时期也可以有不同类型。

2)家庭角色(family role):是指家庭成员在家庭中的特定身份或地位,代表在家庭中应执行的职责与职能。一般每个家庭成员都会具有多种角色,如母亲、女儿、妻子等。每个成员的家庭角色扮演成功与否是影响家庭健康的重要因素。一个健康的家庭,其家庭成员均愿意尽力履行自己的角色行为,角色行为符合社会规范,角色功能既能满足自我的心理需要,也能达到家庭对角色的期望,同时能够在家庭的不同发展阶段适应家庭角色转变。

3)家庭沟通(family communication):指家庭成员间在情感、愿望、需求、意见、信息与价值观等方面进行交换的过程,最能反映家庭成员间的相互关系。家庭成员间良好的沟通能化解家庭矛盾,解决家庭问题,促进家庭成员间的关系。

4)家庭价值观(family values):指家庭成员对家庭活动的行为准则及生活目标的思想、态度和信念。家庭价值观指导家庭成员与家庭的行为,影响家庭生活方式、教育方式、健康观念与健康行为等,其形成受到家庭所处的社会文化、宗教信仰与现实状况的影响,是家庭生活的重要组成部分。社区护士了解家庭价值观,尤其是健康观,有助于确认健康问题在家庭中的地位,与家庭成员一起制订出切实可行的家庭护理计划,有效解决家庭健康问题。

3. 家庭功能(family function) 指家庭成员在家庭生产和社会生活中所发挥的有效作用。家庭功能是社会存在的依据,通过满足家庭成员的需求,维护家庭的完整性,实现社会对家庭的期望。随着社会飞速发展,家庭功能不断发展和转变。

(1)情感功能:成员间的情感是形成和维系家庭的重要基础。家庭成员间以血缘和感情为基础,在家庭中通过彼此关爱、支持,满足爱与被爱的需要,获得归属感与安全感。

(2)经济功能:指家庭拥有维系生活需要的物资、空间及金钱等,以满足家庭成员的衣、食、住、行、教育、医疗、娱乐等方面的需要。

(3)生殖养育功能:家庭具有繁衍和养育下一代、赡养老人的功能。

(4)社会化功能:家庭有培养成员走向社会化的责任与义务,通过帮助下一代成员学习知识及社会道德法律规范,为其提供适应社会的教育,使其形成健康的价值观、人生观。

(5)健康照顾功能:家庭成员间相互照顾,维护家庭成员的健康,并在家庭成员患病时能提供各类与疾病康复有关的支持。

4. 家庭对健康的影响

(1)遗传:遗传是影响人类健康与疾病的重要因素之一,很多疾病如心脑血管疾病、癌症、精神疾病等都与基因有密切的关系。

(2)生长发育:家庭是儿童生长的基本环境,家庭的价值观直接或间接地影响儿童生理、心理的生长发育。

(3)疾病传播:家庭的健康观、生活方式和生活习惯直接影响疾病在家庭中的发生、发展及传播。

(4)发病和死亡:疾病的发生与不健康的生活方式和生活习惯有直接或间接关系,家庭因素不仅影响了发病和死亡,而且影响患者及家庭对医疗服务的使用程度。

(5)康复:家庭的支持对各种疾病(尤其是慢性病和残疾)的治疗与康复有很大的影响。

(二)家庭生活周期

1. 家庭生活周期的概念　家庭生活周期(family life cycle)是从时间的角度来分析家庭,指从一对夫妇组成家庭开始,经过子女出生、成长、工作、结婚、离开原家庭组成新的家庭,又回到夫妇二人的家庭生活,最后夫妇二人去世而消失的周期,是一个家庭诞生、发展直至消亡的动态过程,它反映了家庭从形成到解体呈循环变化的规律。

2. 家庭生活周期理论

(1)理论产生及发展:20世纪30年代,希尔和汉森首先提出家庭生活周期理论(family life cycle theory)。该理论是在综合社会学、儿童心理学、人类发展学等多种学科研究的基础上发展而来的,于20世纪50年代运用到家庭研究工作中,兴盛于60—70年代。经过格利克、希尔、杜瓦尔对该理论的梳理和阐述,其各阶段的基本概念和内涵已经比较完整,具备相对完整的理论框架。其中最重要的是1962年罗杰斯提出的10个阶段家庭生活周期,1966年韦尔和古巴提出的9个阶段家庭生活周期及1971年杜瓦尔提出的8个阶段家庭生活周期。

目前健康领域多采用杜瓦尔(Duvall)的家庭生活周期理论(表1-1)。杜瓦尔认为,就像人的生命那样,家庭也有其生命周期,并在不同发展阶段均有各种任务。具体分为8个阶段:新婚期、婴幼儿期、学龄前期、学龄期、青少年期、青年期、空巢期、老年期。上述8个阶段可在任一阶段开始或结束(如再婚、离婚时)。家庭的发展任务是要成功地满足不同阶段的需求,并且每个发展阶段家庭成员都有不同角色和责任。健康家庭会妥善处理各阶段的发展任务,使家庭生活平稳发展,维持家庭健康。

(2)家庭生活周期各阶段护理要点:在每个家庭发展阶段,都需要家庭妥善处理发展任务,才能维持家庭和家庭成员的健康,预防家庭危机的发生。因此,社区护士应了解家庭生活周期各阶段的特点,掌握各阶段的主要发展任务及护理保健要点,帮助并指导处于不同发展阶段的家庭及家庭成员很好地完成发展任务,促进家庭健康发展。

表1-1　杜瓦尔(Duvall)家庭生活周期表

阶段	定义	主要发展任务	护理保健要点
新婚期	结婚、妻子妊娠	• 性生活协调、优生优育 • 双方交流与沟通 • 适应新的社会关系	• 婚前健康检查 • 性生活指导 • 优生优育指导 • 心理咨询
婴幼儿期	最大孩子介于0~30月龄	• 父母角色的适应 • 经济压力增加 • 养育和照顾孩子的压力 • 母亲产后恢复	• 母乳喂养、哺乳期性指导 • 新生儿喂养、预防接种 • 婴幼儿营养与发育

续表

阶段	定义	主要发展任务	护理保健要点
学龄前期	最大孩子介于30月龄~6岁	• 儿童的身心发育 • 孩子与父母部分分离(上幼儿园)	• 合理营养、疾病防治 • 监测和促进生长发育 • 形成良好的习惯 • 防止意外事故
学龄期	最大孩子介于6~13岁	• 儿童的身心健康 • 性教育问题 • 孩子适应上学,逐步社会化	• 引导其正确对待学习压力 • 合理"社会化" • 防止意外事故
青少年期	最大孩子介于13~20岁	• 青少年的教育与沟通 • 与父母的代沟及社会化问题 • 青少年与异性交往及性教育	• 防止意外事故 • 健康生活指导 • 青春期教育与性教育 • 引导其具有正确的婚恋观
青年期	最大孩子离家至最小孩子离家	• 父母与孩子的关系转变 • 父母逐渐有孤独感 • 疾病开始增多 • 重新适应婚姻生活 • 照顾高龄父母	• 心理咨询 • 消除孤独感 • 定期体检 • 改变不健康的生活方式
空巢期	所有孩子离家至家长退休	• 重新适应两人生活 • 计划退休后生活 • 疾病问题	• 防止药物过敏 • 意外事故防范 • 定期体检 • 改变不健康的生活方式
老年期	退休至死亡	• 适应退休生活 • 经济及生活的依赖性高 • 面临各种老年慢性疾病及丧偶、死亡的打击	• 慢性病防治 • 孤独心理照顾 • 提高生活自理能力 • 提高社会生活能力 • 丧偶期照顾 • 临终关怀

(三) 家庭健康

1. **健康家庭的概念** 健康家庭是指能真正发挥家庭功能,起到促进和保护家庭成员健康作用的家庭,即家庭系统在生理、心理、社会文化发展及精神方面的一种完好的、动态变化的稳定状态。健康家庭是针对家庭整体而言,而不是针对每一位个体成员。健康家庭使每个家庭成员都能感受到家庭的凝聚力,能够满足和承担个体的成长,维系个体面对生活中各种挑战的需要。

2. **健康家庭的条件**

(1) 良好的交流氛围:健康家庭中的成员能彼此分享感觉、理想,相互关心,使用语言或非语言的方式促进相互间的了解,并能化解冲突。

(2) 增进家庭成员的发展:健康家庭给各成员足够的自由空间和情感支持,使成员有成长机会,能够随着家庭的改变而调整角色和职务分配。

(3) 能积极地面对矛盾及解决问题:当面对问题时,健康家庭会主动承担各种责任,并寻求方法积极解决问题。遇到解决不了的问题时,能不回避矛盾并寻求外援帮助。

(4)有健康的居住环境及生活方式:健康家庭能为成员提供安全和卫生的生活环境,应确保每一位成员建立促进健康的生活方式和生活习惯,自觉抵制、戒除危害健康的生活方式和生活习惯。

(5)与社区保持联系:健康家庭能有规律地参加各种活动,不脱离社会,充分运用社会网络,利用社区资源满足家庭成员的需要。

第二节　家庭医生签约服务

以家庭为中心的健康护理是当今社会发展的迫切需要,也是社区护理的一项重要原则。家庭医生签约服务是深化医药卫生体制改革的重要任务,也是新形势下保障和维护群众健康的重要途径。社区护士作为家庭医生签约服务团队中的重要成员,需要走进服务对象的家庭,明确家庭的健康需要,应用家庭健康护理的方法提供服务,使家庭及家庭成员达到最佳健康状态。

一、概述

(一) 相关概念

家庭医生签约服务是指居民与家庭医生或家庭医生团队自愿签订服务协议,明确双方责、权、利,按有关规范要求提供约定的基本医疗、基本公共卫生和健康管理服务,推动医患间形成长期、连续、稳定契约关系的一种服务模式。家庭医生签约服务是以家庭医生为责任主体、社区卫生服务中心为技术依托、社区居民及其家庭成员的健康管理为工作内容、建立契约关系为服务形式的新型医疗保健服务模式。

1997年1月,中共中央、国务院《关于卫生改革与发展的决定》中提出加快全科医学发展和全科医生培养的重要性,这是政府提出培养专业化的全科医生是建设社区卫生服务体系的关键环节。2009年3月,中共中央、国务院发布的《关于深化医药卫生体制改革的意见》中提出,将家庭医生制度作为社区卫生服务发展的工作目标,让每个人都能享受到家庭医生服务。2011年7月《国务院关于建立全科医生制度的指导意见》的颁布标志着家庭医生制度的建设已上升为国家战略。2016年5月《关于印发推进家庭医生签约服务指导意见的通知》的颁布,标志着我国正式进入家庭医生时代。2018年3月,国家卫生健康委员会办公厅《关于做好2018年家庭医生签约服务工作的通知》中明确指出家庭医生工作向提质增效转变。总之,我国家庭医生制度经历了由理论层面到制度层面,再到实践层面的转变。建立家庭医生制度成为改善社区居民健康,优化社区卫生服务体系的关键举措。

(二) 服务对象

1. **对象**　辖区内有健康需求的常住居民均可通过自愿签约成为家庭医生的服务对象,签约居民及其家庭成员均能享受家庭医生服务,优先覆盖老年人、孕产妇、儿童、残疾人等人群,以及高血压、糖尿病、结核病等慢性疾病和严重精神障碍患者等。

2. 签约方式

(1)签订服务协议:根据服务半径和服务人口,合理划分签约服务责任区域,居民或家庭自愿选择 1 个家庭医生团队签订服务协议,明确签约服务内容、方式、期限和双方的责任、权利、义务及其他有关事项。签约周期原则上为 1 年,期满后居民可续约或选择其他家庭医生团队签约。应鼓励和引导居民就近签约,也可跨区域签约,建立有序竞争机制。

(2)鼓励组合式签约:加强医院与基层医疗卫生机构对接,可引导居民或家庭在与家庭医生团队签约的同时,自愿选择一所二级医院、一所三级医院,建立"1+1+1"的组合签约服务模式,在组合之内可根据需求自行选择就医机构,并逐步过渡到基层首诊;在组合之外就诊应当通过家庭医生转诊。

3. 签约服务费 家庭医生团队为居民提供约定的签约服务,根据签约服务人数按年收取签约服务费,由医保基金、基本公共卫生服务经费和签约居民付费等分担。具体标准和分担比例由各地卫生健康委员会、人力资源和社会保障、财政、物价等部门根据签约服务内容、签约居民结构以及基本医保基金和公共卫生经费承受能力等因素协商确定。符合医疗救助政策的按规定实施救助。签约服务中的基本公共卫生服务项目费用从基本公共卫生服务专项经费中列支。

(三) 服务内容

根据 2016 年 6 月 6 日发布的《关于推进家庭医生签约服务的指导意见》,家庭医生团队为居民提供基本医疗、公共卫生和约定的健康管理服务。各地应当根据服务能力和需求,设定包括基本医疗和公共卫生服务在内的基础性签约服务内容,向所有签约居民提供。健康管理服务主要是针对居民健康状况和需求,制订不同类型的个性化签约服务内容。家庭医生团队应当结合自身服务能力及医疗卫生资源配置情况,为签约居民提供以下服务:

1. 基本医疗卫生服务 涵盖常见病和多发病的中西医诊治、合理用药、就医指导等。

2. 公共卫生服务 涵盖国家基本公共卫生服务项目和规定的其他公共卫生服务。

3. 健康管理服务 对签约居民开展健康状况评估,在评估的基础上制订健康管理计划,包括健康管理周期、健康指导内容、健康管理计划成效评估等,并在管理周期内依照计划开展健康指导服务等。

4. 健康教育与咨询服务 根据签约居民的健康需求、季节特点、疾病流行情况等,通过门诊服务、出诊服务、网络互动平台等途径,采取面对面、社交软件、电话等方式提供个性化健康教育和健康咨询等。

5. 预约服务 通过互联网信息平台预约、现场预约、社交软件预约等方式,家庭医生团队优先为签约居民提供本机构的专科科室预约、定期家庭医生门诊预约、预防接种以及其他健康服务的预约服务等。

6. 转诊服务 家庭医生团队要对接二级及以上医疗机构相关转诊负责人员,为签约居民开通绿色转诊通道,提供预留号源、床位等资源,优先为签约居民提供转诊服务。

7. 出诊服务 在有条件的地区,针对行动不便、符合条件且有需求的签约居民,家庭医生团队可在服务对象居住场所按规范提供可及的治疗、康复、护理、安宁疗护、健康指导及家庭病床等服务。

8. **药品配送与用药指导服务**　在有条件的地区,可为有实际需求的签约居民配送医嘱内药品,并给予用药指导服务。

9. **长期处方服务**　家庭医生在保证用药安全的前提下,可为病情稳定、依从性较好的签约慢性病患者酌情增加单次配药量,延长配药周期,原则上可开具 4~8 周长期处方,但应当注明理由,并告知患者关于药品储存、用药指导、病情监测、不适随诊等用药安全信息。

10. **中医药"治未病"服务**　根据签约居民的健康需求,在中医医师的指导下,提供中医健康教育、健康评估、健康干预等服务。

11. 各地因地制宜开展的其他服务。

(四) 服务形式

家庭医生签约服务原则上应当采取团队服务形式,主要由家庭医生、社区护士、公共卫生医师(含助理公共卫生医师)等组成,并有二级以上医院医师(含中医类别医师)提供技术支持和业务指导。为更好地满足群众的中医药服务需求,逐步实现每个家庭医生团队都有能够提供中医药服务的医师或乡村医生。有条件的地区还可以吸收药师、健康管理师、心理咨询师、社(义)工等加入团队。其中,家庭医生将负责团队成员的任务分配和管理,其他专科医师和卫生技术人员也要与团队紧密配合,共同为签约居民提供优质的服务。团队成员各司其职,加强团队内成员合作,形成团队合力,从而改善个体与群体健康状况和生命质量。基层医疗卫生机构要明确家庭医生团队的工作任务、工作流程、制度规范及成员职责分工,并定期开展绩效考核。

1. **家庭医生**　又称全科医生,是签约服务第一责任人。现阶段家庭医生包括基层医疗卫生机构注册全科医生(含助理全科医生和中医类别全科医生)、具备能力的乡镇卫生院医师和乡村医生、符合条件的公立医院医师和中级以上职称的退休临床医师(特别是内科、妇科、儿科、中医医师)。同时鼓励符合条件的非政府办医疗卫生机构(含个体诊所)提供签约服务,并享受同样的收付费政策。全科医生应该是受过现代医学正规训练,具有扎实的理论基础、丰富的临床经验、熟练的预防保健与健康教育技能以及较强的社会交往和组织管理能力的高素质医生。

家庭医生的主要工作内容为:①负责做好签约工作,了解社区居民的医疗需求,掌握签约对象的健康信息;②为签约者建立健康档案,并做好健康信息的输入和分析;③定期开展健康讲座,发放健康保健宣传资料;④做好签约者的门诊预约、上门服务及电话咨询;⑤双向转诊,即为签约者联系本中心或上级医疗机构的入院或转诊提供绿色通道,接受上级医疗机构转下的签约患者,做好康复随访工作。

2. **社区护士**　在家庭医生团队成员中,社区护士是家庭医生为居民提供基本医疗、公共卫生和健康管理服务的主要助手,起着非常特殊且重要的作用。社区护士承担辅助家庭医生日常工作的任务,具体包括协助家庭医生签约、居民健康档案建立、慢性病及特殊人群随访、家庭病床上门服务、预防接种、健康教育、健康体检、传染病管理、处理居民诉求等全科治疗及公共卫生相关工作。

3. **公共卫生医生**　主要工作内容包括:根据辖区内居民的健康状况做出社区诊断;协助家庭医生做重点人群(如儿童、孕产妇等)的签约工作;开展健康教育,做好慢性病管理和随访工作;对居家精神病患者提供随访服务;对进行居家医学观察的传染病患者的密切接触者提供预防指导等工作;与团队人员做好互帮和沟通。

4. **社区健康志愿者** 负责与各居委会沟通;协助医务人员了解签约对象的健康信息;组织居民到医院"健康家园"或"健康智慧小屋"进行健康自我监测;引导居民养成健康的生活方式和就医习惯;引导居民定期开展各类"慢性病防治俱乐部"活动;配合社区卫生服务中心做好各种调查工作,积极反馈居民健康需求。

二、家庭健康护理程序

家庭健康护理程序是家庭健康护理的主要工作方法,是以家庭为单位的整体护理模式。社区护士在收集有关家庭健康资料的基础上,分析确定家庭健康问题,提出家庭健康护理诊断,结合家庭的需要和现有的资源拟订家庭护理计划,通过提供相应的指导与支持实施计划,然后评价家庭健康问题是否得到解决,由此决定是修订计划还是终止计划。

(一)家庭健康护理评估

家庭健康护理评估的目的是收集与家庭健康相关的资料,明确健康问题给家庭带来的影响、家庭自身应对问题的能力以及家庭应对问题采取的方式和方法,为确定家庭现存或潜在问题提供依据。

1. **评估方法** 家庭评估主要通过家庭访视来进行,运用交谈法和观察法收集资料。交谈法是通过与家庭成员的交谈,了解家庭状况和家庭成员间的关系、家庭成员的健康状况等。观察法主要观察护理对象的家庭环境、家庭成员间的交流沟通状况和家属如何照顾患病个体等。

2. **评估内容** 根据 Friedman 家庭评估模式,评估内容包括 7 方面 34 项(表 1-2)。具体实施中,可根据家庭具体情况选择评估内容,并不需要覆盖所有内容。

表 1-2 家庭健康评估内容

评估项目	评估具体内容
家庭一般资料	• 家庭住址及类型 • 家庭成员职业、年龄、教育程度 • 家庭成员生活习惯(饮食、睡眠、家务、育婴、休假) • 家庭经济收入 • 家庭成员健康状况及医疗保险形式 • 家庭健康管理状况 • 家庭居住环境(对家庭成员的健康有无危险)
家庭成员中患病成员情况	• 疾病的种类及对日常生活影响程度 • 愈后状况的推测 • 日常生活能力 • 家庭角色履行情况 • 疾病带来的经济负担
家庭发展阶段及其发展任务	• 家庭目前的发展阶段及发展任务 • 家庭履行发展任务的情况

评估项目	评估具体内容
家庭结构	• 家庭成员间的关系(患者与家庭成员间、家庭成员间) • 沟通与交流(思想交流、情感交流、语言交流) • 家庭角色(原有角色和变化后角色) • 家庭权力(传统权威型、情况权威型、分享权威型) • 家庭与社会的交流(收集和利用社会资源的能力) • 价值观与信仰
家庭功能	• 家庭成员间的情感 • 培养子女社会化的情况 • 家庭的自我保健行动
家庭与社会的关系	• 家庭与亲属、社区、社会的关系 • 家庭利用社会资源的能力
家庭应对和处理问题的能力与方法	• 家庭成员对健康问题的认识(疾病的理解和认识等) • 家庭成员间情绪上的变化(不安、动摇、压力反应) • 家庭战胜疾病的决心(家庭成员参与护理情况等) • 应对健康问题的方式(接受、逃避、角色转变与调整等) • 生活调整(饮食、睡眠、作息时间) • 对家庭成员健康状况的影响(疲劳、失眠、精神压力性疾病) • 经济影响

3. 评估工具 常用的家庭护理评估工具有家系图、家庭功能评估、社会支持度评估工具等。

(1)家系图:又称为家庭结构图,以符号的形式对家庭结构、成员之间关系、家庭成员健康状况进行描述,其特点是直观、综合、简单。家系图可以帮助社区护士迅速评估家庭基本情况、判断危及家庭健康的问题和家庭高危人员等,迅速把握家庭成员健康状况和家庭生活周期等资料,是家庭评估的基本组成部分,也是家庭健康档案的重要组成部分。家系图可包含三代或三代以上人,一般从首次就诊的护理对象这一代开始,向上、向下延伸,长辈在上,晚辈在下;同辈中,长者在左,幼者在右;夫妻中,男在左,女在右。护理对象所在的家庭应用线圈上,在代表每个人的符号旁边可标注年龄、婚姻状况、出生或死亡日期、重大生活事件发生的时间、患有的疾病等,也可根据需要标注家庭成员的职业、文化程度、家庭决策者、家庭重要事件及主要健康问题。家庭结构图常用符号及示例见图1-1、图1-2。

(2)家庭关怀度指数:由 Smilkstein 设计的家庭关怀度指数量表(APGAR 量表)又称为家庭功能评估表,是用于快速检测家庭功能的问卷,可反映家庭中的个体对家庭功能的主观满意程度,不能完全反映家庭作为一个整体的功能状况。由于量表问题较少,易于回答,评分简单,可以粗略、快速地评价家庭功能,是最为常用的家庭功能评估方法。APGAR 量表共有两部分。第一部分测量个人对家庭功能的整体满意度,共 5 个题目,每个题目代表 1 项家庭功能,分别为适应度(adaptation)、合作度(partnership)、成熟度(growth)、情感度(affection)和亲密度(resolve),分为经常、有时、几乎从不 3 种程度,分别赋予 2、1、0 分(表1-3)。评分标准为:总分 7~10 分表示家庭功能良好,4~6 分表示家庭功能中度障碍,0~3 分表示家庭功能严重障碍。第二部分用于了解个人与家庭其他成员间的关系,分为好、一般、不好3种程度(表1-4)。

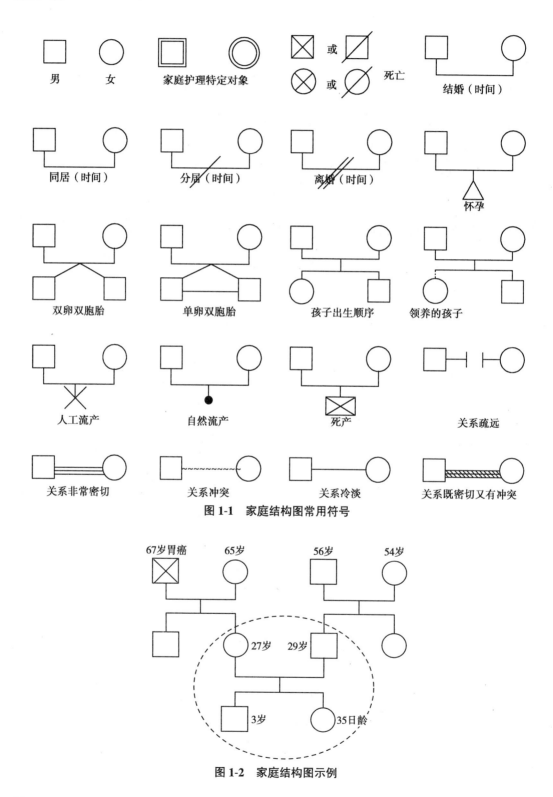

图 1-1　家庭结构图常用符号

图 1-2　家庭结构图示例

表 1-3　APGAR 量表（第一部分）

题目	经常 （2分）	有时 （1分）	几乎从不 （0分）
1. 当我遇到问题时，可以从家人处得到满意的帮助（适应度）			
2. 我很满意家人与我讨论各种事情以及分担问题的方式（合作度）			
3. 当我希望从事新的活动或发展时，家人都能接受且给予支持（成熟度）			
4. 我很满意家人对我表达感情的方式以及对我情绪（如愤怒、悲伤、爱）的反应（情感度）			
5. 我很满意家人与我共度时光的方式（亲密度）			

表 1-4　APGAR 量表（第二部分）

将与您同住的人（配偶、子女、朋友等 按密切程度排序）			与这些人（配偶、子女、朋友等） 相处的关系		
关系	年龄	性别	好	一般	不好
如果您和家人不住在一起，您经常求助的人 （家庭成员、朋友、同事、邻居）			与这些人（家庭成员、朋友、同事、邻居） 相处的关系		
关系	年龄	性别	好	一般	不好

4. 评估注意事项

（1）社区护士应在与家庭建立相互尊重和信任关系的基础上，了解家庭成员的真实想法和感受，充分挖掘和发现家庭深层次的健康问题。

（2）收集资料要全面、有价值。社区护士除收集家庭中患病成员及其他成员的资料外，还要注意收集与家庭功能、家庭发展阶段、家庭环境及家庭利用资源状况等相关的资料；运用多种方法收集资料，例如除运用交谈法和观察法，还可充分利用其他医务工作者收集的资料，如医院的病历记录、社区居民健康档案等。

（3）认识家庭的多样化和动态性。充分重视每个家庭背景的独特性，避免主观判断，社区护士要站在服务对象的立场分析判断家庭存在的健康问题。家庭的健康问题也是动态变化的，应在动态收集资料的前提下，随着家庭健康问题的变化不断调整计划。

（二）家庭健康护理诊断

家庭健康护理诊断是社区护士对家庭现存或潜在的健康问题进行判断的过程，可为制订家庭健康护理计划提供依据。

1. 确定家庭护理问题　在全面评估的基础上，从整体上分析各种家庭健康问题及其原因,理清健康问题的相互关系,判断家庭护理需求。

2. 形成家庭护理诊断　在确定家庭护理问题以后,社区护士结合家庭的具体需要,在考虑护理措施能否解决问题的基础上,做出家庭护理诊断。与临床护理诊断相同,家庭护理诊断也采用 PSE 形式表述,即问题(problem,P)、表现(symptom 或 sign,S)和原因(etiology,E)。根据北美护理诊断协会的分类,与家庭护理相关护理诊断包括:①个人与人际层面,如个人应对无效、角色执行无效、自我照顾缺陷、母乳喂养无效、照顾者角色受限、社交受损等;②家庭层面,如家庭功能障碍、家庭关系(功能)改变、家庭应对无效等。社区护士可以根据每个家庭的实际情况,灵活确定具体的护理问题,即使这些问题不能用现有护理诊断概括。

3. 确定家庭护理诊断的优先顺序　社区护士需要判断解决每个家庭健康问题的轻重缓急以及处置的优先次序,原则上应把对家庭威胁最大、后果最严重、亟待解决的健康问题排在前面。

（三）家庭健康护理计划

家庭健康护理计划是以家庭健康护理诊断为依据,确定家庭护理目标和制订家庭护理措施的过程。在制订护理计划时,应遵循互动性、可行性、合作性、差异性、意愿性的原则。

1. 制订家庭护理目标　家庭护理目标是指在实施护理干预后,家庭成员在认知、行为及情感上的改变,以及家庭在角色关系、内部沟通、整体功能发挥、发展任务完成等方面的改变。目标的确立需要考虑家庭成员的意愿、家庭的特点和实际条件、社区护士自身的能力以及社区可利用的资源等。护理目标有长期目标和短期目标。长期目标是社区护士和家庭希望达到的最终目标,需要相对较长的时间才能实现;短期目标是为了实现长期目标而制订的分目标,一般较短时间就能够达到的目标。

2. 制订护理干预计划　护理干预计划应包括"4W1H",即:什么时候(when)、在哪里(where)、谁去做(who)、做什么(what)和怎样做(how)的问题。

3. 制订护理评价计划　评价标准可以是护理目标,也可以是护理目标的细化。社区护士应当考虑什么时候评价、评价什么内容、采用什么样的评价方法和评价工具,以了解护理措施的执行情况、是否有效和是否达到预期目标等,为继续执行、修订或终止行动计划提供依据。

（四）家庭健康护理实施

家庭健康护理实施是将家庭健康护理计划付诸行动的过程,主要责任者和实施者是家庭成员,另外也需要社区护士、健康服务团队其他成员、家庭社会关系网的其他人员共同参与。实施内容主要包括 3 方面。

1. 帮助个体家庭成员　社区护士通过提供直接护理照顾、介绍疾病相关知识、教会患者及家属疾病照顾的技能、提供患者和家属表达情感的机会、帮助家庭维持健康的生活环境等,帮助家庭顺利应对疾病。

2. 促进家庭内部互动　当家庭内部原有运作模式已经不能够适应家庭发展或环境改变的要求时,社区护士要帮助家庭成员依据他们的价值观和想法做出决定和选择,促成积极的家庭改变,帮助家庭建立新的运作模式。当家庭面临发展性转变时,社区护士可预见性地提供教育和指导,帮助家庭提前学习新的知识和技能,以适应家庭发展阶段的改变。

3. **增强家庭与社会的联系** 社区护士应当挖掘家庭内外部的资源和优势,帮助家庭获得所需资源并充分加以利用,如社区内的互助团体、政府的福利政策、医疗资源等。社区护士可帮助家庭增强其社会支持网络,包括正式的支持网络(卫生保健专业人员)和非正式的支持网络(朋友、邻居、宗教团体等)。

（五）家庭健康护理评价

家庭健康护理评价贯穿于家庭护理活动的全过程,是对护理干预措施是否满足家庭健康相关需要和解决家庭健康问题的判断。

1. **评价类型** 包括过程评价(process evaluation)和结果评价(outcome evaluation)。过程评价是对家庭健康护理过程中评估、诊断、计划、实施等不同阶段进行的评价,其目的是指导护理目标和护理措施的调整。结果评价是对家庭接受护理干预后效果的总评,即是否达到预期目标,从而决定终止、修订或继续家庭健康护理计划。

2. **评价内容**

(1)家庭中的个体健康:包括家庭成员健康状态和生活质量提高的程度、家庭对家庭健康问题的理解程度、家庭情绪的稳定程度等。

(2)家庭成员相互作用:包括家庭成员的相互理解、家庭成员间的交流、家庭成员的亲密度和爱心、家庭成员判断和决策问题的能力、家庭的角色分工。

(3)家庭与社区关系:包括家庭对社区资源的有效利用、家庭环境条件的改善。

3. **评价结果** 护士根据评价结果决定是否修订计划、继续执行计划还是终止计划。

(1)修订计划:若没有达到预期目标,护士应与护理家庭一起全面分析产生障碍的原因,修订计划,使之得以顺利进行,解决家庭健康问题。

(2)继续执行计划:若目标定得太高或实施时间定得太短,到了设定的时间还有尚未实施的措施或未达到的目标,可以继续实施计划。

(3)终止计划:若问题得到解决并达到预定目标,护士可以解除对该家庭的援助。

三、家庭访视

家庭访视是指在服务对象家庭里,为了维持和促进个人、家庭和社区的健康,对访视对象及其家庭成员进行有目的的护理服务活动。家庭访视是社区护理的主要服务形式之一,社区护士通过家庭访视,可以了解居民健康状况,建立家庭健康档案,开展有针对性的家庭护理、健康教育、保健指导等服务。

（一）家庭访视的目的

1. 为居家的病、伤、残者提供各种必要的保健和护理服务。

2. 为服务对象及其家庭提供有关健康促进和疾病预防的健康知识与全面的医疗服务。

3. 对家庭做出健康评估,及时发现潜在或现存的健康问题,充分发挥家庭功能,建立有效的支持系统,促进家庭成员之间的关心、理解及各种健康资源的充分利用。

4. 消除家庭环境中的不安全、致病因素,确保家庭环境的健康。

（二）家庭访视类型

1. **评估性家庭访视** 通过家庭健康评估、收集相关资料,发现家庭健康问题,为制订护理计划提供依据；主要用于存在健康问题、家庭功能不完善的家庭以及老年人、残疾人的家庭环境考察。

2. 预防保健性家庭访视　目的是预防疾病和促进健康，主要用于妇幼保健性家庭访视和计划免疫实施等，如产后和新生儿访视。

3. 连续照顾性家庭访视　为居家患者提供连续性护理服务，主要用于患有慢性病、需要康复护理的患者以及临终患者的居家护理。专业护理人员制订计划，给予定期性的照顾，为访视对象实施基础护理操作和健康指导等。

4. 急诊性家庭访视　到患者家中处理临时性紧急情况（如外伤急救护理），具有随机性。

（三）家庭访视内容

1. 提供康复医疗护理和健康指导　家庭访视护士从原来对个体患者的服务扩大到健康人和家庭，以及覆盖全社区范围内与生命健康有关的所有问题。这种既全面又独特的家庭访视护理服务是医院护理不能取代的。

2. 提供基础护理　如换药、导尿、静脉输液、肌内注射、长期卧床患者皮肤护理、鼻饲、造瘘管护理等。

3. 协助患者提高生活自理能力　开发患者的残存功能，学会自我照顾。

4. 提供健康咨询　为家庭提供心理咨询、卫生宣教、营养指导等。

（四）家庭访视程序

家庭访视程序包括 3 个阶段：访视前准备、访视中的工作、访视后的工作。

1. 访视前准备　全面充分的访视前准备是关系到访视成功与否的重要环节。访视前准备包括以下内容：

（1）选择访视对象：优先考虑有严重健康问题的家庭，其次为易产生后遗症和不能充分利用卫生资源的家庭。在安排访视顺序时，应遵循的原则：群体为先，个体为后；传染病为先，非传染病为后；急性病为先，慢性病为后；生活贫困、教育程度低者为先；有时间限制者为先；以上顺序可根据实际情况进行调整。

（2）确定访视目的：访视前目的明确才能产生理想的效果。社区护士接到病区转介表后，要立即与其联系，尽量在患者出院前到病区见患者，解释服务及收费。填写探访卡，核实家庭的确切地址、商定访视具体日期和时间（通常收到个案后应在 24h 内安排第一次家访）。第一次访视前，应了解访视家庭的环境，熟悉访视家庭的情况，明确访视目的，制订访视计划。对家庭做连续性管理与护理时，在每次访视前对上一次访视进行总结和评价，补充遗漏，重新修订访视计划，并制订新的访视目标。

（3）准备访视用品：社区护士要保管好装有访视物品的保健包，物品的摆放要合理，不仅要取放方便，而且还要区分污染区和清洁区，在访视前根据访视目的准备访视物品并进行核对。常用访视用品包括常用检查器械，如体温计、听诊器、血压计、手电筒等；对新生儿访视时需准备体重秤、皮尺等；对慢性病患者、孕产妇等访视时需准备进行健康教育的宣教材料；对居家患者进行治疗、护理时需准备的物品，如消毒物品（乙醇、棉球、纱布等）、换药材料、一次性消毒手套、注射器、输液器、胶布和急救药物等。

（4）联络被访家庭：电话联系或根据预约，确定访视日期和具体时间。

(5)安排访视路线:应根据具体情况安排家庭访视路线,可由远而近或由近而远,确认地址,并准备简单的地图。在社区卫生服务中心留下访视目的、出发时间及预定回归时间,被访家庭地址、路线及联络方式,以便有特殊情况时,社区卫生服务中心能尽快与访视护士取得联系。灵活安排访视顺序,可按照以下顺序访视:①新生儿或免疫力缺陷者(官移植术后);②病情较重者;③一般访视对象;④有传染性或感染性疾病者应最后访视。

2. **访视中的工作**　分为初次访视和连续性访视。初次访视的主要目的是建立合作关系,获取基本资料,确定主要健康问题,并进行相应指导。连续性访视是社区护士对上次访视计划进行评价和修订后,制订下次访视计划并按新计划进行护理和指导,同时不断收集资料,为以后的访视提供充分的依据。

(1)确定关系:向服务对象进行自我介绍,与被访视者及家庭建立信任、友好、合作的关系,取得家庭成员的配合。

(2)评估、计划和实施:访视工作的思维应按照护理程序进行。评估包括初步的个人评估、家庭评估、环境评估、社区资源评估等。初次访视不一定要求获取所有资料。根据评估结果与服务对象共同商讨,制订可行的家庭护理计划,并根据需要完成急需的护理和健康指导工作。

(3)简要记录访视情况:对收集到的主、客观资料及进行护理援助和指导的重点内容进行记录,记录应简明扼要。

(4)结束访视:与访视对象共同总结本次访视内容,确定访视是否达到目的,在需要和同意的基础上决定是否安排下次访视。根据需求与访视对象或家庭预约下次访视的时间和内容,并给被访者留下联系电话、工作单位地址等有关信息。

3. **访视后的工作**

(1)物品的补充:访视结束回到社区卫生服务中心后,须及时整理、补充访视保健包内的物品。

(2)记录和总结:整理和补充家访记录,包括护理对象的反应、检查结果、现存的健康问题、护理措施实施情况和实施效果、协商内容和注意事项等。有条件者可建立资料库或记录系统、家庭健康档案和病历。

(3)修订护理计划:根据访视情况,修订并完善护理计划。如果访视对象的健康问题已解决,即可停止家庭访视。

(4)团队间合作:与其他社区工作人员交流访视对象的情况,商讨解决办法。如果现有资源不能满足访视对象的需求,而且该问题在社区护士职权范围内又不能得到解决,应与其他服务机构、医生、设备供应商等联系,对访视对象做出转诊或其他安排。

(五) 家庭访视注意事项

1. **着装**　穿着要符合职业身份、整洁大方、便于工作。

2. **态度**　合乎礼节,大方稳重,能表示出对访视家庭的关心和尊重,保守被访视家庭的秘密。

3. **掌握技巧**　熟练掌握家庭访视的沟通技巧,获得护理对象的信任,更好地收集主观资料。

（1）说话技巧：注意语速、语调；语言生动形象、简明扼要、富有感染力；对重要问题要适当重复；重视双向交流，鼓励讨论和提问。

（2）问话技巧：提问的时机和间隔恰当，要能鼓励访视对象继续深入交谈，避免诱导或暗示访视对象。例如，不应该问"是不是经常觉得……"，而可以问"平时……有什么感觉吗？"

（3）听话技巧：聆听时要专心，勿轻易打断访视对象；恰当引导，适当反应；当访视对象离题时要注意引回；注视访视对象，表示尊重；调整姿势拉近距离；适时总结，确认掌握了访视对象讲述的主要问题。

（4）反馈技巧：对于被访者良好的行为反应，给予积极反馈；当访视对象谈及一些痛苦不安的事情时，给予同情等反馈；对于不便立即判断的事情等，弄清楚后再做评价。

（5）观察技巧：在交流的过程中要注意观察访视对象的表情、动作等，以便评估交谈内容的真伪、是否掌握所传递的信息内容等。

4. **访视时间** 一般在 1h 以内，最好在家庭成员都在的时候进行家访，但应避开家庭吃饭、休息、会客不方便的时间。

5. **服务项目与收费** 护患双方要明确收费项目与免费项目，一般家访人员不直接参与收费。

6. **签订家庭访视协议** 家庭访视前，社区卫生服务机构应与被访家庭签订家庭访视协议，明确双方的责任与义务。

7. **安全问题及对策**

（1）社区卫生服务机构应建立安全制度，访视护士按照有关规定执行。

（2）机构其他人员应知晓访视护士家访的行程计划，包括家访的时间和走访家庭的姓名、地址、电话及交通工具等。

（3）访视前应电话联系访视对象，确认被访家庭的地址和行程，尽量了解访视对象及其家庭情况。

（4）避免单独去偏僻场所家访，仔细观察周围环境，保持警惕，灵活应对突发事件。如发现不安全因素，应立即离开。尽可能要求访视对象的家属在场。

（5）路上注意交通安全，穿舒适的鞋子，利于行走，随身携带身份证、工作证、手机和零钱，以备急用，不要佩戴贵重首饰。

（6）保护家庭成员的安全。

（7）做好相关记录和文件的签署，掌握执业范围，避免医疗纠纷，慎重对待不确定或没有定论的信息。

四、居家护理

居家护理是指对有需要连续照顾的患者及其家庭，在其居家环境中，提供连续性、综合性、专业性的健康照护服务。居家护理是综合性健康服务系统的一部分，是住院护理服务的一种院外补充形式，目的是维持和促进健康、促进康复、减少因疾病所致的后遗症或残障。广义的居家护理可以是专业人员所提供的专业服务，也可以是非专业人员提供的日常生活服务。居家护理的开展有利于国家卫生资源合理利用,提高社会效益和经济效益。

(一) 居家护理的目的

1. 为患者提供持续性医疗护理,使其出院后仍能得到全面照顾,减少后遗症和残障的发生,延缓疾病的恶化,降低复发率及再住院率。

2. 减少患者家属往返奔波医院之苦,提高家庭生活质量。

3. 提高患者的自理能力和照顾者的照顾能力,充分发挥患者的独立自主性。

4. 减轻家庭经济负担。

5. 缩短患者住院日,增加病床利用率,降低住院费用。

6. 增加社区护士与居民间的沟通渠道,拓展护理专业领域,促进护理专业发展。

(二) 居家护理的对象

1. 出院后仍需治疗及护理的患者。

2. 有已明确诊断的慢性病(如心脑血管疾病、慢性呼吸系统疾病、糖尿病等),病情稳定,适合在家中治疗和护理的患者。

3. 需要支持治疗和减轻痛苦的晚期癌症及临终患者。

4. 到医院连续就诊困难的老弱病残、行动不便的患者。

5. 需要康复护理指导的功能障碍或残疾者,如脊髓损伤、运动系统损伤、神经系统疾病患者等。

(三) 居家护理的形式

1. **家庭病床** 又称医院延续性护理服务,是我国目前常用的居家护理形式。这种护理形式是以家庭为护理场所,让患者在熟悉的环境中接受治疗和护理,既有利于患者的康复,又可减轻家庭经济和人力负担。家庭病床的建立促进了医疗资源的有效利用和重新分配。

(1)家庭病床设置:可由综合医院和社区卫生服务机构设置。随着我国社区卫生服务的发展,社区卫生服务机构设置的家庭病床有逐渐增加的趋势。

(2)服务流程:家庭病床的建立通常由患者家庭提出要求,由医院或所在社区卫生服务中心的临床医生确诊建立,患者或其家庭成员到家庭病床科登记,家庭病床科安排社区全科医生上门评估后,经医保部门审批,签署协议,建立家庭病床。家庭病床发生的诊疗费按医疗保险规定承担,巡诊手续费由服务对象自理,每次费用由设置机构规定。家庭病床的工作人员不固定,由设置机构统一派遣医生和护士进入家庭进行诊疗与护理。综合医院由某个部门的医师和护士到服务对象的家中进行诊疗与护理;社区卫生服务中心由管辖区域内全科团队的全科医生和社区护士到服务对象的家中进行诊疗与护理。

(3)服务方式:①开设专科护士门诊,提供糖尿病、高血压、伤口造口、静脉治疗等专科护理及指导,也可以开设免费护理专家门诊热线电话,为出院后的患者提供咨询服务,进行相关指导;②建立出院患者延续护理服务中心,对出院患者进行家访及电话随访,提供产妇及新生儿护理指导、慢性病护理、临终关怀等服务;③开通护理网站,提供与患者交流的平台,进行监督、宣教等活动;④发放出院护理指导卡,内容包括服药、饮食、运动、功能锻炼、并发症的预防与观察、复诊时间等,对个别患者发放针对性的健康宣教手册。

2. **家庭护理服务中心** 是为家庭中需要护理服务的人提供护理的机构,是美国、日本等发达国家居家护理的主要形式,也是我国居家护理的发展方向。家庭护理服务中心有社会团体、医院或民间组织等设置;服务人员固定,分别由医生、护士和家政服务人员组成,规模较大的中心配备有康复师、营养师和心理咨询师等。需要服务的家庭到服务中心申请。服务中心通过家庭访视,评估家庭环境、家庭需要服务的内容、需要服务的持续时间等,制订居家护理计划并实施。近年来,国内逐渐推出专业老年居家护理试点机构,如护理站、护理中心,这些机构借鉴发达国家的居家护理模式,聘用具有丰富临床护理经验的专业护理人员,为老年人提供专业居家护理服务。需要满足的特定条件为:①患者家中必须有家庭照护者,护士只能定期到家中进行护理和指导,24h 照护主要依靠患者自己和家人;②护理费用纳入相关保险,这是居家护理的基本保障;③有明确的经营方向和资源管理方法;④建立健全转诊制度。

第三节　社区健康管理

健康管理的思路和实践最早于 20 世纪 60—70 年代出现在美国,早期应用于医疗保险。医疗保险机构通过对其医疗保险客户(包括疾病患者或高危人群)开展系统的健康管理,达到有效控制疾病的发生或发展,显著降低出险概率和实际医疗支出,从而减少医疗保险赔付损失的目的。近些年来,随着人口老龄化和慢性病的疾病负担增加,健康管理已成为世界各国提高国民健康水平的重要举措。健康管理的策略、方法和技术正逐步应用于我国社区卫生服务之中,并不断发展、完善。

全面、准确、动态、科学的社区健康档案是开展社区健康管理的基础;针对社区人群生活方式改变和疾病控制进行的健康教育则是健康管理过程中实施健康干预的重要手段。

一、概述

(一) 基本概念

健康管理(health management)是对个体或群体的健康进行全面监测、分析、评估,提供健康咨询和指导以及对健康危险因素进行干预的全过程。其核心是对健康危险因素的管理,也就是对健康危险因素的识别、评估与预测以及干预。其目的是调动个体、群体及整个社会的积极性,为其提供规范化、系统化和个性化的医疗卫生保健服务,有效降低健康风险、疾病负担和医疗费用支出,有效利用有限资源来达到最大的健康效果。健康管理是把健康纳入管理的过程,是人们为了实现健康管理目标,而采取的有效手段和科学统筹过程。

(二) 基本特点

1. **群体化**　健康管理的核心是对健康危险因素的管理,侧重于人群健康。根据人群健康状态不同,健康管理的服务对象可分为健康人群、亚健康人群、高危人群、患病人群 4 种。

2. **全程化**　健康管理涉及健康到疾病的演变全过程,要求对个体或群体健康进行全程监测、分析、评估、咨询指导,对健康危险因素进行全面干预,这决定了健康管理必然是一个长期、连续的过程,且需要周而复始、长期坚持,才能达到健康管理的预期效果。

3. **标准化**　这是健康管理的重要科学基础。健康监测需要收集标准化的健康信息,建立规范的健康档案;对于所获得的健康信息也需要标准化的方法进行分析和风险评估;健康指导和对健康危险因素的干预需要用科学方法和标准来证实有效性。

4. **系统化** 健康管理需要有效利用有限的资源,这决定了其是一个系统的工程,人才队伍、科学管理、相关技术及多部门、机构及行业的密切合作都是必不可少的重要环节。

5. **个性化** 不同个体的健康状态、健康危险因素均不同,要有针对性地制订健康指导方案和干预措施,同时还要注意调动个体的积极性。

(三) 基本步骤

健康管理主要有健康监测、健康风险评估、健康干预3个环节,服务过程通过这3个环节循环运行。

1. **健康监测(health surveillance)** 是指对特定人群或个人的健康危险因素进行定期和不间断的观察以掌握其健康及疾病状况,是持续实施健康管理的前提和基础。监测内容包括:

(1)建立健康档案:按要求规范建立健康档案,通过健康体检、健康咨询等形式对健康状态进行动态监测,保证服务对象的健康信息在档案中得到及时、准确的更新。

(2)干预效果:监测上一个健康管理循环中干预效果的相关数据,并进行验证,以达到不断完善干预措施和指导方案的目的。

(3)专项健康管理服务的健康监测:监测对象是特殊群体或特殊患者群体,可用于专项健康管理服务。

2. **健康风险评估(health risk appraisal,HRA)** 是在大量收集个人健康信息的基础上,分析危险因素与健康状态之间的量化关系,对个人的健康状况及未来患病或死亡危险性的量化评估。健康风险评估是健康管理过程中关键的专业技术部分,是健康管理的核心。其目的是帮助个体全面综合了解自身健康状况、强化健康意识,制订个性化的健康干预措施并对其效果进行评价。按照功能可分为一般健康风险评估、疾病风险评估和健康功能评估。

3. **健康干预(health intervention)** 是在健康监测和健康风险评估的基础上,针对个体和群体的健康与疾病风险状态以及主要健康危险因素,制订个性化的健康指导方案,采取预防性干预措施和临床干预手段,防止或延缓疾病发生和进展,以达到疾病控制和健康促进的目的,是实施健康管理的最终目标。

(1)个人健康咨询:其内容主要包括解析个人健康信息、评估健康检查结果、提供健康指导意见、制订个人健康管理计划和随访跟踪计划等。

(2)个人健康管理后续服务:通过该步骤,保证健康管理计划的实行,并对计划进行监督和完善。例如,通过现代化信息技术平台对个体健康信息进行查询、做出指导、定期发送健康管理与提示等;定期随访;针对生活方式改变和疾病控制进行健康教育。

(3)专项健康管理服务:对于特殊个体或特定人群制订专项健康管理服务,如糖尿病管理、心血管疾病危险因素管理、精神卫生管理、双向转诊和急诊通道等。

(四) 基本策略

健康管理的基本策略是通过评估和控制健康风险因素,达到维护健康的目的。

1. **生活方式管理** 是指帮助个体选择健康的生活方式,减少疾病的危险因素,预防疾病和伤害的发生。膳食、运动、吸烟、饮酒、精神压力等是目前对我国人群进行生活方式管理的重点,主要通过健康教育和健康促进来实现。

2. **需求管理** 是在帮助服务对象维护和改善健康状况的同时,也帮助他们寻求恰当的卫生服务,减少昂贵、非临床必需的医疗服务,通过对供需双方的管理来达到控制卫生成本、促进卫生服务合理利用的目的。常用方法有 24h 电话就诊分流服务、转诊服务、互联网卫生信息服务、健康课堂、服务预约等。

3. **疾病管理** 目标人群是患特定疾病的个体,通过确定目标,临床综合分析,协调保健服务,提供医疗支持,从而改善患者的健康状况,减少不必要的医疗费用。疾病管理重视疾病发生发展全过程管理,关注个体或群体连续性的健康状况和生活质量以及其持续性改善的过程,强调预防、保健、医疗等多学科合作和医疗卫生服务及干预措施的综合协调,提高卫生资源和资金的使用效率。

4. **灾难性病伤管理** 灾难性病伤是指对健康的危害十分严重,造成医疗卫生巨大花费的疾病,如肿瘤、肾衰竭、严重外伤等。此类疾病发生率低,需要长期复杂医疗卫生服务,服务的可及性受家庭、经济、保险等各方面的影响较大。灾难性病伤管理要求转诊及时,综合考虑各方面因素,制订适宜的医疗服务计划,具备一支包含多种医学专科及综合业务能力的服务队伍,最大限度地帮助患者进行自我管理,尽可能使患者及其家属满意等。

5. **因工残疾管理** 是针对因工残疾的人员进行评估以及身体和心理恢复的过程,其目的是促进因工伤残人员的身心康复,提高生活质量,尽早返回工作岗位,以及减少费用和代价。

6. **综合人群健康管理** 是指通过协调上述不同的健康管理策略,对一个确定人群提供更为全面的健康管理。健康管理实践中基本上都要考虑采取综合人群健康管理模式。

（五）健康管理在社区卫生服务中的应用

社区健康管理是以社区为范围,基于管理理论和新健康理念对社区人群的健康危险因素进行全面监测、分析、评估以及预测和预防的全过程。社区健康管理团队以全科医生为核心,包括社区护士、心理咨询师、健康管理师、营养师等,社区医护人员应成为集管理疾病、预防疾病、提供健康咨询和健康教育、营养指导、关注群体健康等多角色为一体的"健康管理者"。以社区卫生服务中心为基地,将社区卫生服务团队分为健康管理组和医疗组,通过有序的工作流程达到无缝式分工与协作的关系。健康管理组主要负责健康信息收集与管理、危险因素评价、健康状态判断、健康干预措施分析等;医疗组主要负责社区基本医疗(实际上也属于健康干预的范畴)。社区健康管理的内容包括以下方面:

1. **建立居民健康档案** 健康档案是开展社区健康管理的基础,详细完整的个人及家庭健康档案是向居民提供全面、动态、连续的健康管理的重要工具。

2. **健康风险分析与评估** 根据全面的调查,为居民提供健康体检报告、精神压力评估报告、疾病危险度评估报告、心理健康评估报告、运动状况评估报告等,并以此为基础进行社区诊断。

3. **健康体检** 是受检者在健康状态下,主动到医院或专业体检中心对整体身心进行的医学检查。社区健康体检以社区人群的健康需求为基础,本着早发现、早干预的原则,针对社区不同的人群以及健康体检的目的和用途不同,制订健康体检计划。健康体检是实施健康管理的重要技术手段,检查结果对后期的健康干预活动具有明确的指导意义。

4. **健康教育及健康咨询**　对社区重点人群开展有计划、有组织的健康教育活动,使人群树立健康意识、远离不良生活方式,减少危险因素对健康的损害。根据健康评估结果,通过多种途径(面对面交流、电话、信息平台、上门服务等),对社区居民开展健康咨询服务,如解释健康体检报告、制订个人健康管理计划、提供健康指导、制订随访跟踪计划等。

5. **社区疾病管理**　利用健康管理的技术和方法对社区居民开展疾病管理服务,重点是慢性病及其相关危险因素的管理,如糖尿病管理和心、脑血管疾病管理。

6. **其他健康管理服务**　除上述内容外,还可以开展有针对性的专项服务,如妇幼保健、老年保健、精神卫生、社区残疾人管理、健康管理跟踪服务、就医指导等。

二、社区健康档案

健康档案(health record)是社区卫生机构和乡村卫生院为城乡居民提供社区卫生服务过程中的规范记录,也是以居民个人健康为核心、家庭为单位、社区为范围,贯穿整个生命过程、涵盖各种健康相关因素的系统化文件记录。居民健康档案是社区卫生工作者掌握社区居民健康状况的基本工具,是开展社区基本医疗卫生服务和公共卫生服务的重要内容和环节,是社区医护人员的一项基本工作。《国家基本公共卫生服务规范(第三版)》中明确要求,针对个体的相关服务记录均应纳入居民健康档案统一管理,基层医务人员要以健康档案为载体,为城乡居民提供连续、综合、适宜、经济的公共卫生服务和基本医疗卫生服务。

(一) 居民健康档案的作用

1. 掌握居民基本情况和健康现状。

2. 为评价社区卫生服务质量和水平提供依据。

3. 为配置卫生资源提供依据。

4. 为医学教育和科学研究提供信息资料。

5. 为基层全科医疗服务提供重要法律依据。

(二) 健康档案内容

在我国,健康档案内容分为即居民健康档案、家庭健康档案、社区健康档案 3 部分。

1. **居民健康档案**　内容包括个人基本信息、健康体检、重点人群健康管理记录和其他医疗卫生服务记录。目录如下:

(1) 居民健康档案封面:封面信息方便工作人员归类、查找和保存(表 1-5)。

(2) 个人基本信息表:包括人口学资料(姓名、性别、民族等)、基本健康信息(既往史、家族史等)、生活环境(表 1-6)。

(3) 健康体检表:包括症状、一般健康状况、生活方式等(表 1-7)。

(4) 重点人群健康管理记录表(卡):包括孕产妇健康管理记录表、0~6 岁儿童健康管理记录表、预防接种卡、高血压患者随访服务记录表、2 型糖尿病患者随访服务记录表、重性精神疾病患者管理记录表。

(5) 其他医疗卫生服务记录表:接诊记录单、会诊记录单。

(6) 居民健康档案信息卡。

表 1-5　居民健康档案封面

编号□□□□□□ - □□□ - □□□ - □□□□□

居民健康档案

姓　　名：

现 住 址：

户籍地址：

联系电话：

乡镇(街道)名称：

村(居)委会名称：

建档单位：

建 档 人：

责任医生：

建档日期：　　年　　月　　日

表 1-6　个人基本信息表

姓名：

编号□□□ - □□□□□

性别	1男　2女　9未说明的性别　0未知的性别　□		出生日期	□□□□ □□ □□
身份证号		工作单位		
本人电话		联系人姓名	联系人电话	
常住类型	1户籍　2非户籍　　□	民族	1汉族　2少数民族　□	
血型	1A型　2B型　3O型　4AB型　5不详 /Rh:1阴性　2阳性　3不详　□ / □			
文化程度	1研究生　2大学本科　3大学专科和专科学校　4中等专业学校　5技工学校　6高中 7初中　8小学 9文盲或半文盲　10不详　□			
职业	0国家机关、党群组织、企业、事业单位负责人　1专业技术人员　2办事人员和有关人员 3商业、服务业人员　4农、林、牧、渔、水利业生产人员　5生产、运输设备操作人员及有关 人员　6军人　7不便分类的其他从业人员　8无职业　□			
婚姻状况	1未婚　2已婚　3丧偶　4离婚　5未说明的婚姻状况　□			
医疗费用 支付方式	1城镇职工基本医疗保险　2城镇居民基本医疗保险　3新型农村合作医疗　4贫困救助 5商业医疗保险　6全公费　7全自费　8其他　□ / □ / □			
药物过敏史	1无　2青霉素　3磺胺　4链霉素　5其他　□ / □ / □			
暴露史	1无　2化学品　3毒物　4射线　□ / □ / □			
既往史	疾病	1无　2高血压　3糖尿病　4冠心病　5慢性阻塞性肺疾病　6恶性肿瘤　7脑卒中 8严重精神障碍　9结核病　10肝炎　11其他法定传染病　12职业病　13其他 □确诊时间　年　月/□确诊时间　年　月/□确诊时间　年　月 □确诊时间　年　月/□确诊时间　年　月/□确诊时间　年　月		
	手术	1无　2有：名称①_____　时间_____ / 名称②_____　时间_____　□		
	外伤	1无　2有：名称①_____　时间_____ / 名称②_____　时间_____　□		
	输血	1无　2有：原因①_____　时间_____ / 原因②_____　时间_____　□		

家族史	父亲	□/□/□/□/□/□	母亲	□/□/□/□/□/□
	兄弟姐妹	□/□/□/□/□/□	子女	□/□/□/□/□/□
	1 无　2 高血压　3 糖尿病　4 冠心病　5 慢性阻塞性肺疾病　6 恶性肿瘤　7 脑卒中 8 严重精神障碍　9 结核病　10 肝炎　11 先天畸形　12 其他			
遗传病史	1 无　2 有:疾病名称_____			□
残疾情况	1 无残疾　2 视力残疾　3 听力残疾　4 言语残疾　5 肢体残疾　6 智力残疾　7 精神残疾 8 其他残疾_____			□/□/□/□/□
生活环境	厨房排风设施	1 无　2 油烟机　3 换气扇　4 烟囱		□
	燃料类型	1 液化气　2 煤　3 天然气　4 沼气　5 柴火　6 其他		□
	饮水	1 自来水　2 经净化过滤的水　3 井水　4 河湖水　5 塘水　6 其他		□
	厕所	1 卫生厕所　2 一格或二格粪池式　3 马桶　4 露天粪坑　5 简易棚		□
	禽畜栏	1 无　2 单设　3 室内　4 室外		□

填表说明:

A. 本表在居民首次建立健康档案时填写。如果居民的个人信息有所变动,可在原条目处修改,并注明修改时间或重新填写。若失访,在空白处写明失访原因;若死亡,写明死亡日期和死亡原因。若迁出,记录迁往地点基本情况、档案交接记录。0~6 岁儿童无须填写该表。

B. 性别:按照国际标准分为男、女、未知的性别及未说明的性别。

C. 出生日期:根据居民身份证的出生日期,按照年(4 位)、月(2 位)、日(2 位)顺序填写,如 19490101。

D. 工作单位:应填写目前所在工作单位的全称。离退休者填写最后工作单位的全称;下岗待业或无工作经历者需具体注明。

E. 联系人姓名:填写与建档对象关系紧密的亲友姓名。

F. 民族:少数民族应填写全称,如彝族、回族等。

G. 血型:在前一个"□"内填写与 ABO 血型对应编号的数字;在后一个"□"内填写与"Rh"血型对应编号的数字。

H. 文化程度:指截至建档时间,本人接受国内外教育所取得的最高学历或与现有水平所相当的学历。

I. 药物过敏史:表中药物过敏主要列出青霉素、磺胺或链霉素过敏,如有其他药物过敏,请在其他栏中写明名称。

J. 既往史

a. 疾病:填写现在和过去曾经患过的某种疾病,包括建档时还未治愈的慢性病或某些反复发作的疾病,并写明确诊时间,如有恶性肿瘤,请写明具体的部位或疾病名称,如有职业病,请填写具体名称。对于经医疗单位明确诊断的疾病,都应以一级及以上医院的正式诊断为依据,有病史卡者以卡上的疾病名称为准,没有病史卡者应有证据证明是经过医院明确诊断的。可以多选。

b. 手术:填写曾经接受过的手术治疗。如有,应填写具体手术名称和手术时间。

c. 外伤:填写曾经发生的后果比较严重的外伤经历。如有,应填写具体外伤名称和发生时间。

d. 输血:填写曾经接受过的输血情况。如有,应填写具体输血原因和发生时间。

K. 家族史:指直系亲属(父亲、母亲、兄弟姐妹、子女)中是否患过或出现过所列出的具有遗传性或遗传倾向的疾病或症状。有则选择具体疾病名称对应编号的数字,可以多选。没有列出的请在"其他"中写明。

L. 生活环境:农村地区在建立居民健康档案时,需根据实际情况选择填写此项。

表 1-7 健康体检表

姓名 _____   编号 □□□ - □□□□□

体检日期	年 月 日		责任医生	
内容	检查项目			
症状	1 无症状 2 头痛 3 头晕 4 心悸 5 胸闷 6 胸痛 7 慢性咳嗽 8 咳痰 9 呼吸困难 10 多饮 11 多尿 12 体重下降 13 乏力 14 关节肿痛 15 视物模糊 16 手脚麻木 17 尿急 18 尿痛 19 便秘 20 腹泻 21 恶心呕吐 22 眼花 23 耳鸣 24 乳房胀痛 25 其他_____ <div align="right">□ / □ / □ / □ / □ / □ / □ / □ / □</div>			

一般状况	体温	____℃	脉率	次 /min
	呼吸频率	____次 /min	血压	左侧 ____/____mmHg
				右侧 ____/____mmHg
	身高	____cm	体重	____kg
	腰围	____cm	体重指数（BMI）	____kg/m²
	老年人健康状态自我评估*	1 满意 2 基本满意 3 说不清楚 4 不太满意 5 不满意 □		
	老年人生活自理能力自我评估*	1 可自理(0~3 分) 2 轻度依赖(4~8 分) 3 中度依赖(9~18 分) 4 不能自理(≥ 19 分) □		
	老年人认知功能*	1 粗筛阴性 2 粗筛阳性,简易智力状态检查,总分_____ □		
	老年人情感状态*	1 粗筛阴性 2 粗筛阳性,老年人抑郁评分检查,总分_____ □		

生活方式	体育锻炼	锻炼频率	1 每日 2 每周 1 次以上 3 偶尔 4 不锻炼 □	
		每次锻炼时间	____min	坚持锻炼时间 ____年
		锻炼方式		
	饮食习惯	1 荤素均衡 2 荤食为主 3 素食为主 4 嗜盐 5 嗜油 6 嗜糖 □ / □ / □		
	吸烟情况	吸烟状况	1 从不吸烟 2 已戒烟 3 吸烟 □	
		日吸烟量	平均____支	
		开始吸烟年龄	____岁	戒烟年龄 ____岁
	饮酒情况	饮酒频率	1 从不 2 偶尔 3 经常 4 每日 □	
		日饮酒量	平均____两	
		是否戒酒	1 未戒酒 2 已戒酒,戒酒年龄:____岁 □	
		开始饮酒年龄	____岁	近一年内是否曾醉酒 1 是 2 否 □
		饮酒种类	1 白酒 2 啤酒 3 红酒 4 黄酒 5 其他 □ / □ / □ / □	
	职业病危害因素接触史	1 无 2 有(工种____从业时间:____年) □		
		毒物种类:粉尘	防护措施 1 无 2 有 □	
		放射物质	防护措施 1 无 2 有 □	
		物理因素	防护措施 1 无 2 有 □	
		化学物质	防护措施 1 无 2 有 □	
		其他	防护措施 1 无 2 有 □	

填表说明:

A. 本表用于老年人、高血压、2 型糖尿病和严重精神障碍患者等的年度健康检查。一般居民的健康检查可参考使用,肺结核患者、孕产妇和 0~6 岁儿童无须填写该表。

B. 表中带有"*"号的项目,在为一般居民建立健康档案时不作为免费检查项目,不同重点人群的免费检查项目按照各专项服务规范的具体说明和要求执行。对于不同人群,完整的健康体检表是指按照相应服务规范要求做完相关检查并记录的表格。

C. ①一般状况:体重指数(body mass index,BMI)= 体重(kg)/ 身高的平方(m²)。②老年人生活自理能力评估:65 岁及以上老年人需填写此项。③老年人认知功能粗筛方法:告诉被检查者"我将要说 3 件物品的名称(如铅笔、卡车、书),请您立刻重复"。过 1min 后请其再次重复。如被检查者无法立即重复或 1min 后无法完整回忆 3 件物品名称,为粗筛阳性,需进一步行"简易智力状态检查量表"检查。④老年人情感状态粗筛方法:询问被检查者"您经常感到伤心或抑郁吗"或"您的情绪怎么样"。若回答"是"或"我想不是十分好",为粗筛阳性,需进一步行"老年抑郁量表"检查。

D. ①生活方式:体育锻炼指主动锻炼,即有意识地为强身健体而进行的活动,不包括因工作或其他需要而必须进行的活动,如为上班骑自行车、做强体力工作等。锻炼方式填写最常采用的具体锻炼方式。②吸烟情况:"从不吸烟"者不必填写"日吸烟量""开始吸烟年龄""戒烟年龄"等,"已戒烟"者需填写戒烟前相关情况。③饮酒情况:"从不饮酒"者不必填写其他有关饮酒情况项目,"已戒酒"者填写戒酒前相关情况,"日饮酒量"折合成白酒量(啤酒 /10 = 白酒量,红酒 /4 = 白酒量,黄酒 /5 = 白酒量)。④职业暴露情况:指因患者职业原因造成的化学品、毒物或射线接触情况。若有接触史,需填写具体化学品、毒物、射线名称或填不详。⑤职业病危险因素接触史:是指因患者职业原因造成的粉尘、放射物质、物理因素、化学物质的接触情况。若有接触史,需填写具体粉尘、放射物质、物理因素、化学物质的名称或填"不详"。

2. 家庭健康档案 是以家庭为单位,对患者家庭相关资料、家庭主要健康问题进行记录而形成的系统资料,内容包括家庭基本资料、家庭主要问题目录、家庭功能评估、家庭成员健康资料等。目前《国家基本公共卫生服务规范(第三版)》中仍尚未制定统一的家庭健康档案规范。

3. 社区健康档案 是记录社区健康问题、评估社区特征及健康需求的系统性资料,内容包括社区基本资料、社区卫生服务资源、社区卫生服务状况、社区居民健康状况,可以通过居民卫生调查、现场调查和现有资料收集等方法进行建档,目前全国未有统一范本。

(三)居民健康档案的建立

建立健康档案应遵循客观性、准确性、连续性、动态性、科学性、可用性及保密性的原则。

1. 建档对象 辖区内常住居民(居住半年以上的户籍及非户籍居民),以 0~6 岁儿童、孕产妇、老年人、慢性病患者、严重精神障碍患者和肺结核患者等人群为重点。

2. 建档方式 建档工作应与日常医疗、预防和保健等工作相结合,可通过患者就诊、入户调查、家庭访视、疾病筛查、健康体检等方式,由全科医生或社区护士遵循自愿与引导相结合的原则建立健康档案,同时填写并发放居民健康档案信息卡。其中入户建档和门诊建档是最常用的方法。已建立居民电子健康档案信息系统的地区,应由乡镇卫生院、村卫生室、社区卫生服务中心(站)为个人建立居民电子健康档案,发放国家统一标准的医疗保健卡,并按照标准规范上传至区域人口健康卫生信息平台,实现电子健康档案数据的规范上报。推进使用居民就医"一卡通",有效利用电子健康档案。

3. 建档流程 参照《国家基本公共卫生服务规范(第三版)》中"建档流程图"(图 1-3)。

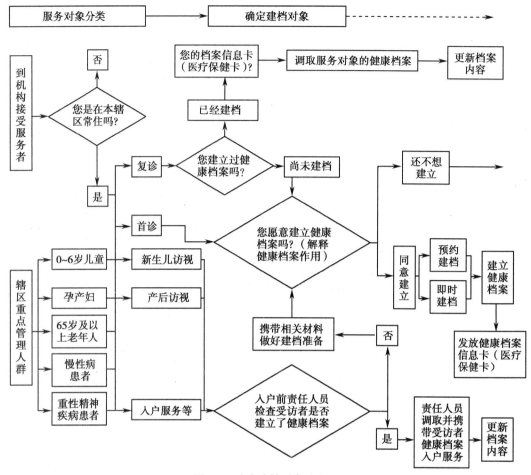

图 1-3　确定建档对象流程图

（四）居民健康档案的管理与应用

1. 建立健全健康档案管理制度　卫生部门要制定居民健康档案调取、查阅、记录、存放等的制度，加强对健康档案的监督管理。卫生部门制定的《居民健康档案管理服务规范》《卫生部关于规范城乡居民健康档案管理的指导意见》，对居民健康档案管理流程做出了明确规定（图 1-4）。卫生部门定期对建档工作情况进行监督考核，健康档案管理考核指标包括健康档案建档率、合格率、使用率、真实率等。

2. 健康档案的管理与维护

（1）将医疗卫生服务过程中填写的健康档案相关记录表单，装入居民健康档案袋中统一存放。居民电子健康档案的数据存放在电子健康档案数据中心。纸质健康档案应逐步过渡到电子健康档案，社区卫生服务中心（站）负责建立居民健康档案及档案终身保管工作。健康档案在使用过程中要注意信息安全管理，保护服务对象的个人隐私。

（2）社区卫生服务机构应配置档案信息室和相应的设备，按照防盗、防晒、防高温、防火、防潮、防尘、防鼠和防虫等要求妥善保管健康档案。指定专（兼）职人员负责健康档案管理工作，电子健康档案应由专（兼）职人员维护。

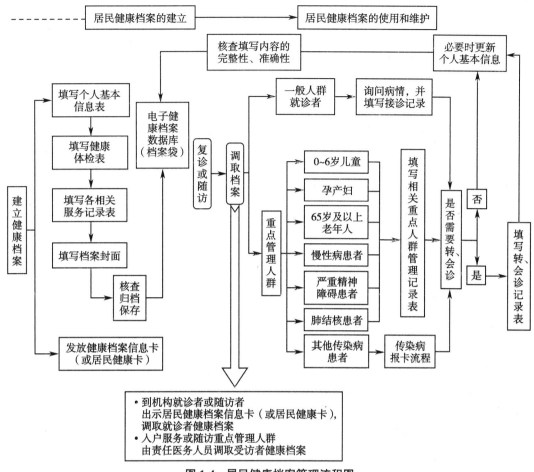

图 1-4 居民健康档案管理流程图

（3）统一为居民健康档案进行编码,采用 17 位编码制,以国家统一的行政区划编码为基础,以乡镇(街道)为范围,以村(居)委会为单位,编制居民健康档案唯一编码。同时将建档居民的身份证号作为身份识别码,为在信息平台上实现资源共享奠定基础。

（4）按照国家有关专项服务规范要求记录相关内容,记录内容应齐全完整、真实准确、书写规范、基础内容无缺失。各类检查报告单据和转、会诊的相关记录应粘贴留存归档,如果服务对象需要,可提供副本。已建立电子版化验和检查报告单据的机构,化验及检查的报告单据交居民留存。居民健康档案的终止缘由包括死亡、迁出、失访等,均需记录日期。对于迁出辖区者还要记录迁往地点的基本情况、档案交接记录等。

（5）健康档案资料记录要定期总结、整理、更新,对档案内容及时补充和修正,保持资料的连续性。电子健康档案在建立完善、信息系统开发、信息传输全过程中应遵循国家统一的相关数据标准与规范。电子健康档案信息系统应与新型农村合作医疗、城镇基本医疗保险等医疗保障系统相衔接,逐步实现健康管理数据与医疗信息以及各医疗卫生机构间数据互联互通,实现居民跨机构、跨地域就医行为的信息共享。各部门在使用电子信息平台时,医务人员应参加培训,了解自己的权限、使用方法、注意事项,保证信息录入的完整性和准确性。为确保系统和网络的正常运转,保证信息的安全,应配备专职人员对信息平台进行管理和维护。

3. 居民健康档案的使用

(1)已建档居民到乡镇卫生院、村卫生室、社区卫生服务中心(站)复诊时,应持居民健康档案信息卡(或医疗保健卡),在调取其健康档案后,由接诊医生根据复诊情况,及时更新、补充相应记录内容,实施健康档案动态管理。

(2)入户开展医疗卫生服务时,应先查阅服务对象的健康档案,并携带相应的表单,在服务过程中记录补充完整。已建立电子健康档案信息系统的机构应同时更新电子健康档案。

(3)对于需要转诊、会诊的服务对象,由接诊医师填写转诊、会诊记录。

(4)所有服务记录由责任医护人员或档案管理人员统一汇总、及时归档。

三、社区健康教育

(一) 基本概念

1. 健康教育(health education)　是指通过有计划、有组织、有系统的信息传播和行为干预,帮助个人和群体掌握卫生保健知识、树立健康观念,自愿采纳有利于健康的行为和生活方式的教育活动和过程。目前,健康教育已成为衡量社会文明和进步的重要标志。世界卫生组织在《阿拉木图宣言》中指出:健康教育是初级卫生保健任务中的首要任务。

2. 社区健康教育(community health education)　是指以社区为单位,以社区人群为对象,以促进社区居民健康为目标,有计划、有组织、系统的健康教育活动。社区健康教育的目的是通过在社区开展不同人群的综合性健康教育,引导社区人群树立健康意识,关心个体、家庭及社区的健康问题,积极参与社区健康教育活动的制订与实施,形成有利于健康的行为和生活方式,提高居民自我保健能力和健康水平。

(二) 健康教育理论与模式

健康教育相关理论与模式是健康教育活动的指南,是健康教育计划和实施的理论框架。社区护士在理论的指导下,能够更合理、更有效地进行健康教育,促使社区居民采取有益的健康行为。

1. 知信行模式　即知识、信念和行为(knowledge attitude practice,KAP)模式的简称,是改变人类健康相关行为的理论模式之一。该理论将人类行为的改变分为获取知识、产生信念和形成行为3个连续过程。知信行模式认为:"信息→知→信→行→增进健康" 形成过程中,知识和学习是基础;信念和态度是动力;产生促进健康行为、消除危害健康行为等行为改变的过程是目标。健康教育就是促成知识转变成行为的重要外部条件,只有了解相关健康知识,建立积极、正确的信念与态度,才有可能主动采取有益于健康的行为,改变危害健康的行为。

人们从知识接受转化为行为改变是一个复杂而漫长的过程,需要经过一系列步骤:信息传播→觉察信息→引起兴趣→感到需要→认真思考→相信信息→产生动机→尝试行为态度→坚决行为→行为确立。要改变行为必须先改变态度。影响态度的因素有以下几点:

(1)信息的权威性：信息的权威性越强,可靠性和说服力就越强,态度转变的可能性越大。

(2)传播的效能：传播的感染力越强,越能激发和唤起受教育者的情感,就越有利于态度的转变。

(3)恐惧因素：使用得当能让人感到事态的严重性,否则会引起极端反应或逆反心理。

(4)行为效果和效益：有利于强化自己的行为,同时能促使信心不足者发生态度转变。健康教育者只有全面掌握知、信、行转变的复杂过程,才能及时、有效地减弱或消除不利影响,促进有利环境形成,进而达到转变行为的目的。

2. 健康信念模式(health belief model,HBM) 是用社会心理学方法解释健康相关行为的重要理论模式,基于信念可以改变行为的逻辑推理,认为健康信念是人们接受劝导、改变不良行为、采纳健康行为的关键。该模式包括个人认知、修正因素和行动可能性三部分,其核心是感知威胁和知觉益处与障碍,前者包括对疾病易感性和疾病严重后果的认识,后者包括对健康行为有效性和采纳行为可能遇到障碍的认识(图 1-5)。健康信念模式认为,健康信念形成必须具备以下几方面：

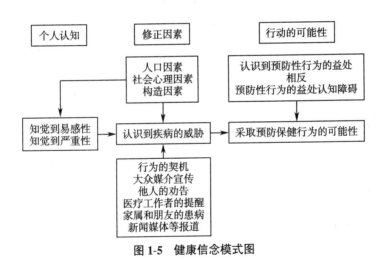

图 1-5 健康信念模式图

(1)感知疾病的威胁：包括对疾病易感性和严重性的感知,感知程度越高,促使人们产生行为动机的可能性就越大。

(2)感知采取健康行为的益处和障碍：人们认识到采纳健康行为的益处越多,采纳健康行为的可能性越大。个体对采纳健康行为将会面临的障碍也存在着主观判断,如方便与否、痛苦程度、经济负担等,感受到的障碍越多,个体采纳健康行为的阻碍越大。对困难具有足够的认识,才能使行为维持和巩固。

(3)自我效能：是一个人对自己的行为能力有正确评价和判断,相信自己通过努力一定能克服障碍,到达预期结果。自我效能高的人更有可能采纳所建议的有益健康行为。

(4)行为线索：是导致个体行为改变的主要推动力,是诱发健康行为发生的因素,包含内在和外在两方面。内在线索包括身体出现不适的症状;外在线索包括医生的劝告、家人和周边人群患病的体验。行为线索越多,权威性越高,个体采纳健康行为的可能性越大。

(5)其他因素:包括人口学及社会心理学等因素,如年龄、性别、民族、文化程度、职业等,不同特征的人采纳健康行为的可能性相异。

综上所述,在健康信念模式的实践中应遵循以下步骤:让人们感知危害健康行为的危险性;让人们坚信放弃某种危害健康的行为、采取相应的促进健康行为会得到有价值的结果,同时清醒地认识到行为改变过程中可能出现的困难;使人们对改变行为充满信心。

(三)社区健康教育的对象

社区健康教育应面向辖区内全体居民,包括社区所辖各机构单位、学校、商业及其他服务行业的从业人员。社区护理人员在进行社区健康教育时,为了使健康教育的内容更有针对性,可将社区居民分为以下 4 类。

1. 健康人群　该人群在社区比例最大,最缺乏健康教育需求,认为疾病对他们来说很遥远,对健康教育持排斥态度。对此类人群的健康教育应侧重于卫生保健知识,帮助其养成健康生活方式,远离疾病源,重视疾病的预防及早期诊断。

2. 高危人群　是指目前尚健康,但本身存在某些潜在致病危险因素(不良行为及生活方式、个体遗传因素等)的人群。这类人群中可能有部分人对疾病过于恐惧和焦虑,应侧重预防性健康教育,帮助他们掌握一些自我保健技能,如血压、血糖自测等;另有部分人则不以为然,认为健康教育是小题大做、故弄玄虚,应帮助其纠正不良的行为及生活习惯,积极消除致病隐患。

3. 患病人群　包括各种急性和慢性疾病的患病人群,根据疾病分期可分为临床期、恢复期、残障期及临终期。一般来说,临床期、恢复期、残障期的患者对健康教育比较感兴趣,渴望恢复健康,健康教育应侧重于康复知识,帮助他们积极配合治疗,提高遵医行为,自觉进行康复锻炼,从而减少残障,加速康复。临终期患者的健康教育实质是死亡教育,目的是帮助他们正确面对死亡,减少对死亡的恐惧,尽可能轻松地度过人生的最后阶段。

4. 患者照顾者　包括患者家属和护理员,他们承担着对患者进行疾病照护及居家护理的重要任务,是社区健康教育工作中容易忽视的群体。针对该群体的健康教育,除了指导其对患者正确进行居家护理及疾病护理外,更应注意帮助他们做好自身保健及心理调适。

(四)社区健康教育的内容

1. 宣传普及中国公民健康素养的基本知识与技能,配合有关部门开展公民健康素养促进行动。

2. 对青少年、妇女、老年人、残疾人、0~6 岁儿童家长,进行重点人群保健的健康教育。

3. 开展合理膳食、控制体重、适当运动、心理平衡、改善睡眠、限盐、控烟、限酒、科学就医、合理用药、戒毒等健康生活方式和可干预危险因素的健康教育。

4. 开展心脑血管、呼吸系统、内分泌系统、肿瘤、精神疾病等重点慢性非传染性疾病,以及结核病、肝炎、获得性免疫缺陷综合征(艾滋病)等重点传染性疾病的健康教育。

5. 开展食品卫生、职业卫生、放射卫生、环境卫生、饮水卫生、学校卫生和优生优育等公共卫生问题的健康教育。

6. 开展突发公共卫生事件应急处置、防灾减灾、家庭急救等健康教育。

7. 宣传普及医疗卫生法律法规及相关政策。

(五) 社区健康教育程序

社区健康教育是有组织、有计划、有目的的人群干预活动,在实施中需要进行严谨、周密的计划。健康教育程序的理论基础是护理程序,全程分为 5 个步骤,即社区健康教育评估、确定社区健康教育问题、制订社区健康教育计划、实施社区健康教育计划及社区健康教育评价。

1. **社区健康教育评估** 评估是社区健康教育的第一步,通过收集资料,了解社区居民的健康教育需求,为确定健康问题、开展健康教育提供依据。评估的内容包括 4 个方面:

(1) 教育对象:其健康教育需求是社区健康教育者首先要重点收集的内容,包括一般情况、健康状况、生活方式、学习能力、对健康知识的认识和掌握情况等。

(2) 教育环境:包括自然环境(如健康教育场所)和人文环境(如信任关系、双向交流情况),这是保证健康教育成效的必要条件。

(3) 教育者:包括教学态度、专业知识和技能、教学能力等。

(4) 医疗卫生服务资源:包括医疗卫生机构的数量、享受基本医疗卫生服务状况、卫生政策与卫生立法等。

2. **确定社区健康教育问题** 对健康教育评估收集的资料进行整理和分析,针对社区群体共同的健康教育需求,确定健康教育问题,并找出与健康问题相关的行为、环境、促进行为改变的因素。在尊重教育对象意愿的基础上,遵循重要性、可行性和有效性原则,确定健康教育的优先项目。

3. **制订社区健康教育计划** 科学、合理地制订社区健康教育计划,是社区健康教育的关键环节,是组织实施健康教育活动的基础和前提。教育者在制订计划时要以教育对象为中心,与其他社区卫生服务人员、社区基层组织领导及教育对象协商。可按照以下步骤制订计划。①设定目标:健康教育计划必须有明确的目标,它是计划实施和效果评价的主要依据。目标分为总体目标和具体目标两种。总体目标是计划理想的最终结果,是宏观的;具体目标是为实现总体目标服务的、具体的、量化的指标,可以分为教育目标、行为目标和健康目标。②确定健康教育内容。③选择合适的教育方法。④制订有效的健康教育评价方案。

4. **实施社区健康教育计划** 可归纳为 5 个主要环节,包括制订工作进度表(schedule)、控制实施质量(control of quality)、建立实施工作的组织及管理体系(organization)、培训工作人员(person)、准备所需的物资(equipment),也称为 SCOPE 模式。

5. **社区健康教育评价** 是将社区健康教育结果与预期目标进行比较的过程,也是全面检测、控制计划,确保方案实施成功,并取得应有效果的关键步骤,其贯穿于实施计划的全过程。社区健康教育评价包括 3 种类型:

(1) 形成评价:是在计划实施前或实施早期对计划内容所做的评价,评价现行计划目标是否科学合理、指标是否恰当、执行人员是否具有完成该计划的能力等。

(2) 过程评价:是对实施各项工作计划活动的跟踪检测过程,目的在于评价实施计划的质量与效率,保证按质量和时间要求完成计划。

(3)效果评价:是明确健康教育和健康干预的效果,包括近期效果评价、中期效果评价和远期效果评价。

1)近期效果评价:是对知识、信念、态度的变化进行评估,主要指标有卫生知识合格率、卫生知识平均分数、健康信念形成率等。

2)中期效果评价:是指目标人群的行为改变,主要指标有健康行为形成率、行为改变率等。

3)远期效果评价:又称结局评价,评价健康教育计划最终目标完成的情况,包括目标人群生理及心理健康指标的变化、疾病与死亡指标的改变、生活质量指标的改善。

(六) 社区健康教育方法

1. 语言健康教育　是将健康知识通过有效的语言交流和沟通传递给教育对象,使其提高对健康的认识,是最基本、最主要的健康教育形式。

(1)讲授:通过面对面的方式传递信息、交流情感、进行指导,具有简便易行、针对性强和反馈及时的特点,是入户家访和个别教育的基本形式,要求教育者具备较好的沟通技巧。

(2)健康咨询:以现场咨询或电话的形式回答咨询者提出的有关健康问题,帮助其做出决策。此方式应由有经验的相关专业人员承担。

(3)专题讲座:以组织集体听课或办学习班的形式,由专业人员就某一专题进行讲解。此方式专业性、系统性强,目的明确,内容突出,是常用的一种群体教育方法,适用于社区重点人群的系统教育。

(4)小组座谈:由健康教育者组织、引导与协调,小组成员进行沟通交流,互帮互学。此方式针对性强,便于及时反馈、交流信息和指导,特别适用于技能训练和行为改变,如戒烟支持小组等。

2. 文字健康教育　是应用最为广泛的一种健康教育形式,利用各种文字传播媒介和社区居民阅读能力来达到健康教育目的的一种方法。其材料可以反复使用,表现形式多样,包括卫生标语、宣传手册、墙报或专栏、报刊或画报等,通常与其他教育方法同时应用。

3. 形象化教育　是以图片、照片、视频、模型等为传播媒介,通过视听觉感应获得健康信息的形式。其特点是直观性、真实性强,印象深刻,效果良好。

4. 实践教育　是通过指导学习者的实践操作,达到掌握一定健康护理技能的目的,是一种常应用于自我和家庭护理的教育方法。

5. 电化健康教育　又称多媒体健康教育,是使用先进的多媒体电子设备,如广播、电视、电影、录音等,向教育对象传递健康信息的教育形式。广播、录音是电化教育中最简单、最容易实施的方法;电视、电影是电化教育中最先进、效果最明显的方法,一般选择适用广泛、大众急需的题材制作健康教育专题节目,通过电视或电影的手段加以表现,发挥视听并用的优势,尤其适合操作过程的演示。

6. 民间传统健康教育　是利用民间特有的传统艺术形式,如快板、小品、歌谣等,开展健康教育活动。本方法适用于特定地区和人群,提高教育对象对健康知识的理解及社区人群的参与度。

7. 网络健康教育　是通过信息网络,以电脑、手机为载体将健康教育内容传递给教育对象的形式。其信息资源丰富,传播广泛,不受时空限制,是各种教育方法的全面整合。

各种健康教育方法都有所长,但没有一种方法是万能的,应根据其不同的特点,因人制宜、因地制宜,灵活选择适宜的健康教育方法,可以将多种教育方法和教育内容综合在一起,能够取长补短,极大提高健康教育的效果。

第二章

家庭生活周期——新婚期

第一节　围婚期健康管理

围婚期指确定婚姻对象到婚后受孕为止的一段时期,包括婚前、新婚及孕前3个阶段。围婚期保健是围绕结婚前后,为保障婚配双方及其后代健康所进行的一系列保健服务,主要内容包括婚前、孕前医学检查,新婚性保健,避孕知识,优生优育指导,最佳生育时机,生活方式、卫生和营养指导,心理和物质准备等。做好围婚期保健,可以避免近亲间、传染病及遗传病患者间不适宜的婚配或生育,保证健康婚配,减少遗传性疾病的延续,从而提高出生人口素质,保障家庭幸福。

一、配偶的选择

择偶不仅要有感情和性爱的基础与科学的态度,还要考虑遗传因素、健康因素及适宜年龄等其他因素的影响。《中华人民共和国民法典》明确规定:直系血亲或者三代以内的旁系血亲禁止结婚。

二、婚前检查

结婚前,男女双方均应进行婚前检查,尽早发现双方遗传性疾病及生殖器官疾病和缺陷,以避免不适当的婚配,防止遗传性疾病在后代中延续。

(一) 婚前检查主要内容

1. **询问健康史**　了解双方的患病史、近亲婚配史、女方月经史、男方遗精史,尤其是与婚育密切相关的遗传性疾病、生殖器官感染性疾病、精神疾病、智力发育障碍等。

2. **体格检查**　包括全身一般检查、第二性征及生殖器检查。

3. **实验室检查**　进行胸部 X 线片、血细胞和尿液分析、肝功能、肝炎抗原抗体、阴道滴虫和真菌等检查,必要时做染色体、精液及性病等检查。

(二) 婚前检查注意事项

1. 对未婚女性的检查须取得受检者的同意,一般只做直肠腹部双合诊检查。

2. 对男女双方有关性方面的问题,如处女膜是否完整等,应当保密。

3. 对已怀孕者,应视对象的年龄、健康等具体情况区别对待。

4. 婚前检查发现有影响婚育的疾病时应慎重处理,根据具体情况进行指导,如近亲婚配者或严重智力低下者应禁止结婚；患有某些传染病或精神病等者应暂缓结婚,给予治疗；患有严重遗传性疾病者可以结婚但不宜生育。

三、最佳生育年龄

我国法定的结婚年龄是男性不得早于 22 周岁,女性不得早于 20 周岁。依据法律规定,结婚后即可怀孕。但生理学研究表明,女性生殖器官一般在 20 周岁以后逐渐发育成熟,23 周岁左右骨骼才能发育成熟。从医学角度看,女性最佳生育年龄为 25~29 周岁,配偶年龄为 25~35 周岁。

四、适宜受孕时机

(一) 良好的身体状况

受孕应安排在双方工作或学习轻松,生理、心理都处于最佳状态的时期。新婚夫妇最好延缓到婚后 3~6 个月受孕。

(二) 避免有害物质

注意怀孕前工作与生活的环境,避免接触对胎儿有害的物质,如放射线、化学物质、致畸或致突变的药物等。如有接触,应与有害物质隔离一段时间后再受孕。例如,服用避孕药物者应先停服药物,改用工具避孕半年后再受孕为宜。

(三) 怀孕时节

从营养供给角度看,受孕的最佳时间应是 7—9 月,此时是蔬菜、瓜果的收获季节,有利于孕妇摄取足够的营养物质。第 2 年 4—6 月分娩,此期正值春末夏初,气候温和,有利于产妇顺利度过产褥期。

五、优生优育的咨询与指导

优生优育是计划生育具体内涵的延伸,也是我国在新的历史条件下对计划生育政策的具体化体现。国家提倡适龄婚育、优生优育。国家采取综合措施,调控人口数量,提高人口素质,推动实现适度生育水平,优化人口结构,促进人口长期均衡发展。社区护士应针对育龄人群开展优生优育知识宣传教育,对育龄妇女开展围孕期、孕产期保健服务,承担优生优育、生殖保健的咨询指导等工作。根据夫妇对避孕及生育的要求,指导选择安全、有效、适宜的避孕措施;结合年龄、全身健康因素,指导妇女科学合理受孕。

(一) 避孕

避孕是一种积极的预防生育方式,用科学的方法使妇女暂时不受孕,主要包括避孕套、宫内节育器、药物避孕、安全期避孕、紧急避孕等。

1. 避孕套

(1)阴茎套:为男性避孕工具,使用方便。使用时应选择合适型号,检查有无漏孔;每次性交时均应使用,使用后检查有无破损。

(2)阴道隔膜:又称阴道套,根据女性个体情况,选择大小合适的阴道隔膜。患有子宫脱垂、膀胱或直肠膨出、急性阴道炎和重度宫颈糜烂的妇女不宜使用。

(3)女用避孕套:是由聚氨酯(或乳胶)制成的宽松、柔软的袋状物,长15~17cm,开口处连接直径7cm的"外套",套内游离直径6.5cm的内环,也具有防止性传播疾病的作用。

2. 宫内节育器(intrauterine contraceptive device,IUD) 是一种安全、有效、简便、经济、可逆且易于接受的节育器具。

(1)放置时间:月经干净后3~7d无性交;顺产后3个月,或转经后子宫恢复正常者;剖宫产术后半年、哺乳期,排除早孕;人工流产术后,宫腔深度<10cm。

(2)放置后注意事项:术后休息3d,避免重体力劳动1周;术后2周内禁止性生活及盆浴,并保持外阴清洁;术后3个月每次行经时注意有无节育器脱落;节育器放置后3个月、6个月、12个月各复查1次,及时发现宫内节育器的脱落及移位;出血多者随时可取出,取出节育器时间以月经干净3~7d为宜。

3. 药物避孕 目前国内常用的多为女性使用的避孕药,由雌激素和孕激素配伍组成,包括短效及长效口服避孕药、长效避孕针、缓释系统避孕药和避孕贴剂。用药前应先询问病史,如果患有严重心血管疾病、急慢性肝炎或肾炎、肝肾功能损害、血液病或血栓性疾病、内分泌疾病、子宫或乳房肿块、恶性肿瘤、癌前病变、精神病生活不能自理,处于哺乳期,月经稀少或年龄>45岁,不宜使用口服避孕药。

4. 安全期避孕 也称自然避孕法,是指根据妇女的自然生理规律,选择在月经周期中不易受孕期内进行性交而达到避孕目的。多数正常育龄妇女排卵多发生在下次月经前14d左右,排卵前后4~5d为易受孕期。采用安全期避孕法,应根据妇女的基础体温测定值、宫颈黏液检查或月经规律确定排卵日期。但由于排卵过程可受情绪、健康状况、性生活及外界环境等多种因素影响,可发生额外排卵,因此安全期避孕法并不十分可靠。

5. 紧急避孕 指在无保护性生活或避孕失败后的3d内,妇女为防止非意愿妊娠而采取的避孕方法。有宫内节育器和服用紧急避孕药两种方法。

(1)宫内节育器(IUD):常用带铜IUD,在无保护性生活后5d(120h)内放置。带铜IUD避孕有效率达99%以上,适合希望长期避孕且无放置IUD禁忌证的妇女。

(2)紧急避孕药:在无保护性生活后3d(72h)内服用紧急避孕药,主要是激素类(如左炔诺酮片)和非激素类(如米非司酮)两类药物。该方法只能起一次性保护作用,1个月经周期只能用1次。

(二)绝育

绝育是指通过手术或药物,达到永久不育的目的。女性绝育方法主要有经腹输卵管结扎术、经腹腔镜输卵管结扎术。

(三)避孕失败补救

对于因避孕失败所致的意外妊娠,可在妊娠早期采取措施终止妊娠。早期妊娠可采用药物流产和手术流产,中期妊娠可采用引产术。术后康复期应加强营养,注意休息,提供避孕指导,如有异常及时就诊。

附：实践教学案例——围婚期健康管理

案例信息（供讲师）

【情景说明】

李女士刚刚结婚3个月，对未来的美好生活充满期待与向往。她前来社区妇幼保健门诊咨询，希望能从身心两方面做好孕前准备，防止各种疾病，特别是遗传性疾病的延续，为减少出生缺陷儿打下良好的基础。

【案例相关信息】

李女士，30岁，身高165cm，体重54kg，上海户籍，独生子女，本科学历，企业白领，年收入税前15万元左右。丈夫张先生34岁，身高180cm，体重75kg，非上海户籍，父母农村户籍，有一姐，研究生毕业后留在上海，现就职于某500强公司，年收入税前30万~40万元。

张先生父亲有高血压史，李女士母亲有糖尿病和高血压病史。夫妻双方目前生活规律，无不良嗜好，血压和血糖均正常。李女士担心家族史会影响自己受孕和将来宝宝的健康，对孕前需要做哪些准备不知晓，有些焦虑。

【教学目标】

1. 评估李女士的健康状况、生活习惯。

2. 评估李女士备孕相关知识了解情况及心理状况。

3. 为李女士进行备孕指导，尤其是如何防止家族史、遗传性疾病的延续。

【评价】

详见附表 2-1~ 附表 2-3。

附表 2-1　授课者对学习者的评价

学习者姓名：_____

	项目	非常好（10）	比较好（8）	一般（6）	较差（4）	备注（可将表现特别好/不好的方面写在此处）
对实施学生的评价	1. 评估备孕妇女的健康情况（体重、身高、血压、血糖、既往史等）					
	2. 评估夫妻双方对围婚期保健知识的了解程度及心理状态					
	3. 指导备孕妇女掌握孕前准备相关知识（观察反应及接受程度）					
	4. 指导夫妻双方对受孕时机的选择					
	5. 语气、语调、示范技术的应用恰当（如最佳生育时机的选择等）					

续表

项目		非常好 (10)	比较好 (8)	一般 (6)	较差 (4)	备注(可将表现特别好/ 不好的方面写在此处)
对实施 学生的 评价	6. 应对新婚夫妻情绪变化(是 否有同理心等)					
	个人得分					满分60分
对小组 观察者 的总体 评价	1. 观察过程中纪律					
	2. 观察后的反馈参与度,评价 方式是否恰当					
	小组得分					满分10分
总得分						满分70分

注:在相应格里打"√"。

评价老师签名:＿＿＿＿

附表 2-2　SP 对学习者的评价

学习者姓名:＿＿＿＿＿

项目	非常好 (10)	比较好 (8)	一般 (3)	较差 (2)	备注(请将你认为更好的 做法写在此处)
1. 关注我的情绪变化,与我平 等对话,保护我的隐私					
2. 宣教的方法我能学会					
请将你直接面对实施者的反馈写在此处(注意:按照反馈的要求)					
总得分					满分10分

注:在相应格里打"√"。

SP 签名:＿＿＿＿

附表 2-3　观察者对学习者的评价

学习者姓名:＿＿＿＿＿

项目	非常好 (10)	比较好 (8)	一般 (6)	较差 (4)	备注(请将你认为更好的 做法写在此处)
1. 评估备孕妇女的健康情况					
2. 评估夫妻双方对围婚期保健知 识的了解程度及心理状态					
3. 应对患者/家属情绪变化					
4. 反馈技巧的自我评价					

续表

项目	非常好(10)	比较好(8)	一般(6)	较差(4)	备注(请将你认为更好的做法写在此处)
请将你直接面对实施者的反馈写在此处(注意:按照反馈的要求)					
总得分				满分20分	

注:在相应格里打"√"。

观察者签名:_____

学习任务单

【情景说明】

你是一名社区妇幼保健护士。你管辖的小区里有一对新婚夫妻(张先生和李女士)。今日李女士到门诊咨询,担心家族史会影响自己和宝宝,显得有些焦虑。

【学习任务】

请评估李女士的健康状况、家族史、既往史。目前生活方式是否健康、社会支持情况和心理状况,并对李女士进行围婚期保健知识宣教及心理疏导。

【实施要求】

请用8~10min对李女士进行围婚期保健指导和知识宣教。

【知识储备】

1. 成人的健康评估内容。

2. 新婚性保健、最佳生育时机、生活方式及心理状态评估内容。

3. 对李女士进行围婚期保健指导(尤其讲解生育方面的知识)。

标准化病人信息

【情景说明】

你是一位30岁的新婚女士,独生子女,本科学历,企业白领,刚刚结婚3个月。你的公公有高血压,你的母亲有糖尿病和高血压。目前你和丈夫无不良嗜好,生活规律,结婚前未做婚前医学检查。你担心这些家族史会影响自己受孕和将来宝宝的健康,有些焦虑。

【对话时的性格和表现】

你的性格比较内向,双方父母都希望你早日生育,对于怀孕的期望很大。你自己的年龄也不小了,丈夫的工作比较忙,妈妈一直叮嘱你要吃一些保健品,补充维生素,让你觉得有些不耐烦。你担心双方的家族史会影响怀孕和宝宝的健康,希望做好孕前的充分准备,显得有些焦虑。

> **家属表现**
>
> 丈夫:很关心妻子,喜欢小孩,希望能够一起做好孕前准备,生出一个健康的宝宝。

【主要症状】

刚刚新婚3个月,对于孕前需要做哪些准备不是很清楚;希望自己能够做好孕前充足准备,生出一个健康的宝宝;自己母亲有糖尿病和高血压,公公也有高血压,担心对自己怀孕以及宝宝会有影响,感到有些焦虑。

【个人简介】

女性,30 岁,新婚,身高 165cm,体重 54kg,上海户籍,独生子女,本科学历,企业白领;丈夫 34 岁,身高 180cm,体重 75 kg,非上海户籍,父母农村户籍,研究生毕业后留沪。

【疾病史】

既往史:既往体健,无生育史、流产史。

月经史:15 岁初潮,周期 28d。

【SP 引导性问题】

1. 与护士对话时,你可以主动询问:"护士,我的家族史会不会影响我怀孕期间的血压和血糖?"

2. 当护士告诉你血压和血糖都是正常的,只要保持心情愉快、放松,身体状态良好,保证丰富、均衡的营养摄入,是可以怀孕的时候,你可以主动问护士:"护士,那我应该吃些什么才能保证营养均衡呢?"你可以倾诉:"自从结婚后,妈妈总是叮嘱我吃保健品,我觉得正常饮食就可以了,可是妈妈总是说我营养不够的,要生出健康的宝宝,一定要吃……"

3. 当护士进行宣教,讲到避免接触有害物质时,你可以问:"护士,哪些是有害物质呢?"

第二节　孕期健康管理

妊娠(pregnancy)是指胎儿在母体内发育成长的过程,从卵子受精开始至胎儿自母体娩出为止,共约40周。孕期通常可分为孕早期、孕中期和孕晚期 3 个时期。孕早期是指从妊娠开始到妊娠 12 周末,孕中期是指妊娠第 13~27 周末,孕晚期是指妊娠第 28 周至分娩。孕期健康管理中,应针对孕期不同阶段的妇女,提供相应的健康指导,以减少孕期并发症和影响胎儿发育的有害因素,提高孕妇及新生儿的健康水平。

一、孕期妇女的生理和心理变化

(一) 生理变化

1. **生殖系统**　子宫体增大变软,妊娠 12 周时超出盆腔,一般略向右旋;妊娠足月,子宫容量较孕前增加约 1 000 倍。孕期卵巢略有增大,阴道分泌物增多,阴道 pH 降低,外阴有色素沉着。

2. **乳房**　乳房腺体组织发育增大、充血,乳房感觉发胀或刺痛,乳头及乳晕变大并着色,形成蒙氏结节。妊娠末期乳头可挤出少许淡黄色初乳。

3. **呼吸系统**　孕期耗氧量增加,呼吸变深且稍加快,上呼吸道黏膜充血水肿,易发生上呼吸道感染。

4. **血液及循环系统**　从妊娠早期开始,母体的血容量随着妊娠月份的增长而增加,至妊娠 32~34 周时达到高峰,以后维持此水平至分娩。孕期血液呈稀释状态,易出现生理性贫血。孕期心脏向左上移位,心尖部左移。妊娠晚期由于子宫的压迫,血管回流阻力增加,可出现下肢和外阴静脉曲张或痔。

5. **消化系统**　孕早期，约半数孕妇出现恶心、呕吐等消化道症状，孕 12 周左右自行消失；随着子宫逐渐增大，胃肠蠕动减慢，饭后胃部有饱腹感，部分孕妇有便秘等不适。

6. **泌尿系统**　由于孕妇自身及胎儿代谢产物增加，孕妇肾脏负担加重。妊娠早期子宫将膀胱上推，妊娠晚期胎儿先露部压迫膀胱而引起尿频。因肾血流量及肾小球滤过率受体位影响，孕妇夜尿量多于白天尿量。

7. **其他**　整个孕期，孕妇的体重平均增加 12.5kg。妊娠 16 周后，由于胎儿发育较快，孕妇体重明显增加，到孕晚期体重每周增加 0.3~0.5kg。孕期孕妇皮肤色素增加，以乳头、乳晕、腹中线、脐周、外阴等处明显。随着妊娠子宫增大，腹壁因局部皮肤弹力纤维断裂，可出现紫色或淡红色妊娠纹。

（二）心理变化

孕期因机体内环境、激素水平、身体形象的变化以及社会角色的转变等，均可能导致孕妇产生一系列的心理变化，常见的心理反应有惊讶、接受、焦虑、紧张、敏感、恐惧、担忧等。

二、孕早期妇女健康管理

孕妇在孕 12 周前到居住地所在的乡镇卫生院、社区卫生服务中心进行早孕建册，使孕妇及早纳入社区健康管理系统，并接受第 1 次产前随访服务，帮助孕妇提高自我保健能力和识别异常症状的能力。

（一）健康状况评估

1. **询问**　孕妇基本情况，包括年龄、现病史、既往史、月经史、生育史等，夫妇双方家族史、遗传史、职业状况，了解本次妊娠情况，是否有妊娠反应、阴道出血等。

2. **观察**　孕妇的体态、体形、营养状况、心理、精神状态等。

3. **一般检查**　测身高、体重、血压、心肺听诊、妇科检查。

4. **实验室检查**　血常规、尿常规、血型、肝功能、肾功能、乙型肝炎等，有条件的地区建议进行血糖、阴道分泌物、梅毒血清学试验、人类免疫缺陷病毒（human immunodeficiency virus，HIV）抗体检测等实验室检查。

（二）记录与转诊

1. 填写孕产妇保健手册、第 1 次产前随访服务记录表。

2. 对具有妊娠危险因素和可能有妊娠禁忌证或严重并发症的孕妇，及时转诊到上级医疗卫生机构，并在 2 周内随访转诊结果。

（三）健康指导

1. **卫生指导**

（1）勤洗澡、勤洗外阴，勤换衣服，衣着宽大舒适。

（2）饭后及睡前应用软毛牙刷刷牙，防止细菌滋生。

（3）清水清洁乳房，禁止使用肥皂等洗涤用品。

（4）妊娠的前 12 周及最后 2 个月，应尽量避免性生活。

2. **休息与睡眠**　注意劳逸结合，保证充足的睡眠。

3. 营养指导

(1)保证优质蛋白质、适当热量和充足无机盐、微量元素、维生素的供给,每日膳食应以清淡、少油腻为主,烹调多样化。

(2)忌烟酒,避免饮过多浓茶、咖啡等刺激性饮料。

4. 保护胚胎

(1)指导孕妇少去人群密集的公共场所,重视预防感染,特别要强调避免致畸因素和疾病对胚胎的不良影响,维护孕妇所处的大、小环境安全无害。

(2)进行产前筛查和产前诊断的宣传、告知。

(3)不可滥用药物、保健品等,必要时在医师指导下用药,以免影响胎儿的生长发育。

(4)重视阴道流血症状,应及时就诊,警惕有异位妊娠、葡萄胎的可能。

5. 心理指导

(1)保持孕妇情绪稳定,正确对待孕期一系列生理变化。

(2)学会自我调节,如通过听音乐、散步、阅读等转移或缓解不健康的情绪。

三、孕中期妇女健康管理

孕妇在孕 16~20 周、21~24 周各接受 1 次随访服务,评估孕妇健康状况和胎儿生长发育情况,及时发现问题并处理,进行健康指导。

(一) 健康状况评估

1. 询问 生理情况,有无异常感觉,了解胎动出现时间。

2. 观察 体态、体形,营养状况,心理、精神状态,腹部大小、形状等。

3. 产科检查 测体重、血压、宫高,听胎心音。

4. 实验室检查 尿蛋白。

(二) 记录与转诊

1. 填写孕产妇保健手册,第 2、3 次产前随访服务记录表。

2. 对发现有异常的孕妇,要及时转至上级医疗卫生机构;出现危急征象的孕妇,要立即转上级医疗卫生机构。

(三) 健康指导

1. 自我监测和产前筛查

(1)指导孕妇关注体重、血压变化:从孕 20 周开始,体重每周增加约 0.5kg,血压不应超过 140/90mmHg。

(2)宣传并告知出生缺陷的产前筛查必要性。

2. 运动和体位

(1)孕妇可根据自身情况选择适当的运动项目,如游泳、打乒乓球、投篮、骑自行车等,户外散步最佳。

(2)指导孕妇每日坚持做操,松弛腰部和骨盆关节,促进顺利自然分娩。

(3)孕中期以左侧卧位为好,利于改善子宫胎盘的血流。

3. 营养指导

(1)膳食更加多样化,粗细搭配,保证能量供给。

(2)应多摄入肉、鱼、蛋等优质蛋白,适当摄入动物内脏。

(3)每日摄入含钙丰富的牛奶、虾皮、豆制品和绿色蔬菜,预防缺钙症状的发生。

4. 胎教指导 指导孕妇通过音乐、语言、抚摸等,主动给胎儿各种有益的信息刺激,促进胎儿身心健康和智力发育。

5. 心理指导

(1)指导孕妇按时接受产前检查,参加孕妇学校讲座,了解自身和胎儿情况及妊娠相关知识,并让家属共同参与,取得家属支持。

(2)指导孕妇适当调整生活、工作和休息,采用各种放松方式,减轻心理压力。

四、孕晚期妇女健康管理

(一) 产前检查

1. 指导孕妇定期到上级医疗机构进行产前检查,妊娠 28~36 周每 2 周 1 次,妊娠 36 周以后每周 1 次产前检查。

2. 对高危孕妇,应根据就诊医疗卫生机构的建议,指导其酌情增加随访次数,若有意外情况,应及时到上级医疗卫生机构诊治。

(二) 健康指导

1. 自我监测

(1)教会孕妇自测胎动,教会丈夫听胎心音,了解胎儿宫内情况。

(2)嘱孕妇每日早、中、晚各数胎动 1h,将 3h 的胎动计数相加再乘以 4,作为 12h 的胎动数。若 12h 的胎动计数累计<10 次,则可能胎儿出现宫内缺氧,应及时到医院就诊。

2. 营养指导

(1)在孕中期营养要求的基础上,适当增加食物摄入量,尤其增加含蛋白质、铁、钙丰富的动物性食物和蔬菜水果类,但总能量供给量与孕中期相同,不宜过高。

(2)由于胎儿增长,孕妇子宫增大,压迫胃部,往往吃少量食物就有饱腹感,故膳食以少量多餐为原则,宜选择体积小、营养价值高的食物。

3. 母乳喂养教育 介绍母乳喂养的好处,使产妇树立母乳喂养的信心,做好母乳喂养的准备。纯母乳喂养最好坚持 4~6 个月。

4. 分娩准备教育

(1)向孕妇讲解分娩知识、各产程保健要点,树立正确对待分娩的态度,克服恐惧、紧张心理。

(2)教会孕妇婴儿喂养及新生儿护理方法。

(3)帮助孕妇及家属了解分娩先兆,鼓励丈夫在家陪伴孕妇,让孕妇感到宽慰,做好分娩前生理、心理、物质准备。

5. 孕期并发症、合并症防治指导 告知孕妇及家属妊娠高血压、妊娠晚期出血、胎位不正、早产或过期产等常见并发症的早期症状,孕晚期的危急征象及其对母婴的危害性,以便提高警惕,及早识别,及早就诊。

附:实践教学案例——孕期健康管理

案例信息(供讲师)

【情景说明】

李女士怀孕1个月了,前来社区妇幼保健门诊建卡。主诉数日前恶心、呕吐明显,现在发展到看到油腻食物就恶心,对于怀孕前最喜欢的鱼虾类食物也觉得腥味太重,体重不仅未增加,还减轻了2.5kg,担心会影响自己的身体和胎儿的发育,十分焦虑。

【案例相关信息】

李女士,30岁,身高165cm,体重54kg,上海户籍,独生子女,本科学历,企业白领,其母退休在家;丈夫张先生,34岁,身高180cm,体重75kg,非上海户籍,父母农村户籍,有一姐,研究生毕业后留在上海,现就职于某500强公司。

半年前两人结婚,现在李女士怀孕了,夫妻俩一开始非常开心,可是没过多久,李女士早上起来恶心、呕吐明显,后来发展到看到油腻食物就恶心,闻到肉味就不舒服,连怀孕前最喜欢的鱼虾类都觉得腥味太重,体重减轻了2.5kg。家人担心这样下去不仅会影响孕妇的身体,还会影响胎儿的发育。妈妈不知道做什么菜给李女士吃,丈夫希望她能多吃点,李女士觉得怀孕很辛苦,家庭气氛紧张。

【教学目标】

1. 评估孕妇早孕反应的症状。

2. 评估孕妇对早孕反应相关知识的了解程度及心理状况。

3. 为孕妇及家属进行早孕反应相关知识宣教,尤其是如何应对精神因素造成的影响。

【评价】

详见附表2-4~附表2-6。

附表2-4 授课者对学习者的评价

学习者姓名:_____

	项目	非常好(10)	比较好(8)	一般(6)	较差(4)	备注(可将表现特别好/不好的方面写在此处)
对实施学生的评价	1. 评估孕妇的营养状况					
	2. 评估孕妇及家属对孕早期护理知识了解程度及心理状态					
	3. 评估孕妇孕期的生理及心理变化					
	4. 指导孕妇及家属掌握早孕反应的护理知识(观察反应及接受程度)					
	5. 语气、语调、示范技术的应用恰当					

续表

项目		非常好 (10)	比较好 (8)	一般 (6)	较差 (4)	备注(可将表现特别好/不好的方面写在此处)
对实施学生的评价	6. 应对孕妇/家属情绪变化(是否有同理心等)					
	个人得分					满分60分
对小组观察者的总体评价	1. 观察过程中纪律					
	2. 观察后的反馈参与度,评价方式是否恰当					
	小组得分					满分10分
总得分						满分70分

注:在相应格里打"√"。

评价老师签名:_____

附表 2-5　SP 对学习者的评价

学习者姓名:_____

项目	非常好 (10)	比较好 (8)	一般 (3)	较差 (2)	备注(请将你认为更好的做法写在此处)
1. 关注我的情绪变化,与我平等对话,保护我的隐私					
2. 宣教的方法我能学会					
请将你直接面对实施者的反馈写在此处(注意:按照反馈的要求)					
总得分					满分10分

注:在相应格里打"√"。

SP 签名:_____

附表 2-6　观察者对学习者的评价

学习者姓名:_____

项目	非常好 (10)	比较好 (8)	一般 (6)	较差 (4)	备注(请将你认为更好的做法写在此处)
1. 评估孕妇的身心状况					
2. 指导孕妇及家属学习早孕反应的护理知识					

续表

项目	非常好(10)	比较好(8)	一般(6)	较差(4)	备注(请将你认为更好的做法写在此处)
3. 应对孕妇/家属情绪变化					
4. 反馈技巧的自我评价					
请将你直接面对实施者的反馈写在此处(注意:按照反馈的要求)					
总得分				满分20分	

注:在相应格里打"√"。

观察者签名:_____

学习任务单

【情景说明】

你是一名社区妇幼保健护士。你管辖的小区里有一位孕妇——李女士。李女士到门诊咨询,诉数日前恶心、呕吐明显,现在发展到看到油腻食物就恶心,连怀孕前最喜欢的鱼虾类都觉得腥味太重,体重不仅未增加,还减轻了 2.5kg,因为恶心、呕吐而整日卧床,担心会影响自己的身体和胎儿的发育,十分焦虑。

【学习任务】

请评估这位孕妇目前早孕反应的症状及严重程度,了解孕妇的心理状况,并进行早孕反应知识宣教及心理疏导。

【实施要求】

请用 8~10min 对孕妇和/或家属进行早孕反应的健康指导和知识宣教。

【知识储备】

1. 早孕反应的症状和严重程度评估。

2. 孕妇及家属早孕反应知识了解情况及心理状态评估。

3. 对孕妇及家属进行早孕反应应对指导(尤其讲解饮食、运动方面的知识)。

标准化病人信息

【情景说明】

你是一位 30 岁的妇女,发现怀孕 1 个月,数日前恶心、呕吐明显,现在发展到看到油腻食物就恶心,连怀孕前最喜欢的鱼虾类都觉得腥味太重,体重不仅未增加,还减轻了 2.5kg。丈夫希望你多吃点,可你实在没有胃口吃,觉得怀孕十分辛苦,担心会影响自己的身体和胎儿的发育。

【对话时的性格和表现】

你的性格比较内向,平时不太会做菜,在家时都是妈妈烧菜。自从怀孕后,家里人都很开心,不让你做任何家务,可是现在恶心、呕吐把你折腾得够呛,妈妈烧了你平时爱吃的鱼虾,你也觉得太腥,不想吃了,整个人委靡不振,整日卧床。大家对你期望很大,希望生个健康的宝宝,但是你觉得怀孕刚开始就这么辛苦,怀胎十月怎么坚持下去,感到压力很大。

每次吃饭时,看到满桌的饭菜,你就觉得恶心,妈妈和丈夫都很担心,你只能勉强自己吃几口,满面愁容。

> **家属表现**
>
> 丈夫:很关心妻子,希望妻子能够多吃点,保证基本的营养需求,自己也会尽力照顾好妻子。
>
> 妈妈:女儿吃不下,很担心,但自己已经尽力把菜烧得符合女儿口味了,觉得无所适从。

【主要症状】

怀孕1个月,看到油腻食物就恶心,连怀孕前最喜欢的鱼虾类都觉得腥味太重,体重不仅未增加,还减轻了2.5kg,觉得怀孕十分辛苦,担心会影响自己的身体和胎儿的发育。

【个人简介】

30岁,独生子女,企业白领,第一次怀孕,目前有早孕反应,在家休养。丈夫是外企公司职员。母亲退休在家,负责照顾你。

【疾病史】

既往史:既往体健,无生育史、流产史。无不适合怀孕的相关疾病,母怀孕时早孕反应不明显。

月经史:15岁初潮,周期28d。

【SP引导性问题】

1. 与护士对话时,你可以主动询问:"护士,现在我的恶心、呕吐会不会影响胎儿发育?"

2. 当护士告诉你目前胎儿监测指标都很好,只是早孕反应明显,影响食欲时,你可以主动问护士:"护士,那什么时候早孕反应会结束?"你可以倾诉:"我感觉自从怀孕了,老公和妈妈都特别关心我,不让我做任何事,因为恶心、呕吐就整日卧床。"

3. 当护士进行宣教,涉及适量运动可减轻孕吐时,你可以问:"护士,我该做些什么运动?"你可以让护士示范给你看。

第三节　产褥期健康管理

产褥期(puerperium)是指产妇分娩结束到全身各系统(乳房除外)恢复到非妊娠状态的时段,一般为6~8周。在产褥期,产妇需要适应全身各系统所发生的变化,如生殖系统的复旧、血容量恢复正常、乳汁分泌等;同时伴随着新生儿的出生,产妇及其家庭需经历心理、社会的适应过程,担负哺育新生儿的责任。产褥期健康管理是指对产妇分娩结束到产后42d期间进行的服务和指导,以及新生儿喂养等保健指导,其目的是促进产妇顺利康复,母乳喂养成功和新生儿健康成长。

一、产褥期妇女的生理和心理变化

(一) 生理变化

1. **生殖系统**　产褥期子宫变化最大,主要变化为子宫体复旧、子宫内膜再生和子宫颈复原。胎盘娩出后,宫体逐渐缩小,于产后 1 周子宫缩小至妊娠 12 周大小,在耻骨联合上方可触及,产后 10d 子宫降至骨盆腔内,腹部检查不易触及,6 周后恢复到未孕时大小。胎盘娩出后宫颈与阴道极度松弛,随后宫口迅速复旧缩小,产后 2~3d 宫口可容纳 2 指;产后 1 周后宫颈内口关闭,宫颈管复原;产后 4 周宫颈恢复至未孕时形态。产后 6 周内卵巢多无排卵,6 周后半数产妇有排卵,月经多在产后 6 周以后恢复。

2. **乳房**　主要变化是泌乳。乳汁的分泌是在催乳素和泌乳素的作用下,由乳腺管流出产生的,还与婴儿的吸吮刺激密切相关。

3. **循环系统**　产后 2~3d,由于子宫收缩、胎盘循环停止,大量血液从子宫进入体循环,加之孕期潴留的组织间液回吸收,产妇循环血量增加 15%~25%,应注意预防心力衰竭的发生。循环血量于产后 2~3 周恢复。

4. **血液系统**　产褥早期,血液处于高凝状态,有利于胎盘剥离面形成血栓,减少产后出血量。

5. **消化系统**　孕期胃肠道肌张力及蠕动减弱,产后 1~2 周恢复;产后 1~2d 产妇常感口渴;产妇在产褥期活动减少,肠蠕动减弱,容易发生便秘。

6. **泌尿系统**　产褥早期体内潴留大量的水分主要经过肾排出,尿量明显增加;在产褥期,膀胱肌张力降低,加之外阴切口疼痛、不习惯卧床排尿等原因,产妇易发生尿潴留。

7. **内分泌系统**　分娩后雌激素及孕激素水平急剧下降,至产后 1 周时降至未孕时水平。

(二) 心理变化

产褥期,产妇因分娩劳累、角色的转变、生活秩序改变、母亲责任带来的压力等,可能发生一些心理变化,常会出现心情烦躁、沮丧、失眠、食欲减退、焦虑、抑郁、记忆力减退等情绪不稳定表现,甚至出现产褥期心理障碍。据报道,产妇的产褥期情绪不稳定与产后体内的雌激素和孕激素水平降低有关。产后抑郁症一般在产后第 1 日至第 6 周发生,产后 7d 内容易出现一过性抑郁状态。

二、产后访视

产后访视是产褥期健康管理工作的重要措施之一。乡镇卫生院、村卫生室和社区卫生服务中心(站)在收到分娩医院转来的产妇分娩信息后,应于产妇出院后 1 周内到产妇家中进行产后访视,加强母乳喂养和新生儿护理指导,保证母婴健康顺利度过产褥期。

(一) 访视频率和时间

产褥期的家庭访视一般至少为 2 次。产妇出院后 3~7d 内进行第一次访视,第一次访视后 5~7d 进行第二次访视。对于高危产妇或发现异常情况时,酌情增加访视次数。

(二) 访视人员要求

1. 访视人员应从事护理工作 5 年以上,取得区级及以上妇幼保健机构岗位培训合格证书。

2. 访视人员应身心健康,掌握妇幼保健基本知识与业务指导技能,有较强的人际沟通技能和良好医德。

3. 访视人员应相对固定,访视时统一着装并佩戴工作证。

(三) 访视前准备

1. 访视前,社区护士应通过电话与产妇家庭建立联系,了解其确切的家庭地址及路径,确定访视对象和访视时间。

2. 访视前,社区护士应简要了解产妇的一般状况,按需准备访视用物。

(1)必备物品:血压计、听诊器、耳测体温计或体温表 2 支、温湿度计、75% 乙醇、消毒棉球及棉签、一次性臀垫巾、一次性消毒手套、婴儿秤、布兜、手电筒、无菌免洗手消毒液等。

(2)附带物品:无菌镊子、拆线剪、无痛碘伏、宣传资料、产后访视记录表、一次性鞋套等。

3. 原则上,先访视健康产妇,再访视有感染或传染病的产妇,避免交叉感染的发生。

(四) 访视内容

1. 询问病史,了解胎产次,本次分娩过程,有无产后出血、孕期合并症和并发症、感染等异常情况,以及产后饮食、大小便、睡眠等健康情况。

2. 观察一般情况,关注面色、精神和心理状态、哺乳情况及恶露的量、色、性状和气味。

3. 检查生命体征;检查乳房;检查子宫复旧情况,有无压痛及腹部伤口或会阴愈合情况,有无渗血、血肿及感染等。

4. **评估与指导**

(1)根据询问、观察和检查进行评估,指导产褥期营养、母乳喂养、卫生、活动和锻炼以及避孕等,督促产妇产后 42d 进行母婴健康检查。对母乳喂养困难、产后便秘、痔、会阴或腹部伤口等问题进行对症处理。

(2)发现有产褥感染、产后出血、伤口愈合不良或硬结、乳腺炎、子宫复旧不全、妊娠合并症未恢复以及产后抑郁等异常情况的产妇,应及时处理,必要时转至上级医疗卫生机构进一步检查、诊断和治疗。

5. **记录与转诊**

(1)每次访视后,将询问和检查情况及指导意见记录在产后访视记录单上,同时在规定时间内录入孕产妇保健信息系统。

(2)对需要转诊的产妇,填写转诊单,协助转至上级医疗卫生机构。

(五) 注意事项

1. 进入产妇家,接触母婴前、后应清洗双手。

2. 检查顺序为:先检查婴儿,后检查产妇。

3. 发放宣传资料,预约下次访视时间,并留下联系方式。

三、产褥期保健指导

(一) 环境卫生

1. **休养环境**　产妇休养的环境应安静、清洁,室温保持在 26~28℃,根据四季气候和产妇体质定时通风换气,保持空气流通,但要避免风直接吹到产妇,以免受凉。

2. **个人卫生**　注意口腔卫生,早晚用软毛牙刷刷牙,每次进食后用温水漱口;提倡淋浴,勿用盆浴;产妇出汗比较多,要注意皮肤的清洁干燥,勤擦身,勤换衣服和被褥;每日用温开水冲洗会阴部 2~3 次,经常更换卫生巾。

(二) 营养指导

1. 协助产妇制订膳食计划,少食多餐、荤素搭配、营养均衡,保证补充高热量、高蛋白质、丰富的维生素以及充足的水分。

2. 重视蛋白质的摄入,尤其是动物性食物,如肉、禽、鱼、虾、蛋及乳制品、动物肝脏等,保持足够的热量摄入,多吃新鲜蔬菜和水果。

3. 产褥期妇女身体虚弱,又要哺育新生儿,可选用红糖、芝麻、鸡蛋、小米粥、鸡汤、鱼汤、肉汤等滋补食品补充营养,促进乳汁分泌。

4. 饮食应以清淡、易消化为原则,多喝汤类食物,如炖鸡汤、猪蹄汤等,少吃或不吃煎炸、辛辣、腌制食物,不饮咖啡及酒,适当控制甜食。

(三) 母乳喂养指导

1. **宣传母乳喂养的好处**　母乳能为婴儿提供丰富的营养及大量的免疫物质,促进婴儿健康成长,减少疾病发生。哺乳能促进母亲子宫收缩,减少产后出血的发生,有利于母亲的康复,还可以增加母子间的感情,促进婴儿心智发育。

2. **指导母乳喂养技巧**

(1)正确的哺乳姿势:哺乳时母亲可采用不同的体位,或坐或卧。必须注意:母亲的体位要舒适、全身要放松;母婴须紧密相贴,即胸贴胸,腹贴腹,婴儿下颌贴母亲的乳房,头与双肩朝向乳房,嘴和乳头在相同水平上。

(2)正确的含接姿势:哺乳时,母亲应将整个乳房托起,用乳头区触碰婴儿面颊或口唇周围皮肤,引起婴儿觅食反射,当婴儿张口时,迅速将乳头和大部分乳晕送入婴儿口中,婴儿将整个乳头和大部分乳晕含入口中。当婴儿含接姿势正确时,母亲不会感到乳头痛,婴儿的吸吮轻松愉快,缓慢有力,能听到婴儿的吞咽声。

3. **喂养方法**

(1)每次哺乳时,应让婴儿轮流吸吮双侧乳房,吸空一侧乳房后再吸吮另一侧,未吸空的一侧乳房需及时排空以免乳汁淤积。最初哺乳时间只需 3~5min,以后逐渐延长至15~20min,最多不超过 30min。如果哺乳时间过长,婴儿吸吮空乳,会吸入空气而引起吐奶。

(2)判断乳汁是否足够的指标:哺乳时能听到婴儿的吞咽声,两次哺乳之间婴儿很满足及安静;母亲有泌乳的感觉,哺乳前乳房饱满,哺乳后乳房较柔软,24h 内喂哺 6~8 次;婴儿尿布 24h 内尿湿 6 次以上;婴儿体重每周增加 ≥ 125g,每个月增加 ≥ 500g。

(3)若乳汁不足,应帮助产妇建立母乳喂养的信心,指导增加哺乳次数,及时排空多余的乳汁,同时改善营养,注意休息,保持心情愉快。必要时可采用混合喂养。

4. **乳房护理**

(1)保持乳头清洁:每次哺乳前,母亲要洗净双手,用干净毛巾清洁乳头。

(2)保持乳腺导管通畅:坚持母婴同室,按需哺乳,让婴儿充分地吸吮,保证乳汁分泌和乳腺导管畅通。选用大小合适的乳罩以托起乳房,改善血液循环,减少乳房坠胀感。

5. **掌握正确的挤奶方法**　如母亲或婴儿因病暂不能喂哺,或者乳房内积存乳汁未排空,可能导致乳房胀痛,需将乳汁挤出。挤奶前,先准备一个清洁的广口瓶,洗净双手,将容器靠近乳房,拇指放在乳晕上方,示指放在乳晕下方,与拇指相对,其他手指托住乳房,拇指与示指向胸壁方向轻轻挤压,然后放松反复进行。手指固定,不要在皮肤上滑动或摩擦。沿乳头依次压所有输乳管窦,使每个输乳管窦内的乳汁都被挤出。双手可交替使用,以免疲劳。

(四) 休息和活动

1. 指导产妇学会与婴儿同步休息,以保证充足的睡眠(每日睡眠应在 8h 以上),利于产后体力恢复。经常变换卧床姿势,避免长时间仰卧造成子宫后倾。

2. 鼓励产妇尽早下床活动,根据身体状况,逐步增加活动范围和时间,以促进身体恢复。产后出血过多或有合并症、并发症的产妇可适当延长卧床时间,在此期间可做些床上运动,如深呼吸、四肢伸展、翻身、提肛等。

3. 产后锻炼,原则上应循序渐进,贵在坚持。产后日常核心锻炼或全身锻炼可有促进盆腔及腹腔器官恢复。对于经阴道分娩产妇,应与医生协商,根据会阴创伤程度、失血量、与妊娠和产褥期有关的内外科并发症以及个人意愿等,循序渐进地进行产后锻炼。根据耐受情况,每日进行多次凯格尔盆底肌运动可以减少产后尿失禁和肛门失禁。如果无会阴撕裂或切开,可在分娩后第 1 或第 2 周开始凯格尔运动。剖宫产产妇则可在医生指导下尽早下床活动。通常大多数女性能够在产后 4~6 周恢复体力训练。

(五) 避孕指导

1. 产褥期内禁止性生活;产后 42d 检查未发现异常者可恢复性生活。

2. 指导产妇采取避孕措施。

(1)在哺乳期,以工具避孕为宜,采用男用避孕套是安全、可靠的方法,但要每次坚持使用,否则可能造成避孕失败。

(2)宫内节育器宜在顺产后 3 个月或剖宫产半年后放置;经妇科医生检查后方可放置。

(3)避孕药能抑制乳汁分泌,哺乳期女性不宜服用。非哺乳期女性可根据个人情况选用短效口服药或长效针剂避孕,有肝肾疾病、高血压、心脏病、糖尿病、血栓疾病及月经过少者不宜使用。

(六) 心理保健

1. **健康教育**　讲解产褥期、哺乳期可能发生的心理问题,进行心理咨询等,重点是母亲角色建立及产后抑郁症认识。

2. **关心和鼓励**　指导家人加倍关心和爱护产妇,耐心倾听和陪伴;帮助产妇解决哺育新生儿时遇到的问题和困难,减轻心理负担。

3. **心理指导**　鼓励产妇尽早进行适当的体育锻炼,创造条件,保证充足的睡眠。指导产妇学会自我心理调适,如通过看杂志、听音乐等转移注意力,放松心情。帮助产妇建立亲子依附关系,指导产妇多和婴儿接触、说话或唱歌,缓解产妇的心理压力,促进身心康复。

四、产后42d 健康检查

督促产妇带婴儿于产后 42d 到原分娩医疗卫生机构做产后健康检查及新生儿健康体

检。询问产后康复、母乳喂养情况,有无身体不适;观察情绪、神态、面色等情况;测量血压、体重,有糖尿病、妊娠高血压、贫血者复查血糖、尿蛋白、血红蛋白等;心肺听诊;检查乳房、腹部伤口、会阴伤口、阴道分泌物、盆腔内生殖器官恢复情况;必要时做心理量表。对于康复正常的产妇,应进行心理保健、性保健与避孕、生殖道感染预防、母乳喂养(纯母乳喂养 6 个月)、产妇和婴幼儿营养等方面的指导。

五、常见健康问题的预防和护理

(一)乳房肿痛

1. **表现**　产后 3~4d,乳房中乳汁过度充盈或乳腺导管阻塞致乳汁不能排出,常会引起乳房膨胀、变硬、疼痛及有热感。

2. **预防和护理**

(1)实行母婴同室,指导产妇让婴儿早吸吮、多吸吮,减少乳房胀痛的发生。

(2)发生乳房肿痛时,可予局部热敷或用按摩器按摩乳房,之后继续哺乳或用吸奶器吸奶,也可用发酵的生面粉或结球甘蓝(俗称卷心菜)叶敷乳房,以疏通乳腺导管,排出乳汁。

(3)如有乳房硬结,可用芒硝、金黄散局部热敷。

(二)乳头皲裂

1. **表现**　婴儿吸吮方式错误会损伤母亲乳头皮肤,造成皲裂。细菌容易进入损伤的皮肤,引发感染。

2. **预防和护理**

(1)注意纠正婴儿吸吮姿势,预防乳头皲裂。喂养时,让婴儿含接姿势正确,把乳头和大部分乳晕都含在口内,使吸吮力均匀地分布在乳头和乳晕周围;哺乳结束后,让婴儿自然放开乳头,或用示指轻压其下颌,使其张开嘴巴后取出乳头。

(2)如已发生乳头皲裂,喂奶时先用正常一侧乳房喂哺,以减轻对患侧乳房的吸吮力;哺乳结束后,挤出少量乳汁涂抹在乳头上以促进表面修复;乳头疼痛严重者可暂停哺乳,用手挤出或用吸奶器吸出乳汁喂哺。可局部外涂抗生素软膏,勤换内衣,减少感染机会。

(三)乳腺炎

1. **表现**　多发生于初产妇产后哺乳期的最初 3~4 周。常见病因:乳汁淤积,有利于细菌生长繁殖,继而扩散至乳腺实质;乳头破裂或皲裂,使细菌侵入,引起感染。主要症状为:患侧乳房体积增大、变硬,局部皮肤发红、发热伴压痛,严重时常伴有高热、寒战等全身性症状,可有局部红肿、脓肿形成。

2. **预防和护理**

(1)预防:孕晚期和哺乳期均需应注意保持乳头清洁,经常用温水清洗乳头及乳晕;乳头内陷者,在每次清洗乳头时用手轻轻牵拉数次至正常,以方便婴儿吸吮;每次哺乳应吸净乳汁,如果乳婴儿不能吸净,应将剩余乳汁用手挤净或用吸奶器吸净;保持婴儿口腔清洁,及时治疗婴儿口腔炎,婴儿不可含乳头入睡;乳头破裂或皲裂者,应及时治疗。

(2)护理

1)炎症初期:可湿热敷乳房 3~5min,并按摩乳房后哺乳;哺乳时先哺患侧乳房,婴儿饥饿时吸吮力相对强,便于吸通乳腺导管;每次哺乳时注意吸净乳汁,避免乳汁淤积,并保证充分的休息。

2)炎症期:应停止哺乳;定时用吸奶器吸净乳汁或手法按摩排净乳汁;用宽松的胸罩托起乳房,以减轻疼痛和肿胀;给予局部热敷、药物外敷或理疗,促进局部血液循环和炎症消散,并遵医嘱给予抗生素治疗。

3)脓肿形成期:及时行脓肿切开引流术,注意保持伤口清洁、干燥及引流通畅,定时更换敷料。

(四) 产后抑郁

1. 表现 产后抑郁常于产后 6 周内发病。高危因素:患有内科合并症的,如糖尿病、先兆子痫等;产前诊断有异常或有围生儿死亡或畸形儿等不良生育史;产妇未婚或单身,高龄或低龄;产后大出血或切除子宫;有精神病史。主要症状包括:产妇出现抑郁情绪,对几乎所有事物失去兴趣,食欲改变,睡眠不足或失眠,精神焦虑不安或呆滞,疲劳或虚弱,不恰当的自责或自卑感,缺乏自信心,注意力不集中,甚至有反复自杀企图。

2. 预防和护理

(1)预防:加强孕期教育,讲解妊娠、分娩的相关知识及自我照顾的方法等,指导孕妇的饮食和营养搭配;全程关注孕期、分娩期、产褥期的特殊心理状态,持续给予孕产妇心理和情感上的鼓励与支持,并进行针对性心理疏导;对易发病的重点人群,如有不良生育史、产后大出血或切除子宫、有精神疾病史等情况者,需进行个别咨询,有针对性地给予心理指导。

(2)护理:为产妇创造良好的休养环境,保证产妇的休养;注意观察产妇产后的情绪变化,针对性地给予解释和疏导,指导自我心理调适技能;减少或避免精神刺激,减轻生活中的应激压力;指导产妇正确认识母亲角色,促进和帮助其适应母亲角色;指导产妇多与婴儿交流、接触,鼓励母乳喂养,建立亲子依附关系;指导产后早期锻炼,缓解精神紧张与疲劳,促进身心健康;指导亲人给予产妇足够的关心体贴、耐心倾听、陪伴和精神支持,帮助产妇解决哺育婴儿遇到的问题和困难;注意安全保护,警惕产妇的伤害性行为;对于症状严重者,需请心理医师或精神科医师给予治疗或转诊到相关医疗机构治疗。

附:实践教学案例——产褥期健康管理

案例信息(供讲师)

【情景说明】

社区护士上门对管辖小区一初产妇进行家庭访视。产妇在产后第 21 日,采用母乳喂养。产妇诉昨日突然双侧乳房疼痛,一点都不能碰,本以为睡一夜后就会恢复正常,谁知今日一早醒来还是疼,且比昨日更厉害,并且感觉头晕,用温度计量了体温,为 38℃,担心得了急性乳腺炎,不能喂奶了。

【案例相关信息】

产妇李女士,31 岁,上海户籍,独生子女,本科学历,企业白领,其母退休在家;丈夫张先生 35 岁,非上海户籍,父母农村户籍,研究生毕业后留在上海,现就职于某 500 强公司,经常出差。夫妇结婚1年。新生男婴出生21d,顺产,健康足月儿,出生时体重3kg、身长53cm,现母乳喂养。

产妇自产后一直采用母乳喂养,昨日突然感觉双侧乳房疼痛,不能触碰,今日仍未缓解,且疼痛比昨日更厉害,头晕明显,体温38℃,担心得了急性乳腺炎,不能喂奶,并且这两日发热,也没给宝宝喂奶。宝宝吃不饱,一直在哭,也不肯吃奶粉。产妇想去医院就诊,丈夫出差在外,其母要帮忙带宝宝,家里忙得一团糟。

【教学目标】

1. 评估宝宝生长发育情况和产妇乳房情况。

2. 评估产妇和/或家属乳房护理相关知识的了解情况及心理状况。

3. 为产妇及家属进行乳房护理指导,尤其是如何判定乳房排空。

【评价】

详见附表2-7~附表2-9。

附表 2-7 授课者对学习者的评价

学习者姓名:_____

项目		非常好(10)	比较好(8)	一般(6)	较差(4)	备注(可将表现特别好/不好的方面写在此处)
对实施学生的评价	1. 评估产褥期产妇的情况(乳腺、子宫复旧、恶露等)					
	2. 评估产妇及家属对乳房护理知识的了解程度及心理状态					
	3. 指导产妇及家属掌握乳房护理知识及技巧(观察反应及接受程度)					
	4. 指导产妇掌握母乳喂养相关知识					
	5. 语气、语调、示范技术(如排空乳房等)应用恰当					
	6. 应对产妇/家属情绪变化(是否有同理心等)					
	个人得分					满分60分
对小组观察者的总体评价	1. 观察过程中纪律					
	2. 观察后的反馈参与度,评价方式是否恰当					
	小组得分					满分10分
总得分						满分70分

注:在相应格里打"√"。

评价老师签名:_____

附表 2-8 SP 对学习者的评价

学习者姓名：_____

项目	非常好 (10)	比较好 (8)	一般 (3)	较差 (2)	备注(请将你认为更好的做法写在此处)
1. 关注我的情绪变化,与我平等对话,保护我的隐私					
2. 宣教的方法我能学会					
请将你直接面对实施者的反馈写在此处(注意:按照反馈的要求)					
总得分				满分 10 分	

注:在相应格里打"√"。

SP 签名：_____

附表 2-9 观察者对学习者的评价

学习者姓名：_____

项目	非常好 (10)	比较好 (8)	一般(6)	较差(4)	备注(请将你认为更好的做法写在此处)
1. 评估新妈妈的身心状况					
2. 指导新妈妈及家属掌握乳房护理知识和技巧					
3. 应对患者/家属情绪变化					
4. 反馈技巧的自我评价					
请将你直接面对实施者的反馈写在此处(注意:按照反馈的要求)					
总得分				满分 20 分	

注:在相应格里打"√"。

观察者签名：_____

学习任务单

【情景说明】

你是一名社区妇幼保健护士。你管辖的小区内有一位初产妇。今日你到其家庭进行产后访视。产妇诉昨日突然双侧乳房疼痛,今日一早醒来疼痛加剧,体温38℃,担心得了急性乳腺炎,不能喂奶,显得很焦虑。

【学习任务】

请评估这位初产妇目前产后恢复情况、乳房肿胀程度及喂养情况,了解产妇和家属的心理状况,并对他们进行乳房护理知识宣教及心理疏导。

【实施要求】

请用 8~10min 对新妈妈和 / 或家属进行乳房护理指导和知识宣教。

【知识储备】

1. 产褥期产妇评估。

2. 产妇及家属乳房护理知识及心理状态评估。

3. 对产妇及家属进行乳房护理(尤其是乳房排空)指导。

标准化病人信息

【情景说明】

你是一位 30 岁的产后妈妈,3 周前在医院顺产一足月健康男婴,采用母乳喂养,现居家休养。昨日突然双侧乳房疼痛,不能触碰,今日仍未缓解,疼痛比昨日更厉害,头晕明显,体温 38℃,担心得了急性乳腺炎,不能喂奶了,并且这两日发热,也没给宝宝喂奶。宝宝吃不饱,一直在哭,也不肯吃奶粉。你想去医院就诊,丈夫出差在外,母亲要帮忙带宝宝,家里忙得一团糟。

【对话时的性格和表现】

你的性格比较内向,在家时都是母亲照顾自己。第一次生宝宝,没有经验,每次看到宝宝吃完奶睡着的样子让你感到很幸福。可是今日乳房胀痛明显,还发热,不敢喂宝宝了。孩子吃不饱,哭闹不止,母亲一直在哄宝宝。你担心自己得了乳腺炎,母亲忙不过来,让你感到很焦虑。

家属表现

母亲:很关心女儿,想要好好照顾她和宝宝,希望女儿能尽快解决乳房胀痛的问题,宝宝能够放心地吃奶。

【主要症状】

产后 3 周,母乳喂养,乳房胀痛明显,体温 38℃,担心会影响孩子,所以不再哺乳,改用奶粉喂养,但宝宝不肯吃,一直哭闹,感觉很焦虑。

【个人简介】

31 岁,初产妇,3 周前顺产一足月健康男婴(体重 3kg、身长 53cm),企业白领,目前处于产后哺乳期,在家休养。丈夫是外企公司职员,经常出差。母亲退休在家,负责照顾你和宝宝。

【疾病史】

既往史:既往体健,无不适合母乳喂养相关疾病,婴儿期由母亲母乳喂养长大。

月经史:15 岁初潮,周期 28d。

【SP 引导性问题】

1. 与护士对话时,你可以主动询问:"护士,现在我乳房胀痛,能不能进行母乳喂养?"

2. 当护士告诉你目前可以将乳汁吸出,这样症状多能缓解,只是缺乏乳房护理知识和技巧。可以继续母乳喂养时,你可以主动问护士:"护士,那我怎么才能知道乳房排空了呢?"你还可以倾诉:"我每次哺乳是两侧乳房轮流喂,宝宝不吃了,感觉乳房里还有乳汁……"

3. 当护士进行宣教,涉及乳房清洁和排空时,你可以问:"护士,我该怎么排空乳房呢?"。你可以让护士示范给你看。

第三章

家庭生活周期——婴幼儿期

第一节 新生儿健康管理

新生儿期是指从胎儿娩出、脐带结扎至出生后 28d,是小儿脱离母体后生理功能不断调整、逐渐适应外界环境、独立生活的时期。

一、新生儿期特点

(一) 生理特点

1. 调节功能和适应环境能力差,受外界环境温度影响容易出现体温波动。

2. 呼吸系统发育尚不成熟,常表现呼吸浅表、频率较快,心率亦较快。

3. 消化系统发育尚不成熟,胃呈水平位,容量小,贲门括约肌松弛,幽门括约肌较发达,极易发生吐奶、溢奶。

4. 新生儿免疫功能不完善,容易发生感染。

5. 出生后 1 周内,通常会出现生理性体重下降以及不同程度的生理性黄疸,一般 7~10d 复原。

(二) 行为特点

1. 新生儿大脑发育较其他器官早,但功能却不够成熟,常表现为泛化的不随意运动,睡眠中常常出现不自觉的手足运动、皱眉或微笑。

2. 新生儿具备了觅食、吸吮、吞咽、拥抱、握持、踏步等条件反射。

3. 皮肤触觉、温度觉及味觉很灵敏,口周、足底等部位触之即有反应,能分辨母体的气味,会以啼哭表示不适或需要。

二、健康管理内容

(一) 新生儿家庭访视

1. 一般正常足月新生儿出院后 1 周内,社区卫生机构医务人员到新生儿家中进行访视,同时进行产后访视(详见第二章第三节产褥期健康管理)。

2. 高危新生儿如低出生体重儿、早产儿、双胎和多胎或有出生缺陷,母亲有异常妊娠及分娩史、高龄分娩等,根据具体情况,酌情增加随访次数。首次访视应在得到高危新生儿出院(或家庭分娩)报告 3d 内。

3. 满月随访在出生后 28~30d,结合接种乙肝疫苗第二针,在辖区内社区卫生服务中心进行随访。

4. 访视人员的要求、访视频率、时间、物品及访视前期准备同第二章第三节产后访视内容。

（二）健康状况评估

1. **询问**

（1）围生期情况:母亲孕期患病及药物使用情况,孕周及分娩方式,是否双（多）胎,有无窒息、产伤和畸形,出生体重、身长等。

（2）疾病筛查情况:是否已做新生儿听力筛查和新生儿遗传代谢性疾病筛查等。

（3）预防接种情况:出生 24h 内注射卡介苗、乙肝疫苗。如母亲有乙肝病史,立即肌内注射乙肝免疫球蛋白。

（4）重点询问:新生儿睡眠、有无呕吐和惊厥、大小便次数及性状、喂养情况（如喂养方式、吃奶次数、奶量等）、其他存在问题。

2. **观察**

（1）新生儿:面色、精神、皮肤黏膜（注意黄疸和硬肿）、呼吸、吮吸力、哭声及反应情况。

（2）居住环境:清洁、通风、室温、卫生。

（3）产妇恢复情况等。

3. **测量**

（1）体重:新生儿需排空大小便,脱去外衣、袜子、尿布,仅穿单衣裤,冬季注意保持室内温暖。称重时,新生儿取卧位,同时注意不能接触其他物体。体重记录以千克（kg）为单位,至小数点后 2 位。

（2）体温:在测量体温之前,体温表水银柱在 35℃ 以下。用腋表测量,保持 5min 后读数。

4. **体格检查**

（1）皮肤黏膜:有无黄染、发绀或苍白（口唇、指 / 趾甲床）、皮疹、出血点、糜烂、脓疱、硬肿、水肿。

（2）头颈部:前囟大小及张力、颅缝,有无血肿、包块。

（3）眼:外观有无异常,结膜有无充血和分泌物,巩膜有无黄染,检查光刺激反应。

（4）耳:外观有无畸形,外耳道是否有异常分泌物,外耳郭是否有湿疹。

（5）鼻:外观有无畸形,呼吸是否通畅,有无鼻翼扇动。

（6）口腔:有无唇腭裂,口腔黏膜有无异常。

（7）胸部:外观有无畸形,有无呼吸困难和胸部凹陷,计数 1min 呼吸次数和心率,心脏听诊有无杂音,肺部呼吸音是否对称、有无异常。

（8）腹部:腹部有无膨隆、包块,肝脾有无肿大,重点观察脐带是否脱落,脐部有无红肿、渗出。

（9）外生殖器及肛门:有无畸形,检查男婴睾丸位置、大小,有无阴囊水肿、包块。

（10）脊柱四肢:有无畸形,臀部、腹股沟和双下肢皮纹是否对称,双下肢是否等长、等粗。

（11）神经系统:四肢活动度、对称性、肌张力和原始反射。

（三）筛查高危儿

1. 低出生体重、早产、多胎、出生缺陷等新生儿应加强管理，发现异常及时转诊。

2. 满月访视时对体重增长 <600g 者应查找原因，并给予针对性指导。2 周后再随访。

（四）转诊

1. 若新生儿出现下列情况之一，立即转诊至上级医疗保健机构。

(1) 体温 ≥ 37.5℃ 或 ≤ 35.5℃。

(2) 反应差，伴有面色发灰、吸吮无力。

(3) 呼吸频率 <20 次 /min 或 >60 次 /min，呼吸困难（鼻翼扇动、呼气性呻吟、胸凹陷），呼吸暂停伴发绀。

(4) 心率 <100 次 /min 或 >160 次 /min，有明显的心律不齐。

(5) 皮肤严重黄染（手掌或足跖）、苍白、发绀和厥冷，有出血点和瘀斑，皮肤硬肿，皮肤脓疱达到 5 个或很严重。

(6) 惊厥（反复眨眼、凝视、面部肌肉抽动、四肢痉挛性抽动或强直、角弓反张、牙关紧闭等），囟门张力高。

(7) 四肢无自主运动，双下肢 / 双上肢活动不对称，肌张力消失或无法引出握持反射等原始反射。

(8) 眼窝或前囟凹陷、皮肤弹性差、尿少等脱水征象。

(9) 眼睑高度肿胀，结膜重度充血，有大量脓性分泌物。

(10) 耳部有脓性分泌物。

(11) 腹胀明显伴呕吐。

(12) 脐部脓性分泌物多，有肉芽或黏膜样物，脐轮周围皮肤发红、肿胀。

2. 若新生儿出现下列情况之一，建议转诊至上级医疗保健机构：喂养困难；躯干或四肢皮肤明显黄染、皮疹，指（趾）甲周红肿；单眼或双眼溢泪，黏性分泌物增多或红肿；颈部有包块；心脏杂音；肝脾大；首次发现五官、胸廓、脊柱、四肢畸形并且未到医院就诊者；在检查中发现任何不能处理的情况，均应转诊。

（五）定期预防接种

满月后复种乙肝疫苗。

（六）健康档案管理

建立健康档案，如《新生儿家庭访视记录表》《预防接种卡》等，将随访结果记录在相应栏目内。满月访视后做好新生儿健康情况小结，高危儿应按要求进行分类管理并做好相关记录。预约下次随访时间并告知家长。

三、家庭护理指导

（一）衣着和保暖

新生儿的居室应阳光充足，通风良好，温度应保持在 22~26℃，相对湿度 55%~65%。冬季如室温过低，可指导家长正确使用热水袋进行保暖，以预防新生儿硬肿症的发生。夏季为防止新生儿发生脱水，应避免室温过高、衣着过厚。尿布应选择柔软、吸水性好的材质，定时更换。在每次给新生儿换尿布或做其他护理时,动作要轻柔迅速,以防新生儿受凉。衣服宜用柔软的棉布制作,样式宜简单,避免摩擦皮肤和便于穿脱,勤洗勤换,防止臀红。包裹宜宽松,使新生儿手足能活动。

(二) 科学喂养

1. 母乳喂养　母乳是新生儿最理想的食品,尽早进行母乳喂养,有助于促进婴儿的生长发育和提高抗病能力,促进母亲泌乳和产后母体康复,还有助于建立良好的母子感情。一个健康母亲的乳汁可提供足月儿正常生长到 6 个月所需要的营养素、能量和液体量,因此要早开奶、早接触、早吸吮,促进乳汁分泌。

2. 人工喂养　是指婴儿出生后,不能或不宜喂养母乳而只能用其他代乳品进行喂养的方法。目前较好的代乳品为婴儿配方奶粉,使用时奶粉的浓度应按照包装说明进行配制。

3. 混合喂养　由于母亲乳汁分泌不足或其他原因,不能全部以母乳喂养而部分用牛乳、配方奶粉或其他代乳品补充者称为混合喂养。一般对于因母乳量少而不能满足新生儿需求者,可仍按时哺乳,先将两侧乳房吸空,然后补充乳品或代乳品,防止因吸吮刺激减少而导致母乳分泌的骤降。母亲因故临时不能给新生儿哺乳,可用牛乳或代乳品代替一次至数次喂养新生儿,母亲仍应该按时挤出或用吸乳器吸尽乳汁,全日喂哺次数最好不少于 3 次,以防止母乳分泌减少。

(三) 排便护理

新生儿小便每日 20 次左右,如液体摄入不足,尿液呈深红色,同时尿布上可能会有红色的尿酸沉淀。大便每日 3~5 次,母乳喂养儿大便为黄色、粥样、微带酸味;牛奶喂养儿大便呈淡黄色、较干燥;消化不良时大便为黄色或绿色,粪水分开,如蛋花汤样;肠道感染时大便次数多、水样,带有黏液或脓性。每次大便后应先用柔软的纸巾擦拭、然后用温水清洗臀部,最后用纸巾擦拭并吸干水分。应勤换尿布,保持会阴部及臀部干燥,必要时可使用氧化锌或 5% 鞣酸软膏涂抹局部,预防尿布疹。如发现异常,应及时咨询或就医。

(四) 皮肤护理

新生儿皮肤娇嫩,且排泄次数多,应每日沐浴,保持皮肤清洁舒适,促进皮肤排泄及血液循环,减少病菌的繁殖。沐浴时水温不宜过冷或过热,以略高于体温为宜。先用小毛巾擦洗新生儿眼、耳、鼻、脸,然后用浴液洗头、颈、耳后,再将其轻轻放入水中(注意脐带脱落前不得将新生儿整个身体浸入水中),清洗躯干及四肢。沐浴后可为新生儿做抚触操,促进其神经系统发育,从而促进生长及智力发育。抚触顺序:头面部→胸部→腹部→上下肢→背部。注意观察脐部情况,新生儿脐带未脱落前要保持脐部清洁,防止弄湿和污染。脐孔底有渗液、脐周发红是感染的征象,要及时处理。

(五) 促进感知觉及运动的发育

促进感知觉及运动发育的措施即早期教育或训练。正常新生儿的生理发育需要啼哭,啼哭可改善心、肺功能。新生儿啼哭也是最初的交流方式,啼哭最重要的原因是告诉成人他(她)的需要和感觉,引起母亲反应(如护理、注意新生儿)。父母应多与新生儿说话,多抚摸、摇、抱新生儿,并让其多看鲜艳的颜色、听优美的音乐。经常给予新生儿皮肤抚触,有益于循环、呼吸、消化、肢体肌肉的放松与活动,同时也是父母与婴儿之间最好的交流方式之一。

（六）伤害预防

注意喂养姿势，喂哺后将婴儿竖起拍背，防止溢乳而引起窒息。保暖时避免烫伤，预防意外伤害的发生。若有头部血肿、口炎或鹅口疮、皮肤皱褶处潮红或糜烂，给予针对性指导。对生理性黄疸、生理性体重下降、"口腔上皮珠"、乳房肿胀、"假月经"等现象无须特殊处理。嘱家长不可给新生儿挤乳头、强行擦除"口腔上皮珠"，以免发生新生儿乳腺炎和口腔黏膜感染，如有问题及时就医。

（七）疾病预防

新生儿免疫功能不足，抵抗力弱，易发生感染，必须严格预防。注意并保持家庭卫生，室内经常通风换气，尽量减少探视。新生儿的照护者应注意个人卫生，接触新生儿前要洗手，母亲或家人患有呼吸道感染时要戴口罩，以避免交叉感染。奶瓶、食具等用具要专用，每次用后要消毒。生后数日开始补充维生素 D，足月儿每日口服 400U，早产儿每日口服 800U 同时加服钙剂，以预防佝偻病。对未接种卡介苗和第 1 剂乙肝疫苗的新生儿，提醒家长尽快补种。未接受新生儿疾病筛查的新生儿，告知家长到具备筛查条件的医疗保健机构补筛。有吸氧治疗史的早产儿，在生后 4~6 周或矫正胎龄 32 周转诊到开展早产儿视网膜病变（retinopathy of prematurity，ROP）筛查的指定医院开始进行眼底病变筛查。

四、常见健康问题的预防和护理

（一）新生儿脐炎

新生儿的脐部是病原菌入侵的特殊门户，极易发生局部感染。正常情况下，脐带在出生后 4~7d 内自动脱落。

1. 表现　轻者脐周围皮肤轻度红肿，可伴少量浆液性脓性分泌物。重者脐部或脐周明显红肿、发硬，脓性分泌物增多，常有臭味，可向周围皮肤扩散成腹壁蜂窝织炎、皮下坏疽，或向深部蔓延导致腹膜炎、败血症等，亦可顺着脐血管蔓延而引起血栓性静脉炎、门静脉栓塞、肝脓肿等。

2. 预防和护理

（1）保持脐部干燥，不要用脏手抚摸脐部。

（2）勤换尿布，换尿布时注意勿污染脐部。

（3）不要将爽身粉等撒在脐窝，以免脐部污染。

（4）每日用 75% 乙醇消毒脐部，消毒时从脐根部自内向外螺旋形消毒 2 遍，再覆以消毒纱布固定好。

（5）若出现脐部潮湿、分泌物增多，脐周皮肤红肿，或脐窝深处出现浅红色小圆点，触之易出血等情况，应及时就诊。

（二）新生儿黄疸

黄疸是指由于体内胆红素蓄积引起的皮肤黏膜或其他器官的黄染现象，可分为生理性和病理性黄疸。任何原因引起的胆红素增高均应积极寻找原因，并及时给予对因治疗，预防胆红素脑病的发生。

1. 表现　生理性黄疸可在出生后 2~3d，出现皮肤、巩膜和口腔黏膜等黄染的情况，一般在脸部和前胸较明显。足月儿在出生后 10~14d 消退,早产儿可持续到第 3~4 周。在此期间,新生儿一般情况良好,无其他不适表现。若为病理性黄疸则出现较早,可在出生后 24h 内出现,且程度重、进展快、持续时间久,或黄疸退而复现,伴有反应差、精神委靡、厌食等全身症状。

2. 预防和护理

(1)加强对新生儿的观察,包括生命体征、精神状态、皮肤颜色、喂养奶量、大小便颜色、肌张力、吮吸力等神经系统表现,以及黄疸出现的时间、颜色、范围及程度等,判断其发展情况。

(2)尽早开奶可促使新生儿排出胎粪,减少胎粪中的胆红素重新吸收入血,导致黄疸。

(3)对于母乳性黄疸的婴儿可暂停哺乳,在停喂母乳期间,母亲要及时将乳汁挤出,保持乳汁分泌。

(4)注意新生儿保暖和皮肤清洁、干燥,防止感染。

(5)每日给予阳光照射,以促进胆红素的转化排出,注意保护新生儿眼睛。

(6)生理性黄疸一般无须治疗,2 周内自行消退,若黄疸消退情况无改善或进一步加重,且有其他异常表现,应及时就诊。

(三)新生儿鹅口疮

新生儿鹅口疮是由白念珠菌引起的常见的口腔黏膜感染,感染途径为母亲患念珠菌阴道炎,分娩过程中新生儿被感染,或因被感染的乳头、奶具以及母亲或护理人员的手传染给婴儿。

1. 表现 在口腔黏膜上出现白色乳凝块样物,初起时呈点状或小片状,逐渐融合成大片乳白色膜,略凸起,边缘不充血。此膜不易拭去,强行剥落后,局部黏膜潮红、粗糙并可渗血,白膜又迅速生成。患处无疼痛感,也不引起流涎,不影响吮奶。一般无全身症状,偶可表现拒乳。先天性或获得性免疫缺陷的患儿,病变可蔓延至咽后壁、喉头、食管、肠道、气管、肺等处,出现呕吐、呛奶、吞咽困难、声音嘶哑、呼吸困难等症状。此菌偶可侵入血液,导致败血症、脑膜炎等并发症。

2. 预防和护理

(1)居室注意通风换气,保持清洁卫生。

(2)新生儿奶具、脸盆、毛巾等用品专用并定期消毒,衣物、毛巾洗涤后应在阳光下晾晒。

(3)母乳喂养的新生儿,在喂奶前母亲应清洗双手及乳头。

(4)禁止用纱布等擦拭患儿口腔,以免黏膜受到损伤,导致细菌侵入而发生败血症。

(5)注意禁止滥用抗生素。

(6)病变面积较大者,遵医嘱哺乳前后用 2% 碳酸氢钠溶液或 1% 过氧化氢溶液清洁口腔,制霉菌素口服或涂抹局部,服用维生素 B_2、维生素 C。

附:实践教学案例——新生儿黄疸

案例信息(供讲师)

【情景说明】

社区护士上门家庭访视其管辖小区一出生第 7 日的新生儿。其母诉宝宝母乳喂养,出院至今宝宝皮肤黄染似乎一直无改善,自己上网查了相关资料,怀疑宝宝是母乳性黄疸,想放弃母乳喂养。但婆婆极力反对,认为这和母乳喂养没关系,觉得宝宝挺正常,不可暂停,双方存在分歧。

【案例相关信息】

新生男婴,出生第7日,顺产,健康足月儿,出生时体重3kg、身长53cm,现母乳喂养。其母李女士,31岁,上海户籍,独生子女,本科学历,非医学专业,企业白领,年收入税前15万元左右,李父已过世,李母事业单位退休。丈夫张先生,35岁,非上海户籍,父母农村户籍,有一姐,高考考入上海某985大学,非医学类专业,研究生毕业后留在上海,现在就职于某500强公司,年收入税前30万~40万元。新婚夫妇,此男婴为第一个宝宝。婆婆为了照顾孙子,千里迢迢从农村赶来。

新妈妈产后出院第4日,感觉宝宝皮肤黄染一直无改善,有时还会哭闹,看网上说新生儿生理性黄疸应该1周左右就会消退,而自己的宝宝黄疸还未消退,怀疑是母乳喂养的原因,想放弃母乳喂养。但婆婆极力反对,还经常数落新妈妈。新妈妈认为自己母乳喂养非常累,而且宝宝的黄疸一直没有消退,应该和母乳喂养有关系。虽然婆婆尽心尽力照护她和宝宝也很辛苦,但其文化程度较低,对黄疸知识知之甚少,自己又得不到丈夫的支持和理解,为此感到很苦恼,经常偷偷哭泣,家庭氛围很压抑。

【教学目标】

1. 评估新生儿生长发育情况,尤其是新生儿黄疸情况。

2. 评估新妈妈和/或家属对新生儿黄疸的相关知识及观察技巧的了解程度、家庭成员间关系及心理状况。

3. 为新妈妈及家属进行新生儿常见健康问题、护理等方面相关知识技能指导,尤其是新生儿黄疸方面观察要点、异常情况鉴别、日常护理方法。

【评价】

详见附表3-1~附表3-3。

附表3-1　授课者对学习者的评价

学习者姓名:＿＿＿＿＿＿＿＿

	项目	非常好(10)	比较好(8)	一般(6)	较差(4)	备注(可将表现特别好/不好的方面写在此处)
对实施学生的评价	1. 评估新生儿的生长监测情况(体重、身长、大小便、脐部情况、皮肤/巩膜颜色、喂奶量、喂奶频次、精神状态、神经反射等)					
	2. 评估新妈妈及家属对新生儿黄疸相关知识及护理的了解程度、心理状态					

续表

	项目	非常好 (10)	比较好 (8)	一般 (6)	较差 (4)	备注(可将表现特别好/ 不好的方面写在此处)
对实施学生的评价	3. 指导新妈妈及家属掌握新生儿黄疸消退/发展评估方法及技巧(观察学习者及SP的反应及接受程度)					
	4. 语气、语调、示范技术的应用恰当(如指导如何观察黄疸发展情况、部位等;指导给新生儿晒太阳注意点)					
	5. 示范技术简单易学,患者或家属能够掌握					
	6. 应对新妈妈/家属情绪变化(是否有同理心等)					
	个人得分					满分60分
对小组观察者的总体评价	1. 观察过程中纪律					
	2. 观察后的反馈参与度,评价方式是否恰当					
	小组得分					满分10分
	总得分					满分70分

注:在相应的框里打"√"。

评价老师签名:_____

附表 3-2　SP 对学习者的评价

学习者姓名:_____

项目	非常好 (10)	比较好 (8)	一般 (6)	较差 (4)	备注(请将你认为更 好的做法写在此处)
1. 关注我的情绪变化,与我平等对话,保护我的隐私					
2. 宣教的方法我能学会					
请将你直接面对实施者的反馈写在此处(注意:按照反馈的要求)					
总得分					满分10分

注:在相应的框里打"√"。

SP 签名:_____

附表3-3 观察者对学习者的评价

学习者姓名：_____

项目	非常好 (10)	比较好 (8)	一般 (6)	较差 (4)	备注（请将你认为更好的做法写在此处）
1. 评估新生儿及家属的身心状况					
2. 指导新妈妈及家属掌握对新生儿黄疸观察及护理的相关知识和技巧					
3. 应对患者/家属情绪变化					
4. 反馈技巧的自我评价					
请将你直接面对实施者的反馈写在此处（注意：按照反馈的要求）					
总得分					满分20分

注：在相应的框里打"√"。

观察者签名：_____

学习任务单

【情景说明】

你是一名社区妇幼保健护士，你管辖的小区有一位出生第7日的新生儿，今日你到其家中进行产后访视。其母诉宝宝出院至今皮肤黄染似乎一直无改善，现为母乳喂养，自己上网查了相关资料，怀疑宝宝是母乳性黄疸，想放弃母乳喂养。丈夫和婆婆坚决不同意，大家都显得很焦虑。

【学习任务】

请评估新生儿目前生长发育状况，观察新生儿黄疸情况并进行护理。评估新妈妈和家属心理状况，并对他们进行新生儿黄疸观察、护理指导，知识宣教及心理疏导。

【实施要求】

请用8~10min对新妈妈和/或家属进行新生儿黄疸观察要点及相关护理措施的知识宣教。

【知识储备】

1. 新生儿期生长监测指标、常见的健康问题。

2. 新妈妈及家属对新生儿黄疸相关知识了解情况及心理状态评估。

3. 对新妈妈及家属进行新生儿护理指导（尤其讲解黄疸观察、护理方面的知识）。

标准化病人信息

【情景说明】

你是一位31岁的新手妈妈，一周前在医院顺产一足月健康男婴，母乳喂养，现居家休养。丈夫是某500强公司白领,平日工作较忙,近几日请假在家陪你。目前你和孩子的生活起居主要由婆婆照顾。今日社区护士到你家进行产后访视,你告诉护士,近日你发现宝宝皮肤发黄一直未减轻,且宝宝有时会哭闹,自己休息不好。网上说新生儿生理性黄疸1周左右应该消退,你怀疑宝宝是母乳性黄疸,想放弃母乳喂养。但婆婆极力反对,认为母乳喂养对宝宝好,黄疸和母乳喂养没关系,不可暂停,还经常责备你。丈夫对此默不作声,让你感到很郁闷,觉得他们只关心孩子不关心你。

【对话时的性格和表现】

你的性格比较内向,平时不太会做家务,在家时都是母亲照顾你。第一次生宝宝,但母乳喂养很辛苦,孩子哭闹影响自己休息。虽然孩子出生后全家都很开心,但婆婆守旧刻板,遵循"老法""经验"养育孩子,丈夫事事听婆婆的,让你觉得孤立无援。因孩子皮肤变黄不见好转,上网查询后你怀疑孩子存在"母乳性黄疸",想放弃母乳喂养,但遭到家人反对。觉得自己很委屈,无人理解,只能默默流泪。

家属表现

丈夫:很关心妻子,但妻子不领情。自己也是第一次当爸爸,不懂怎样照顾小孩。自己工作又很忙,认为既然母亲有经验应该听她的,但保证接下来会认真学习照顾妻子和宝宝。

婆婆:很关心媳妇,觉得她生孩子很辛苦,想要好好照顾她和宝宝,希望媳妇能理解,表示会好好沟通。

【主要症状】

刚刚生完孩子,宝宝有时还很哭闹,一天到晚要喂奶,自己无法休息好,感到很累很辛苦,觉得宝宝可能得了"母乳性黄疸",担心会越来越严重,想放弃母乳喂养,婆婆不同意,还经常数落你。丈夫不支持,母亲又不在身边,无人可倾诉,感到很压抑。

【个人简介】

31岁,初产妇,上海户籍,本科学历,企业白领,一周前顺产一足月健康男婴(体重3kg、身长53cm),目前产后哺乳期,在家休养。丈夫非上海户籍,上海985大学研究生毕业后留在上海,是某500强公司白领。生完孩子后,婆婆特地从农村老家赶来照顾你和宝宝,平时做事麻利,心直口快。

【疾病史】

既往史:既往体健,无不适合母乳喂养相关疾病。

【SP引导性问题】

1. 与护士对话时,你可以主动询问:"护士,已经1周了,我的宝宝皮肤发黄还没减轻,是不是得了'母乳性黄疸',有什么办法吗?我还能喂奶吗?"

2. 可以询问护士:"网上说要多带他晒晒太阳,现在天气这么冷,还在坐月子,要怎么晒啊?"请护士示范如何给宝宝晒太阳。

3. 当护士告诉你目前宝宝的黄疸情况属正常生理性黄疸的范围,你可以主动问护士:"那我怎样才能知道宝宝是不是黄疸加重了呢?"

4. 可以向护士倾诉:"我感觉自从生了宝宝,老公和婆婆只关心孩子,不关心我,不许我这不许我那,还经常说我……"

第二节　婴幼儿健康管理

婴幼儿期是指从出生后 28d 到 3 周岁。其中婴儿期是指从出生后 28d 到 1 周岁,幼儿期是从 1 周岁到 3 周岁。

一、婴幼儿期特点

(一) 婴儿期特点

1. 生理特点　此期生长发育和新陈代谢旺盛,但消化吸收功能和免疫系统发育不完善,易发生消化系统疾病和传染病。此外,自主运动能力发育较快,但平衡能力较差,运动中容易出现意外。

2. 行为特点　婴儿的感知觉发育很快,逐渐具备学习的能力,是进行早期教育的适宜时机。婴儿期孩子的认知、情感和意志活动逐渐协调,对人、环境和事物的识别与定向能力逐渐加强,可有明确特征的喜怒哀乐,用行为或简单语言表达其亲近或拒绝的态度,并逐渐建立对亲人的依赖和信任感;同时对本能需要有一定的自控能力,可及时表达进食、排便以及躯体不适等。但此期孩子的注意力易发生转移。

(二) 幼儿期特点

1. 生理特点　此期生长速度较婴儿期减慢,但机体各系统功能进一步趋于完善。囟门在 1~1.5 岁闭合,2~2.5 岁乳牙出齐。神经系统发育也很迅速,语言和动作能力明显发展,能完成各种较精细的动作。此期由于消化吸收功能尚未发育完善,又面临辅食添加,饮食从乳汁转换为饭菜的阶段,若喂养不当,很容易发生消化系统疾病和营养不良。同时从母体获得的免疫力逐渐消失,而自身后天获得的免疫力还很弱,故容易患各种感染性和传染性疾病。

2. 行为特点　语言、行走能力逐渐增强,与外界接触机会增多,自主性和独立性不断发展,好奇心也很强,但平衡能力和识别危险的能力却很差,容易发生意外事故。同时心理、思维能力发展迅速,对人、环境和事物的识别与定向能力逐渐加强,试图摆脱约束的行为倾向也逐步加强,如能正确引导和合理应对,可以养成良好的生活和卫生习惯,培养坚强的性格和意志力。

二、健康管理内容

(一) 定期健康检查

婴幼儿期健康体检建议分别在 3、6、8、12、18、24、30 和 36 月龄。健康检查可根据儿童个体情况,结合预防接种时间或本地区实际情况适当调整检查时间、增加检查次数。健康检查需在预防接种前进行,就诊环境布置应便于婴幼儿先体检、后预防接种,每次健康检查时间不应少于 5~10min。

(二) 健康状况评估

1. 询问

(1)喂养及饮食史:喂养方式,食物转换(辅食添加)情况,食物品种、餐次和量,饮食行为及环境,营养素补充剂的添加等情况。

(2)生长发育史:既往体格生长、心理行为发育情况。

(3)生活习惯:睡眠、排泄、卫生习惯等情况。

(4)过敏史:药物、食物等过敏情况。

(5)患病情况:两次健康检查之间患病情况。

2. **观察** 观察婴幼儿一般情况,如精神状态、面容、表情和步态等。

3. **测量**

(1)体重:每次测量体重前需校正体重秤至零点,儿童脱去外衣、鞋、袜、帽,排空大小便,婴儿去掉尿布,注意保暖。测量时儿童不能接触其他物体。体重记录以千克(kg)为单位,至小数点后 1 位。

(2)身长(身高):2 岁及以下儿童测量身长,2 岁以上儿童测量身高。儿童测量身长(身高)前应脱去外衣、鞋、袜、帽。儿童身长(身高)记录以厘米(cm)为单位,至小数点后 1 位。

(3)头围:测量者位于儿童右侧或前方,用左手拇指将软尺零点固定于头部右侧眉弓上缘处,经枕骨粗隆及左侧眉弓上缘回至零点,使软尺紧贴头皮,女童应松开发辫。儿童头围记录以厘米(cm)为单位,至小数点后 1 位。

4. **体格检查**

(1)皮肤:有无黄染、苍白、发绀(口唇、指/趾甲床)、皮疹、出血点、瘀斑、血管瘤,颈部、腋下、腹股沟部、臀部等皮肤皱褶处有无潮红或糜烂。

(2)淋巴结:全身浅表淋巴结的大小、个数、质地、活动度、有无压痛。

(3)头颈部:有无方颅、颅骨软化,前囟大小及张力,颅缝,有无特殊面容、颈部活动受限或颈部包块。

(4)眼:外观有无异常,有无结膜充血和分泌物,眼球有无震颤。婴儿是否有注视、追视情况。

(5)耳:外观有无异常,耳道有无异常分泌物。

(6)鼻:外观有无异常,有无异常分泌物。

(7)口腔:有无唇腭裂,口腔黏膜有无异常。扁桃体是否肿大,乳牙数、有无龋齿及龋齿数。

(8)胸部:胸廓外形是否对称,有无漏斗胸、鸡胸、肋骨串珠、肋软骨沟等,心脏听诊有无心律不齐及心脏杂音,肺部呼吸音有无异常。

(9)腹部:有无腹胀、疝、包块、触痛,检查肝、脾大小。

(10)外生殖器:有无畸形、阴囊水肿、包块,检查睾丸位置及大小。

(11)脊柱四肢:脊柱有无侧弯或后凸,四肢是否对称、有无畸形,有条件者可进行发育性髋关节发育不良筛查。

(12)神经系统:四肢活动对称性、活动度和肌张力。

5. **神经心理行为发育监测** 婴幼儿每次进行健康检查时,需按照儿童生长发育监测图的运动发育指标进行监测,定期了解儿童神经心理行为发育情况,及时发现发育偏离的儿童。有条件的地区可开展儿童神经心理行为发育筛查。

6. 实验室及其他辅助检查

（1）血红蛋白或血常规检查：6~9月龄儿童检查1次,1~6岁儿童每年检查1次。

（2）听力筛查：对有听力损失高危因素的儿童,使用便携式听觉评估仪及耳声发射听力筛查仪,在儿童6、12、24和36月龄各进行1次听力筛查。

（3）视力筛查：建立0~6岁儿童视力健康电子档案,开展0~6岁儿童眼保健指导、眼病（屈光不正）筛查和视力检查以及转诊指导,做好相关信息、视力健康电子档案的记录和数据报送等。

（4）其他检查：有条件的地区可根据儿童具体情况开展尿常规、膳食营养分析等检查项目。

（三）健康状况评价

1. 体格生长评价

（1）评价指标：体重/年龄、身长（身高）/年龄、头围/年龄、体重/身长（身高）和体重指数（BMI）/年龄。

（2）评价方法：①数据表法,如离差法（标准差法）、百分位数法；②曲线图法,以儿童的年龄或身长（身高）为横坐标,以生长指标为纵坐标,绘制成曲线图,从而能直观、快速地了解儿童的生长情况,通过追踪观察可以清楚地看到生长趋势和变化情况,及时发现生长发育偏离的现象。

（3）评价内容：①生长水平：指个体儿童在同年龄同性别人群中所处的位置,为该儿童生长的现况水平；②匀称度：包括体形匀称和身材匀称,通过体重/身长（身高）可反映儿童的体形和人体各部分的比例关系；③生长速度：将个体儿童不同年龄时点的测量值在生长曲线图上描记并连接成一条曲线,与生长曲线图中的参照曲线比较,即可判断该儿童在此段时间的生长速度是正常、增长不良或过速。纵向观察儿童生长速度可掌握个体儿童自身的生长轨迹。

2. 心理行为发育评价

（1）评价指标：大运动发展,如翻身、爬、站立、行走等；精细动作发展,如手和手指、手眼协调操作物体的能力；感知觉发展,如视、听、触、嗅觉；语言和记忆发展；思维和想象的发展；社会-情绪发展等。

（2）评价方法：①丹佛发育筛查测验（Denver development screen test, DDST）；② 0~6岁发育筛查测试（developmental screening test for child under six, DST）。

（3）评价内容：①丹佛发育筛查测验（DDST）,用于2月龄~6岁婴幼儿,属于筛查量表,包括个人-社会、精细动作-适应性、语言、大运动4个能区共104项,筛查结果为正常、可疑、异常；② 0~6岁发育筛查测试（DST）,由我国设计,采用运动、社会适应及智力3个能区的模式共120项,结果以智力指数（mentality index, MI）与发育商（development quotient, DQ）表示。如果某项运动发育指标未通过者,提示有疑似运动发育落后的可能,需进行神经心理行为发育筛查或转诊。

（四）转诊

1. 对低体重、生长迟缓、消瘦、肥胖、营养性缺铁性贫血及维生素D缺乏性佝偻病儿童进行登记,并转入儿童营养性疾病管理。

2. 对儿童心理行为发育筛查结果可疑或异常的儿童进行登记并转诊。

3. 出现下列情况之一,且无条件诊治者应转诊。

(1)皮肤有皮疹、糜烂、出血点等,淋巴结肿大、压痛。

(2)头围过大或过小,前囟张力过高,颈部活动受限或颈部包块。

(3)眼外观异常、溢泪或溢脓、结膜充血、眼球震颤,婴儿不注视、不追视等视力发育异常。

(4)耳、鼻有异常分泌物,龋齿。

(5)听力筛查未通过。

(6)心脏杂音,心律不齐,肺部呼吸音异常。

(7)肝脾大,腹部触及包块。

(8)脊柱侧弯或后凸,四肢不对称、活动度和肌张力异常,疑有发育性髋关节发育不良。

(9)外生殖器畸形,睾丸未降,阴囊水肿或包块。

(10)其他在健康检查中发现的任何不能处理的情况。

(五)定期预防接种

按免疫规划程序接种疫苗,如乙肝疫苗、脊髓灰质炎疫苗、百白破混合疫苗、白破疫苗、麻风疫苗、麻腮风疫苗、乙脑疫苗、流脑疫苗、甲肝疫苗等。

(六)健康档案记录

将本次随访结果填写在《0~6岁儿童保健手册》和1岁以内儿童健康检查记录表3、6、8、12月栏内,约定下次随访时间告知家长。

三、家庭护理指导

(一)合理喂养

1. **婴儿期膳食** 以高能量、高蛋白的乳类为主。出生后1~3个月注意维生素D的补充;4个月内的婴儿提倡纯母乳喂养(WHO建议母乳喂养至少坚持4~6个月);4~6个月前以母乳为主,纯母乳喂养的婴儿满6个月开始添加辅食,以适应其快速生长的需要,同时逐步减少哺乳次数,使母婴在生理、心理上都有一个适应过程,为断乳做准备;添加辅食应遵循由少到多、由稀到稠、由细到粗、由一种到多种、由清淡到适宜口味的原则;10~12个月可逐步完全断乳,断母乳后需逐渐转为给予配方奶,如遇夏季天气炎热或婴儿体弱多病而母亲体质好、泌乳量仍处于旺盛状态也可推迟断乳时间,母乳多时可持续至1岁半或2周岁才完全断乳。

2. **幼儿期膳食** 仍应保证配方奶供给,1~2岁时每日需500mL,2~3岁时每日需要250mL左右,热能和各种营养素供给要充足,荤素菜合理搭配,以满足生长发育和活动增多的需要,膳食安排以"三餐两点制"为宜。由于幼儿期生长发育较婴儿期减慢、营养需要量相对下降等原因,18个月左右可出现生理性厌食,应指导家长进行科学的食物转换、均衡膳食营养、培养儿童良好的进食习惯、注意食品安全。预防儿童蛋白质-能量营养不良、营养性缺铁性贫血、维生素D缺乏性佝偻病、超重/肥胖等常见营养性疾病的发生。

(二)早期教育

1. **训练视、听、语言能力** 婴儿期是感知觉发展的快速期,是语言形成的关键时期。对

3个月内的婴儿,可在床上悬吊色彩鲜艳、能发声及转动的玩具,引逗其注意,经常面对婴幼儿说话、唱歌;对3~6个月的婴儿,则选择各种颜色、形状、发声的玩具,引逗其看、摸和听;再大一点可让其看、指、找,引导其观察周围事物,增强注意力,同时用柔和的声音表示赞许、鼓励,用严厉的声音表示禁止、批评,培养婴儿分辨声调和态度好坏的能力。幼儿期可每日定时播放柔和的音乐,让其接触各种各样的实物,如玩具、图片,并结合日常生活中接触的事物与其交谈,鼓励其多说话,启发其用语言表达需要,并及时纠正错误发音,但切记不要过于频繁纠正,更不能讥笑,尽量让幼儿表现自己,避免过度的情绪紧张。发现视力低下、听力异常等问题,家长应及时带患儿进行诊断及矫治。

2. 训练动作及锻炼 指导家长按婴儿生长发育的特点并结合实际情况适时地训练其动作。从添加辅助食品起,即开始训练婴儿用勺进食,7~8个月学习用杯子喝水,9个月之后可训练婴儿抓取食物的能力,促进其手、眼和吞咽协调动作的发展。幼儿期应进行动作训练,动作是心理的外部表现,动作的发展可促进幼儿心理的发展。可通过捡拾豆子、画画等游戏活动,发展精细动作;通过学习自己洗手、穿脱衣服、收拾玩具等自理活动,促进幼儿独立性和智力的发展;对一些危险行为应耐心讲解,并给予限制。同时注意幼儿人际交往的培养,在培养幼儿与周围人交往时,家长首先应做好人际关系的言行示范,在玩耍中鼓励幼儿主动与其他孩子接触,并建立友好的情感,培养良好的情绪和行为,还应该注意培养幼儿的集体观念和道德观念,以提高其适应环境的能力。对有心理行为问题的儿童,可通过专业人员进行矫治。

(三) 体格锻炼

1. 体格锻炼 通过锻炼能促进婴幼儿生长发育、增强体质,提高机体对外界环境的耐受力和抵抗力,培养其坚强的意志和性格。出生后1个月即可开始,要循序渐进,由简单到复杂逐渐增加强度。体格锻炼要根据婴幼儿年龄的不同,对锻炼的内容、用具、环境设施等提出相应的安全要求、卫生要求,预防运动性创伤。指导家长为婴幼儿进行主、被动操训练,如帮助其俯卧练习抬头、伸展、扩胸、屈腿等运动,也可做抚触操。6个月后,可逐步在家长的辅助下,让婴儿练习爬、坐、站、走路等动作。幼儿期应多做户外活动,以增强体质,提高对外界环境的适应能力、耐受能力以及抗病能力。

2. "三浴"锻炼 出生后2周至1个月开始,利用空气、日光、水增强体质。其顺序为空气浴、日光浴、水浴,三者要循序渐进,逐渐增加锻炼时间,锻炼时密切观察婴幼儿的反应。

(1)空气浴:主要利用空气温度与体表温度之差作为刺激因子来锻炼身体,提高机体对气候变化的适应能力。气温在30℃以上时不宜进行空气浴,随时注意婴幼儿的反应,有口唇发绀、皮肤苍白、寒冷等表现应立即停止。

(2)日光浴:主要是利用日光的照射进行体质锻炼的一种方法。日光中的紫外线可使皮肤中的7-脱氢胆固醇转变为维生素D,预防佝偻病。日光浴后应及时补充水分,如发现孩子满头大汗、面红或有皮疹、精神委靡等现象,立即停止。

(3)水浴:利用水和温度对皮肤的刺激进行锻炼,包括一般的水浴、擦浴、沐浴、淋浴和游泳等。新生儿脐带脱落干燥后即可开始洗温水浴,水温为37℃左右。

（四）伤害预防

1. **预防跌伤、撞伤**　婴儿期儿童尚无运动能力,跌伤、撞伤是非致命伤害的主要原因。家长要加强监护,阻止婴儿爬上不安全的高处;家庭装修时尽量铺设防滑瓷砖,注意室内整洁,地面保持干燥;家具的尖角贴上防护软垫;婴儿床的护栏要足够高;楼梯、阳台及窗户加围栏;窗台附近不要放置家具,如床、桌椅等,以免婴幼儿通过家具爬上窗台。一旦发生跌落应及时就医,若发生骨折,注意固定并支撑受伤部位。特别是头、颈部及脊柱伤害,可造成终身瘫痪或威胁生命,运送伤者时注意保持身体在同一平面,以免发生更大的损伤。

2. **意外伤害安全教育**　3 岁前的幼儿活泼、好动、好奇心强,但自我保护意识较差,缺乏识别危险及自我防范的能力,父母或照顾者一时疏忽常可导致意外事故的发生。因此,做好家长安全防护教育是降低幼儿意外事故和死亡率的重要措施。

3. **意外事故的预防**　凡幼儿活动的场所、周围环境,都应该设有安全设施,避免存放危险品。

（1）防止受伤:睡床应设有护栏;自行车车轮应装有护板;玩具外形应光滑无棱角,无毒且方便洗涤和消毒;避免突然提起幼儿的手臂或用粗暴的动作为其穿脱衣服;让幼儿远离人多、放鞭炮等场所。

（2）防止电击伤或烫伤:插座尽量安装在幼儿手触及不到的地方,使用有盖的电源;热水瓶应放置在幼儿接触不到的地方,给幼儿洗漱时应先放冷水后放热水,喂食的汤菜须温度适宜。

（3）防止误食、误吸:硬币、纽扣和气球等物品放在儿童接触不到的地方;不宜给幼儿食用光滑、细小、质硬及带核、刺、骨的食物,也不宜喂食口香糖和果冻,更不要强迫喂药;进食时应嘱其细嚼慢咽,避免说话、笑、哭闹等;火柴、打火机、剪刀、杀虫剂等都应该妥善保存,必要时上锁。

（4）避免交通意外:外出时应看护好幼儿,嘱其不要乱跑,防止交通事故。

（五）疾病预防

婴幼儿期体格生长快,对能量、蛋白质需求多,且消化和吸收功能尚未发育完善,若喂养不当、营养供给不足,易发生营养障碍性疾病,如蛋白质 - 能量营养不良、缺铁性贫血、维生素 D 缺乏性佝偻病。家长应注意合理喂养,培养幼儿不挑食的良好饮食习惯,膳食均衡,荤素搭配,多食含铁、锌食物,及时补充维生素 D、钙剂。另外从母体得到的免疫抗体于生后 6 个月逐渐消失,而婴幼儿主动免疫尚未成熟,活动范围增加,接触感染的机会增多,易患呼吸道感染、肺炎、婴幼儿腹泻等疾病,家长要注意婴幼儿食具应专用且定期消毒,培养幼儿良好的个人卫生习惯,如饭前、便后洗手,减少感染机会;按时接种疫苗,预防传染病的发生;定期健康检查,及时发现发育异常等健康问题,及时医治。

四、常见健康问题的预防和护理

（一）维生素 D 缺乏性佝偻病

维生素 D 缺乏性佝偻病简称佝偻病,是由于维生素 D 缺乏导致的一种慢性营养缺乏性疾病,常见于 2 岁以下儿童。是我国小儿重点防治的 4 种疾病之一,现发病率已逐年下降且多数患儿病情较轻。

1. 表现

(1)初期:多见于6个月内,特别是3个月内。多为神经兴奋性增高的表现,如易激惹、夜惊、烦闹、汗多刺激头皮而摇头致枕秃。

(2)活动期:典型表现主要是骨骼改变,如颅骨软化、方颅、前囟增宽及闭合延迟、出牙异常、鸡胸、漏斗胸、肋骨串珠、赫氏沟、佝偻病手镯或脚镯、O形腿或X形腿、脊柱后凸或侧弯等。

(3)恢复期:以上任何时期经日光照射或治疗后,症状和体征逐渐减轻或消失,精神活泼,肌张力恢复。

(4)后遗症期:多见于2岁以后儿童,因婴幼儿期严重佝偻病,残留不同程度的骨骼畸形。

2. 预防和护理

(1)孕期及哺乳期应注意摄入富含钙的食物。

(2)提倡母乳喂养、指导合理喂养与按时添加辅食。

(3)开展健康教育,向家长宣传佝偻病病因、预防措施以及正确使用维生素D的方法。婴儿出生2周后,开始每日口服预防剂量维生素D 400~800U/d。

(4)增加日晒时间,婴儿满月后户外活动注意保暖,预防感冒。

(5)指导家长喂养过程中,如处于佝偻病活动期的患儿尽量减少体力消耗,适当休息,注意保证正确的姿势,不应勉强久坐、久站或走路,避免骨骼变形。

(6)预防感染。各种疾病感染过程或预后恢复过程,均使患儿钙、维生素D吸收利用降低。反之,佝偻病患儿抵抗力低下,又易引起上呼吸道感染、肺炎和腹泻等疾病。

(二) 营养性缺铁性贫血

营养性缺铁性贫血是由于体内铁缺乏导致血红蛋白合成减少所致,是我国重点防治的儿童常见病之一,以6个月以上婴幼儿发病率最高。

1. 表现

(1)一般表现:皮肤黏膜苍白,眼结膜和甲床较明显;易疲乏,不爱活动,年长儿童可诉头晕、眼花、耳鸣。

(2)消化系统:食欲减退,少数可有异食癖;常有呕吐、腹泻;口腔炎、舌炎、胃炎。

(3)神经系统:精神委靡不振、对外界反应差、易激惹、注意力不集中、认知能力和记忆力下降。

(4)心血管系统:重度贫血可出现心率增快、气促、心尖区收缩期杂音、心脏扩大等。

(5)其他:贫血可致免疫功能降低,易反复发生各种感染;在寒冷环境中不易保持正常体温等。

2. 预防和护理

(1)孕期应注意营养,合理膳食,保证足够蛋白质、铁和维生素C供给,定期检查血红蛋白,发现贫血及时治疗。

(2)鼓励母乳喂养,适当增加哺乳期母亲铁的摄入。

(3)4~6个月以后婴儿及时添加含铁丰富的辅食,如蛋黄、肝泥、肉末等。

(4)纠正不良饮食习惯和食物组成。

(5)对早产儿、低出生体重儿应及早(2个月左右)给予铁剂预防。

(6)积极预防并及时治疗各种感染性疾病。

(7)增强体质,适当增加户外活动,避免与传染病患者接触以防被传染。

(8)遵医嘱服药。

(三)婴幼儿腹泻

婴幼儿腹泻是一组由多病原、多因素引起的以大便次数增多和性状改变为特点的消化道综合征。按病因可分为感染性和非感染性两类,是我国儿童保健重点防治的4种疾病之一,6个月~2岁婴幼儿发病率最高,夏秋季高发。

1. 表现 主要为胃肠道症状,如食欲减退,大便次数比平时增多,性状呈稀便、水样便或蛋花汤样便、黏液便或脓血便,每日有4次或更多次的稀水便,重者腹泻次数每日可达10次以上,常伴呕吐。除胃肠道症状较严重外,可出现较明显的脱水、电解质紊乱和全身中毒症状、精神委靡等。

2. 预防和护理

(1)指导喂养知识,宣传母乳喂养的优点,讲解乳品及乳制品的配制、添加辅食的方法、断奶时间的选择等。

(2)注意饮食卫生,食物要新鲜,食具、奶具等应定时煮沸消毒,培养幼儿养成饭前便后洗手、勤剪指甲的良好卫生习惯。

(3)加强体格锻炼,及早治疗营养不良、佝偻病,适当进行户外活动,预防受凉或过热。

(4)积极寻找腹泻的原因,观察大便的性质、次数、与进食和辅食添加有无关系,避免滥用药物。

(5)调整饮食,母乳喂养的婴儿继续哺乳、暂停辅食;人工喂养的幼儿,将牛奶加等量米汤或水稀释,待腹泻次数减少,病情好转再逐渐过渡到正常饮食;严重呕吐者可禁食4~6h,必要时静脉补充营养。

(6)纠正水、电解质紊乱及酸碱平衡失调,无脱水者可将口服补液等量稀释后少量频服,预防脱水;轻至中度脱水者给予口服补液过程中,如吐泻加重,改为静脉补液。

(7)臀部皮肤护理:每次大便后清洗臀部并用毛巾擦干,局部皮肤发红处涂搽5%鞣酸软膏或40%氧化锌油保护皮肤。

(8)观察病情:观察婴幼儿神志、精神、皮肤弹性、前囟及眼眶有无凹陷、体重和尿量变化等,记录24h出入量,动态观察补液后脱水症状是否改善,视情况及时就诊。

(四)急性呼吸道疾病

呼吸道分为上呼吸道和下呼吸道。上呼吸道包括鼻、咽、喉,下呼吸道包括气管、支气管和肺,这些部位的急性感染统称急性呼吸道感染。这是儿童常见病之一,亦是我国5岁以下儿童死亡第一位原因,寒冷季节多发。

1. 表现 大多有发热,体温可达39~40℃,持续1~2d,部分婴幼儿以突然高热起病继而引起惊厥,可有头痛、畏寒、疲乏无力、精神不振、烦躁不安、食欲下降、呕吐、腹泻及腹痛。鼻咽部症状可有流涕、鼻塞、喷嚏、咽部不适等。支气管炎和支气管肺炎者还可有咳嗽、气促等症状。早产儿、重度营养不良者可无发热或体温不升。新生儿、早产儿吐痰可表现为口吐白沫、口唇发绀、胸部出现"三凹征"。病情加重可出现呼吸加速、精神不振、嗜睡,严重感染可出现惊厥。

2. 预防和护理

(1)增强婴幼儿的身体素质,多进行户外活动以提高身体耐寒能力,重视体格锻炼,提高机体免疫力,及时有效治愈上呼吸道感染。

(2)保证膳食营养平衡,普及科学育儿知识,预防维生素、矿物质缺乏。

(3)培养良好的生活习惯和卫生习惯。

(4)根据免疫程序按时接种疫苗。

(5)密切观察病情变化与生命体征,遵医嘱合理应用抗生素。

(6)保持呼吸道通畅,改善低氧血症,及时清除呼吸道分泌物,增加肺泡通气量,减少刺激、避免哭闹以降低耗氧量,常变换体位促进分泌物引流。

(7)出现严重缺氧时应及时就医,避免意外。

(8)患儿饮食应营养丰富、易消化,少食多餐,喂哺婴儿时取头高位或抱着喂,呛咳重者用滴管或小勺缓慢饲喂,患儿因发热、呼吸增快增加了水分的消耗,需注意补充水分。

附:实践教学案例——婴幼儿腹泻

案例信息(供讲师)

【情景说明】

社区卫生服务中心儿童保健门诊,年轻妈妈与婆婆带着1周岁男婴前来健康体检。儿童保健护士告诉家长宝宝各项生长发育及实验室检查指标均正常,但臀部皮肤发红、湿疹较明显。故询问家长宝宝的饮食及大小便情况。

【案例相关信息】

男婴,1周岁,出生时顺产,健康足月儿。既往定期健康体检、按时预防接种,每次实验室检查、生长发育指标均正常。其母李女士,上海户籍,32岁,独生子女,本科学历,非医学类专业,企业白领。其父张先生,36岁,非上海户籍,高考考入上海某985大学,非医学类专业,研究生毕业后留沪,现就职于某500强公司。父母农村户籍,有一姐,其奶奶自孙子出生后就从农村赶来照护至今。

该男婴出生后采用纯母乳喂养,6个月起添加辅食,10个月时断母乳改为配方奶;现每日三餐一点,配方奶500mL,食物有粥、面食及各类荤素菜、水果等;在添加辅食初期曾有1次腹泻,经暂停辅食,持续2d后自愈。1周前男婴吃了奶奶喂的螃蟹后开始腹泻,每日大便4~5次,目前臀部皮肤发红,湿疹较严重,无其他不适症状,未服用任何止泻药物。其母认为是婆婆给宝宝乱吃海鲜所致;婆婆则认为海鲜营养好,从小她就是这样喂养自己儿子的,况且孩子只是拉几次肚子,没有其他不舒服,吃习惯了就适应了。为此婆媳之间闹得很不愉快。

【教学目标】

1. 评估男婴腹泻情况、程度、有无脱水等症状。

2. 评估年轻妈妈及家属对婴幼儿腹泻、臀部皮肤护理等方面相关知识及了解程度、家庭成员间的关系及心理状况。

3. 为年轻妈妈及家属进行关于婴幼儿腹泻、皮肤观察护理、用药等方面的指导。

【评价】

详见附表 3-4~ 附表 3-6。

附表 3-4　授课者对学习者的评价

学习者姓名：_____

项目		非常好（10）	比较好（8）	一般（6）	较差（4）	备注(可将表现特别好 /不好的方面写在此处)
对实施学生的评价	1. 评估婴幼儿的生长发育指标(体重、身长是否达标,精神状态、神经反射等是否存在脱水,臀部湿疹程度等)					
	2. 评估年轻妈妈及家属对婴幼儿腹泻相关知识及护理、喂养知识的了解程度、心理状态					
	3. 指导年轻妈妈及家属掌握对婴幼儿腹泻进展观察的方法(观察学习者及 SP 的反应及接受程度)					
	4. 指导年轻妈妈及家属掌握辅食添加的注意点,湿疹皮肤护理方法					
	5. 语气、语调、示范技术的应用恰当(如指导如何通过观察宝宝大便情况了解腹泻进展,有无脱水、电解质紊乱等并发症;指导皮肤护理方法)					
	6. 应对新妈妈 / 家属情绪变化(是否有同理心等)					
	个人得分					满分 60 分
对小组观察者的总体评价	1. 观察过程中纪律					
	2. 观察后的反馈参与度,评价方式是否恰当					
	小组得分					满分 10 分
	总得分					满分 70 分

注:在相应的框里打"√"。

评价老师签名:_____

附表 3-5　SP 对学习者的评价

学习者姓名：_____

项目	非常好 (10)	比较好 (8)	一般 (6)	较差 (4)	备注(请将你认为更好的做法写在此处)
1. 关注我的情绪变化,与我平等对话,保护我的隐私					
2. 宣教的方法我能学会					
请将你直接面对实施者的反馈写在此处(注意:按照反馈的要求)					
总得分				满分 10 分	

注:在相应的框里打"√"。

SP 签名：_____

附表 3-6　观察者对学习者的评价

学习者姓名：_____

项目	非常好 (10)	比较好 (8)	一般 (6)	较差 (4)	备注(请将你认为更好的做法写在此处)
1. 评估婴幼儿及家属的身心状况					
2. 指导年轻妈妈及家属掌握婴幼儿腹泻及护理相关知识和技巧					
3. 应对患者/家属情绪变化					
4. 反馈技巧的自我评价					
请将你直接面对实施者的反馈写在此处(注意:按照反馈的要求)					
总得分				满分 20 分	

注:在相应的框里打"√"。

观察者签名：_____

学习任务单

【情景说明】

你是一名儿童保健门诊护士,今天你接待了一位前来进行 1 周岁健康体检的男婴,发现其臀部湿疹较严重,经询问得知宝宝腹泻已有1周,母亲认为是婆婆给孩子吃了螃蟹所致,婆婆认为吃吃没关系,双方存在分歧,很不愉快。

【学习任务】

请评估这位男婴目前的生长发育情况、腹泻以及臀部皮肤湿疹的情况。针对家属的心理状况,对她们进行婴幼儿腹泻、婴幼儿喂养(辅食添加)、臀部皮肤护理的观察指导、知识宣教及心理疏导。

【实施要求】

请用8~10min对男婴妈妈及奶奶进行婴幼儿喂养、婴幼儿腹泻相关知识和护理措施的知识宣教。

【知识储备】

1. 婴幼儿期常见疾病及健康问题。

2. 家长(或照护者)对婴幼儿期常见疾病、常见健康问题护理知识及心理状态评估。

3. 对家长(或照护者)讲解婴幼儿期常见疾病及其护理相关知识(尤其讲解腹泻的观察护理方面的知识)。

标准化病人信息

【情景说明】

你是一位新手妈妈。目前宝宝已满1周岁。丈夫是某500强公司白领,平时工作较忙。婆婆是农村人。今日你和婆婆带着宝宝到社区卫生服务中心儿童保健门诊进行1周岁体检。护士告诉你宝宝臀部皮肤湿疹较严重,询问起孩子的饮食和大小便情况时,婆婆说孩子腹泻1周,回忆起来好像是给宝宝吃了螃蟹以后开始的。你觉得宝宝那么小,不应该吃海鲜,婆婆不懂得科学喂养。婆婆觉得孩子没啥不正常,就是拉肚子,吃习惯了就好。双方存在分歧,引起不愉快。

【对话时的性格和表现】

你的职业是企业白领,平时性格较内向,独生子女,平时不太做家务,自儿子出生后都是由婆婆照料。婆婆人很好,做事麻利,疼爱孙子,但她经常按自己的想法喂养、照顾孩子,你提出自己的想法时常被否定,对此你也没办法,因为你要上班,自己也不太会做家务。丈夫工作很忙,经常加班,有时跟他吐槽,他总说"算了算了",你觉得很郁闷,得不到支持,但又很无奈。对于这次宝宝拉肚子、红臀你感到一定是和吃螃蟹有关,让你很生气。

> **家属表现**
>
> 婆婆:对于媳妇还是很满意的,为她家生了孙子表示很高兴,只是觉得媳妇在孩子的照顾方面缺乏经验,只会在网上瞎看,但婆婆表示会好好和媳妇沟通,尝试按媳妇的想法实施。

【主要症状】

宝宝腹泻已有1周,未见缓解,且臀部湿疹较为严重。你感到很担心孩子的健康状况,觉得婆婆总是按自己的想法照顾孩子,根本不听你的意见才造成目前的情况,丈夫对此默不作声,你感到很生气。

【个人简介】

新手妈妈,上海户籍,独生子女,本科学历,非医学类专业,企业白领,年收入税前 15 万元左右,目前宝宝 1 周岁。丈夫,非上海户籍,上海某 985 大学非医学类专业,研究生毕业后留在上海,是某 500 强公司白领,平日工作较忙。婆婆农村人,文化程度较低,自媳妇生孙子后特地从老家赶来照护至今。平时家务和照顾孩子都是婆婆一人打理,做事麻利,心直口快。

【患儿疾病史】

既往史:男婴,1 周岁,出生时顺产,健康足月儿,定期健康体检,按时预防接种,每次实验室检查、生长发育指标均正常。既往无患病史。仅在接种疫苗后有几次发低热,未用药物治疗,2~3d 后自愈。6 月龄时添加辅食蛋黄后腹泻 2d,暂停添加后好转。

现病史:1 周前食用螃蟹后出现腹泻,每日 4~5 次,大便呈糊状、较臭。目前全身情况可,进食情况良好,精神、睡眠可(每日睡眠 10~14h),无发热,无恶心、呕吐,无脱水症状。未服用任何止泻药物。臀部皮肤发红,面积约 10cm×10cm,湿疹较严重。

【SP 引导性问题】

1. 与护士对话时,你可以主动询问:"护士,宝宝这次腹泻是不是因为吃了海鲜造成的? 1 岁的宝宝能吃海鲜吗? 宝宝一直这样腹泻会不会是得了其他病呢?"

2. 可以询问护士:"现在要不要给宝宝吃药呀? 该吃什么药? 臀部湿疹该怎么办呢?"

3. 当护士告诉你目前宝宝血常规指标正常,不是感染性腹泻所引起,可以先调整辅食,再观察几日。你可以主动问护士:"该给宝宝吃些什么食物? 怎样观察大便情况?"

4. 可以向护士倾诉:"我感觉婆婆只会按自己的想法照顾宝宝,根本不懂如何科学喂养,我跟她说她也不理我,还是我行我素,我丈夫又不愿意说说他妈妈,我该怎么办呢?"

第三节　免疫规划和预防接种

为加强我国传染病防控工作,进一步巩固计划免疫时期取得的成果,2007 年卫生部制定了《扩大国家免疫规划实施方案》。免疫规划是计划免疫工作的发展,而儿童时期是计划免疫实施的重要时期。社区护士应全面掌握辖区内儿童的免疫情况,保证儿童得到及时、科学的预防接种。同时应大力宣传国家免疫规划政策,在预防接种工作规范化、科学化、法治化管理的基础上,提高和维持接种率,扩大预防接种人群,积极推广新疫苗应用,预防各种传染病的发生。

一、基本概念

(一) 免疫规划

免疫规划是指按照国家或者省级卫生行政部门确定的疫苗品种、免疫程序或者接种方案,在人群中有计划地进行预防接种,以预防和控制特定传染病的发生和流行。目前纳入国家免疫规划的疫苗有 14 种,可预防 15 种传染病。

(二) 预防接种

预防接种是指根据疾病预防控制规划,利用疫苗,按照国家规定的免疫程序,由合格的接种技术人员给适宜的接种对象进行接种,以提高人群免疫水平,达到预防和控制传染病发生与流行的目的。

二、免疫制剂

人工接种的疫苗和注射的特异性免疫物质都属于免疫制剂。接种免疫制剂的目的是使机体获得特异性免疫,从而摆脱相应的传染病或不受感染。免疫制剂包括主动免疫制剂和被动免疫制剂。

(一)主动免疫制剂

1. **灭活疫苗** 选用免疫原性强的病原体,经人工大量培养后,用理化方法灭活,使之完全丧失原来对靶器官的致病力,而仍保留相应的免疫原性。其具有安全、易于保存和运输等优点,主要诱导特异性抗体的产生,要维持血清抗体水平需多次接种,目前主要应用的灭活疫苗有霍乱疫苗、伤寒疫苗、钩端螺旋体疫苗、百日咳疫苗、狂犬病疫苗、甲肝疫苗和乙脑疫苗等。

2. **减毒活疫苗** 是将病原微生物(细菌或病毒)反复传代,促使产生定向变异,使其极大程度地丧失致病力,但仍保留一定的剩余毒力、免疫原性和繁衍能力。活疫苗接种类似隐性感染或轻症感染,减毒病原体在体内有一定生长繁殖能力,一般只需接种 1 次。多数活疫苗的免疫效果持久而良好,除诱导体液免疫外还可产生细胞免疫,经自然感染途径接种还可形成黏膜局部免疫。但减毒活疫苗存在回复突变的可能性,有免疫缺陷者和孕妇不宜接种。目前应用的减毒活疫苗有卡介苗、麻疹疫苗、腮腺炎疫苗、脊髓灰质炎疫苗、风疹疫苗和水痘疫苗等。

3. **类毒素** 由细菌的外毒素经过脱毒制成,无毒性而保留了抗原性,常用类毒素有白喉类毒素、破伤风类毒素。

4. **亚单位疫苗** 是从细菌或病毒培养中,以生物化学和物理方法提取、纯化有免疫原性的特异性抗原而制成的疫苗。如从病原体中提纯有效的多糖成分,或提纯病毒表面的某种亚单位成分。它与灭活疫苗及减毒活疫苗相比,由于除去了引起不良反应的物质,除去了病毒核酸,消除了潜在的致畸作用,安全性大大提高。常用的亚单位疫苗有乙肝病毒的乙型肝炎表面抗原(hepatitis B surface antigen,HBsAg)亚单位疫苗、脑膜炎球菌多糖疫苗、肺炎球菌多糖疫苗、b 型流感嗜血杆菌多糖疫苗等。

5. **多肽疫苗** 是根据已知的微生物有效免疫原序列,设计多个氨基酸的直链和支链多聚物,连接适当的载体与佐剂制成的疫苗。此类疫苗可以诱导有效的特异性免疫应答,而不良反应轻微,不足之处在于免疫原性较弱,但可通过研制新的载体和佐剂而克服。目前已研制出的多肽疫苗有 HIV 疫苗、丙肝病毒多肽疫苗等。

6. **基因工程疫苗** 又称重组疫苗或基因重组疫苗,是应用基因工程方法或分子克隆技术分离出编码病原体抗原基因片段,将其转入原核或真核系统表达出具有免疫原性的抗原分子而制成的疫苗,或将病原体的毒力相关基因删除掉,使其成为具有毒力的基因缺失疫苗。基因工程疫苗生产简便、成本低,可大量生产,而且不含活的病原体和病毒核酸,安全有效。已应用的基因工程疫苗有乙肝病毒疫苗等。

7. **DNA 疫苗** 是指将编码引起保护性免疫应答的目的基因片段插入质粒载体,制成核酸表达载体,通过肌内注射或基因枪等方法将其导入体内,然后通过宿主细胞的转录系统合成抗原蛋白质,从而激发机体免疫系统产生针对外源蛋白质的特异性免疫应答反应。DNA疫苗在体内能持续表达,免疫效果好,维持时间长,但其机制和安全性还不十分确定。目前已应用的有疟疾 DNA 疫苗和 HIV-DNA 疫苗。

8. **联合疫苗**　是指由两个或多个活的、灭活的生物体或提纯的抗原联合配制而成的疫苗,用于预防多种疾病或同一生物体的不同种或同种不同血清型引起的疾病。联合疫苗并不是各种疫苗的简单组合,每种联合疫苗都是经过科学研究的独立疫苗。随着新疫苗的不断开发和计划免疫疾病谱的扩大,如果采用单一抗原成分的疫苗,儿童在出生后 1 年内很难完成众多疫苗的接种。为了增加预防接种的可行性,降低接种成本,提高防病的效果,用较少的免疫接种次数预防更多的疾病是未来的发展方向,联合疫苗有很好的研究和应用前景。目前已应用的有百白破混合疫苗、麻腮风疫苗(麻腮疫苗、麻风疫苗、麻疹疫苗)和无细胞五联疫苗(无细胞百白破、灭活脊髓灰质炎和 b 型流感嗜血杆菌)等。

(二) 被动免疫制剂

1. **免疫血清**　是抗毒素、抗细菌血清、抗病毒血清的总称。凡用细胞类毒素或毒素免疫马及其他动物,免疫后获得的免疫血清称为抗毒素,如破伤风、白喉、气性坏疽、肉毒等抗毒素。凡用细菌或病毒免疫动物而获得的免疫血清,称为抗细菌或抗病毒血清,如抗炭疽血清、抗狂犬病血清。这类血清中含有大量特异性抗体,注入人体后可以立即获得免疫力。

2. **丙种球蛋白**　胎盘血液或健康人血液中提取的含抗体溶液,可用于被动免疫。若在接触麻疹、甲型肝炎病毒后早期注射可防止发病或减轻症状,也可用于治疗免疫球蛋白缺陷患儿,提高血中免疫球蛋白水平。

3. **特异性免疫球蛋白**　选择对某种疾病有较高浓度抗体的人血制品,如乙型肝炎免疫球蛋白、带状疱疹免疫球蛋白,可用于治疗及减轻症状。

三、免疫程序与免疫规划

(一) 免疫程序内容

免疫程序内容包括免疫起始月(年)龄、接种剂次及剂量、剂次之间的时间间隔以及几种疫苗联合免疫等问题。其中接种疫苗的起始月(年)龄、接种剂量和接种时间间隔是正确使用疫苗的 3 个最重要的问题。

1. **免疫起始月龄**　确定免疫起始月龄要考虑婴幼儿接种疫苗来自母传抗体的干扰、个体免疫系统发育情况、传染病暴露机会 3 方面的因素。在有母体被动抗体干扰的情况下,会影响减毒活疫苗免疫抗体的形成。月龄过小,免疫系统发育不完善,亦会使免疫不成功。月龄过大,则会增加暴露传染病的机会。对免疫起始月龄的一般要求为:有发病危险而又能对疫苗产生充分免疫应答能力的最小月(年)龄,两相权衡后确定免疫起始月龄。一般规定,接种疫苗不应早于免疫起始月龄。为控制某种传染病的发病,在免疫起始月龄前接种疫苗,这1 剂不作为免疫程序,应按照免疫程序再接种 1 剂。

2. **接种剂量**　接种疫苗的最佳剂量一般是由疫苗的性质决定的。接种剂量过小,不足以刺激机体免疫系统的应答,不能产生有保护水平的特异性抗体,造成免疫失败。接种剂量过大,超过机体免疫反应能力时会产生免疫耐受,使机体在相当长时间内处于免疫抑制状态,不但影响免疫效果,且会加重免疫反应的临床过程,造成接种不良反应发生率增高。因此,只有适宜的剂量才能产生较高的特异性抗体,形成有效的免疫保护,达到防病的目的。

3. **接种剂次**　为使机体形成有效的免疫保护,疫苗必须接种足够的剂次。灭活疫苗1剂免疫仅起到动员机体产生抗体的作用,但抗体水平较低,维持时间较短,常需要接种第2剂或第3剂才能使机体获得巩固的免疫保护。减毒活疫苗接种剂次数一般较灭活疫苗少,有的减毒活疫苗1剂次免疫就可以产生理想的免疫保护。但如果接种剂次过多,一方面造成疫苗浪费,另一方面还会增加儿童的痛苦和疫苗接种不良反应发生的概率。

4. **接种间隔**　近年有研究表明,增加各剂次疫苗的时间间隔不降低疫苗的效果,减少各剂次疫苗的时间间隔可干扰抗体反应和降低保护作用。2剂次之间的长间隔比短间隔产生的免疫应答好,特别是含有吸附剂的疫苗,长于规定的接种时间并不降低最终的抗体水平。因此,中断的免疫程序无须重新开始接种或增加接种剂次。但间隔时间太长势必推迟产生保护性抗体的时间,增加暴露的危险。短于规定的最小间隔可减弱抗体应答,因此对短于规定最小间隔时间接种的,不作为1剂有效接种。一般规律认为,灭活疫苗通常不受循环抗体的影响。减毒活疫苗受循环抗体的影响较大,间隔少于2周的,应重复接种1剂。

5. **接种途径**　接种途径与免疫效果有密切关系,一般认为采取与自然感染相同的途径是最佳的接种途径,皮下注射和肌内注射是预防接种最常用的途径。

6. **加强免疫**　疫苗在完成基础免疫后一定时期内进行1次适当的加强免疫,可刺激机体产生回忆免疫并维持较高的抗体水平。如百白破混合疫苗在完成3剂次基础免疫后18个月进行1次加强免疫,可使相应的抗体水平维持较高的滴度和较长的时间。

7. **不同疫苗的同时接种**　主要考虑两方面因素:不同疫苗相互之间是否会干扰免疫应答,是否会增加接种不良反应发生率。根据免疫活性细胞的生理特性,1个T淋巴细胞有很多针对不同抗原的受体,可以同时处理多种不同的抗原,不存在抗原之间的互相干扰问题。因此在理论上,疫苗一般可同时接种,没有禁忌证,但不可将疫苗吸入同一注射器内,不可在相同部位同时接种。如未能同时接种,2种减毒活疫苗则应间隔4周以上,这是为了减少和消除先注射的疫苗对后注射疫苗的干扰。2种灭活疫苗或减毒活疫苗与灭活疫苗可以在任何时间在不同部位接种。一般认为,口服减毒活疫苗与注射减毒活疫苗同时接种不会相互干扰,也可在注射减毒活疫苗前后任何时候接种。但在实际工作中,有些地方为了便于预防接种异常反应的处理,规定第一类疫苗和第二类疫苗不能同时接种,两者接种间隔需2周以上。

8. **疫苗的剂次效应关系**　一般原则是减毒活疫苗单剂次一般产生长期持久免疫。灭活疫苗需要多次接种(或多剂次)并需要定期加强,以保持机体的免疫保护状态。注射减毒活疫苗,首次接种一般能提供保护,增加剂次可提高血清阳转率。举例来说,95%~98%的被接种者将获得单剂次麻疹疫苗接种的免疫反应,给予第2剂以确保几乎100%的人被免疫(第2剂是"保险")。活疫苗产生的免疫是长期持久的,"加强"剂次不是必需的。灭活疫苗在推荐的年龄首次接种通常不产生保护性免疫反应,在第2剂、第3剂次接种后才会产生有效的免疫应答。灭活疫苗的抗体滴度在几年后可降低到保护水平以下,破伤风疫苗和白喉疫苗的这种现象最明显,对这些疫苗,定期"加强"是必需的,给予加强的免疫接种使抗体恢复到保护水平。不是所有的疫苗都要加强,例如5岁以上儿童在接种b型流感嗜血杆菌(Hib)疫苗后则不需要再加强。乙肝疫苗的免疫记忆及乙肝有较长的潜伏期,能产生一种"自动加强",目前多数人认为乙肝疫苗不需要加强。

(二)免疫规划的发展

我国实行"预防为主"的卫生方针,于1950年起开始为儿童免费接种牛痘疫苗、卡介苗、百白破混合疫苗,20世纪60年代普及接种麻疹疫苗,70年代普及口服脊髓灰质炎疫苗。1974年,第27届世界卫生大会通过关于在WHO成员国推广扩大免疫规划的决议,我国积极响应,在1978年开始实施免疫规划,推广应用WHO提出的4种疫苗。随着免疫预防理论和实践的不断深化,疫苗剂型改进及冷链设备的完善,我国在1986年、2007年又相继颁布了新的儿童基础免疫程序及扩大国家免疫规划。2016年底,国家卫生和计划生育委员会疾病预防控制局又出台了《国家免疫规划儿童免疫程序及说明(2016年版)》,就儿童免疫接种的有关事项进行了详细说明,并制定了详细的免疫程序表(表3-1)。

表3-1　国家免疫规划疫苗儿童免疫程序表(2016年版)

接种起始年龄	乙肝疫苗	卡介苗	脊髓灰质炎疫苗 灭活	脊髓灰质炎疫苗 减活	百白破混合疫苗	白破疫苗	麻风疫苗	麻腮风疫苗	乙脑疫苗 灭活	乙脑疫苗 减活	流脑多糖疫苗 A群	流脑多糖疫苗 AC群	甲肝疫苗 灭活	甲肝疫苗 减活
出生时	1	1												
1月龄	2													
2月龄			1											
3月龄				1	1									
4月龄				2	2									
5月龄					3									
6月龄	3										1			
8月龄							1		1、2	1				
9月龄											2			
1岁														
1.5岁					4			1					1	1
2岁									3	2			2	
3岁												1		
4岁				3										
6岁						1			4			2		

注:①选择乙脑减毒活疫苗接种时,采用2剂次接种程序。选择乙脑灭活疫苗接种时,采用4剂次接种程序;乙脑灭活疫苗第1、2剂间隔7~10d。②选择甲肝减毒活疫苗接种时,采用1剂次接种程序。选择甲肝灭活疫苗接种时,采用2剂次接种程序。

四、预防接种使用的疫苗

(一) 第一类疫苗

第一类疫苗是指政府免费向公民提供,公民应当依照政府的规定受种的疫苗,包括国家免疫规划规定的疫苗,省、自治区、直辖市人民政府在执行国家免疫规划时增加的疫苗,以及县级以上人民政府或其卫生主管部门组织的应急接种或者群体性预防接种所使用的疫苗。主要有以下几种。

1. 卡介苗 是采用一种牛型结核分枝杆菌菌株制成的减毒活疫苗。接种本菌苗后可获得一定的对抗结核病的免疫力。接种后 12 周,结核菌素试验阳转率在 90% 以上。

(1)接种对象:健康的足月新生儿以及结核菌素试验呈阴性反应的儿童。新生儿出生后即可接种。3 月龄至 3 岁儿童初种,应先做结核菌素试验,阴性反应者方可接种,阳性反应者无须接种。4 岁及以上儿童不予补种。

(2)接种方法:左上臂三角肌处皮内注射,剂量为 0.5mg。严禁皮下注射或肌内注射。

(3)接种反应:一般不会引起发热反应。接种后 2 周左右局部出现小硬结,逐渐软化形成小脓包,甚或形成脓肿,穿破皮肤形成浅溃疡(直径 <0.5cm),然后结痂,痂皮脱落后可留下永久瘢痕。

(4)注意事项

1)接种后 2~3 个月内严格避免与结核病患者接触。初次接种卡介苗后,一般 4~8 周后产生免疫力,免疫成功后有效的免疫力可维持 3~5 年。

2)少数婴儿接种卡介苗后引起同侧邻近腋下淋巴结增大,直径不超过 1cm,属正常反应,无须处理。如果淋巴结增大超过 1cm 且发生软化,又不能自行消退,可进行局部抽脓。如果出现破溃流脓、局部溃疡,可涂异烟肼粉,再用消毒纱布包扎,同时口服异烟肼,每日 8~10mg/kg,连服 1~3 个月。切忌切开排脓,以防切口长期不愈合或引起继发感染。

3)已接种卡介苗的儿童,即使卡疤未形成也不再予以补种。

4)早产儿、难产儿、有明显先天畸形及出生体重低于 2 500g 的新生儿,发热、腹泻以及有严重皮肤病、湿疹的患儿暂时不能接种卡介苗。

5)卡介苗需要在冰箱 4~8℃ 低温下保存,如保存卡介苗的环境温度高于或低于 4~8℃,活菌数均会下降,必然会降低免疫效果。

2. 乙肝疫苗 我国目前应用的是基因重组乙肝疫苗。

(1)接种对象:出生健康新生儿,早产儿体重应大于 2 000g。

(2)接种方法:共 3 针,出生后 24h 内接种第 1 针,1 月龄时接种第 2 针,6 月龄时接种第 3 针,在右上臂三角肌或大腿前外侧中部肌内注射。

(3)接种剂量:①重组(酵母)乙肝疫苗:每剂次 10μg,不论产妇乙肝表面抗原(HBsAg)阳性还是阴性,新生儿均接种 10μg 的乙肝疫苗;②重组［中国仓鼠卵巢细胞(Chinese hamster ovary cell,CHO cell),简称 CHO 细胞］乙肝疫苗:每剂次 10μg 或 20μg(HBsAg 阴性产妇的新生儿接种 10μg,HBsAg 阳性产妇的新生儿接种 20μg)。HBsAg 阳性母亲所生新生儿,可按医嘱在出生后接种第 1 剂乙肝疫苗的同时,在不同(肢体)部位肌内注射 100U 乙肝免疫球蛋白(hepatitis B immunoglobulin,HBIG)。

(4)接种反应:较常见的为接种部位红肿、微小硬块,一般24~48h后即可消除,无须处理。

(5)注意事项:乙肝疫苗用前必须摇匀,如有摇不散的凝块则不能使用。乙肝疫苗的保存温度为2~8℃,禁忌冷冻,冷冻后佐剂的胶体被破坏,乙肝疫苗随之失效。注射时必须做到一人一针一用,以防交叉感染。发热及过敏体质者不予注射。乙肝疫苗可与其他疫苗,如卡介苗、百白破混合疫苗、口服脊髓灰质炎疫苗、麻疹疫苗等同时接种,但应在不同肢体和/或不同部位接种;如不同时接种,至少应间隔1个月。不同疫苗接种时切忌将不同疫苗混合接种。

3. 脊髓灰质炎混合疫苗　脊髓灰质炎减毒活疫苗(oral poliovirus vaccine,OPV)为口服剂型,脊髓灰质炎灭活疫苗(injection poliovirus vaccine,IPV)为注射剂型。OPV用脊髓灰质炎野病毒毒株经过细胞传代复制后致使病毒毒力减弱后筛选得到的疫苗株制成,含有减毒脊髓灰质炎活病毒,在肠道内复制后可发生回复突变而毒力增强,有发生疫苗相关性麻痹性脊髓灰质炎(vaccine-associated paralytic poliomyelitis,VAPP)的可能。IPV通常由遴选的脊髓灰质炎野病毒毒株或者脊髓灰质炎疫苗株经甲醛灭活制成,能够避免VAPP的发生。

(1)接种对象:2月龄以上健康婴儿。

(2)接种方法:共4剂次,其中2月龄接种1剂IPV,3月龄、4月龄、4周岁各接种1剂OPV。即实施IPV/OPV序贯接种,一方面可以降低或消除发生VAPP的风险,另一方面可降低OPV中的Ⅱ型组成部分停用后的风险。

(3)接种反应:OPV口服后一般无不良反应,极个别小儿可能有皮疹、腹泻,无须治疗,1~2d后即可自愈。

(4)注意事项:OPV需用冷开水喂服,切勿用热开水或母乳喂服,以免影响免疫效果;近1周内每日腹泻4次以上的小儿,暂缓口服;疫苗要低温保存,−20℃可保存3个月以上;以下人群建议按照说明书全程使用IPV:原发性免疫缺陷、胸腺疾病、有症状的HIV感染或CD4$^+$T细胞计数低、正在接受化疗的恶性肿瘤、近期接受造血干细胞移植、正在使用具有免疫抑制或免疫调节作用的药物[例如大剂量全身皮质类固醇、烷化剂、抗代谢药物、TNF-α抑制剂、白细胞介素-1(interleukin-1,IL-1)阻滞剂或其他免疫细胞靶向单克隆抗体治疗],目前或近期曾接受免疫细胞靶向放射治疗。

4. 百白破三联制剂　我国现纳入扩大免疫规划的为无细胞百白破混合疫苗(diphtheria,tetanus and acellular pertussis combined vaccine,DTAP),是由无细胞百日咳菌苗、白喉类毒素及破伤风类毒素适量配合制成的混合制剂。免疫成功可使机体产生体液免疫,预防百日咳、白喉及破伤风。

(1)接种对象:3月龄以上健康婴儿。

(2)接种方法:上臂外侧三角肌或臀部肌内注射,每次0.5mL,婴儿满3个月开始注射,连续注射3次,每次间隔1个月(4~6周);18~24月龄进行加强免疫。由于4岁以后小儿患百日咳机会减少,6岁时加强免疫不再使用百白破三联制剂,而用白破疫苗强化注射。

(3)接种反应:接种后6~10h局部可有轻微红肿,疼痛发痒,少数小儿可有低热或全身不适,均为正常反应。如果体温在 38.5℃以上,局部红肿范围超过 5cm,可口服退热药,一般于 2~3d 消退。

(4)注意事项

1)有惊厥史或脑损伤史者禁用,急性传染病及发热者暂缓接种。

2)出现以下情况应考虑为 DTAP 接种的禁忌证:接种首剂疫苗(或疫苗成分)发生严重过敏反应者;接种后 7d 内发生脑病但又无其他病因可解释者;接种后 3d 内发生抽搐伴或不伴发热者;接种后 48h 内出现体温高达 40.5℃甚至以上,或出现虚脱、休克症状,或发生顽固、无法安慰、持续 3h 以上的痛哭而无其他病因可解释者。

3)如果注射第 1 针后因故未能按时注射第 2 针,可延长间隔时间,但最长间隔期勿超过 3 个月。

4)百白破三联制剂在保存和运输过程中要求温度保持在 2~8℃。

5. 麻风疫苗　麻疹、风疹联合减毒活疫苗。

(1)接种对象:8 月龄以上未出过麻疹的易感儿童。

(2)接种方法:上臂外侧三角肌下缘附着处皮下注射,剂量 0.5mL。注射前皮肤用 75% 乙醇消毒,接种拔针时勿使疫苗沿针眼漏出,也不要用乙醇棉球压迫针眼。

(3)接种反应:接种后有 5%~10% 的儿童于第 5~6 日开始有低热或一过性皮疹。一般不超过 2d 即恢复正常。个别儿童可能出现高热,可对症处理。

(4)注意事项:本疫苗不耐热也不耐冻,室温下极易失效,保存与运输的适宜温度为 4~8℃。发热或患结核病的儿童应暂缓接种。近期注射免疫球蛋白的儿童,推迟 3 个月以上再接种,接种麻风疫苗后 2 周内避免使用免疫球蛋白。

6. 麻腮风疫苗　是麻疹、腮腺炎、风疹三联减毒活疫苗,用于预防麻疹、腮腺炎、风疹 3 种传染病。此疫苗具有高度致免疫性,易感人群注射 1 次疫苗,能诱导产生 95% 的麻疹血凝抑制抗体、96% 的腮腺炎中和抗体和 99% 的风疹血凝抑制抗体,且接种后诱导产生的抗体可持续 11 年以上。

(1)接种对象:12 月龄以上儿童。

(2)接种方法:18~24 月龄接种 1 剂,上臂外侧三角肌下缘附着处皮下注射,剂量 0.5mL。

(3)接种反应:接种部位短暂疼痛,偶见发热,出疹通常很少,接种后 5~12d 也可能出现全身性皮疹。

(4)注意事项:满 18 月龄儿童应尽早接种麻腮风疫苗。麻腮风疫苗可与国家其他免疫规划疫苗同时、不同部位接种,特别是免疫月龄有交叉的甲肝疫苗、百白破混合疫苗等。有严重过敏史、发热、活动性肺结核、严重血液系统疾病、免疫缺陷或接受免疫抑制治疗者不能接种。注射免疫球蛋白者应间隔 3 个月或以上接种麻腮风疫苗,接种麻腮风疫苗后 2 周内避免使用免疫球蛋白。

7. 乙脑疫苗　分为乙脑减毒活疫苗(JE-L)和乙脑灭活疫苗(JE-I)两类。按照 2007 年《扩大国家免疫规划实施方案》,乙脑疫苗除西藏、青海、新疆及新疆生产建设兵团外,在其他省、自治区、直辖市全面实施,而这些地区无免疫史的居民迁居其他省份或在乙脑流行季节前往其他省份旅行时,建议接种 1 剂乙脑减毒活疫苗。

（1）接种对象：8月龄以上儿童和由非疫区进入疫区的儿童及成人。

（2）接种方法：上臂外侧三角肌下缘附着处，皮下注射。乙脑减毒活疫苗共接种2剂次，分别在儿童8月龄和2周岁各接种1剂次。乙脑灭活疫苗共接种4剂次，儿童8月龄接种2剂次，间隔7~10d，2周岁和6周岁各接种1剂次。

（3）接种反应：灭活疫苗首次接种时不良反应很少，但复种时不良反应发生率较高，主要有头晕、荨麻疹、全身痒感等。减毒活疫苗不良反应发生率很低，主要包括局部反应和轻度全身症状。

（4）注意事项

1）禁忌证：灭活疫苗除有过敏史者不宜注射外，发热、其他急慢性疾病和有神经系统疾病者亦不能接种；减毒活疫苗除上述禁忌证外，有免疫缺陷或近期进行免疫抑制剂治疗，或用过有关抑制免疫系统药物者不能接种。

2）灭活疫苗保存和运输中的温度要求为2~8℃，减毒活疫苗在8℃以下保存。

8. 流行性脑脊髓膜炎（流脑）疫苗　我国目前使用的有A群流脑多糖疫苗和A+C群流脑多糖疫苗两种。

（1）接种对象：6月龄~15岁的儿童和青少年。

（2）接种方法：上臂外侧三角肌附着处，皮下注射。共接种4剂次：基础免疫为6~18月龄接种2剂次A群流脑疫苗，2次接种间隔期为3个月，每次剂量0.5mL；3周岁、6周岁各接种1剂次A+C群流脑疫苗，每次剂量0.5mL，接种应于流脑流行季节前完成。第1剂次与第2剂次A群流脑疫苗接种间隔应不少于12个月，第3剂次与第4剂次A+C群流脑疫苗接种间隔应不少于3年。

（3）接种反应：少数婴儿注射局部出现红晕、硬结，可有低热，1~2d消退。

（4）注意事项：有过敏史、惊厥史、脑部疾病、精神病、肾脏病、心脏病、活动性肺结核、发热者均属禁忌；疫苗在2~8℃保存和运输。

9. 甲肝疫苗　有甲肝减毒活疫苗（live hepatitis A vaccine，HepA-L）和甲肝灭活疫苗（inactivated hepatitis A vaccine，HepA-I）两种，目前我国预防甲型肝炎实行的是减毒活疫苗与灭活疫苗并行的政策。

（1）接种对象：1周岁以上的儿童。

（2）接种方法：甲肝减毒活疫苗接种1剂次，在上臂外侧三角肌附着处皮下注射，剂量1mL，18月龄接种。甲肝灭活疫苗接种部位在上臂三角肌附着处，采用肌内注射，共接种2剂次，分别于18月龄和24~30月龄各接种1剂次，两次接种间隔应不少于6个月，每次剂量0.5mL。已接种过1剂次甲肝灭活疫苗，但无条件接种第2剂甲肝灭活疫苗者，可接种1剂甲肝减毒活疫苗以完成补种。

（3）接种反应：不良反应发生率较低，少数有低热、恶心、呕吐、腹痛症状，可自愈，无须处理。

（4）注意事项

1）禁忌证：身体不适、腋温超过37.5℃者；急性传染病或其他严重疾病者；免疫缺陷和接受免疫抑制治疗者；过敏体质者。

2)注射免疫球蛋白者应间隔 3 个月及以上再接种 HepA-L。

3)疫苗应冷藏运输,2~8℃或 −20℃以下避光保存。

(二) 第二类疫苗

根据疾病流行情况、卫生资源、经济水平、实施条件及居民的自我保健要求,还有些疫苗儿童可以使用,这类由公民自愿受种的疫苗称为第二类疫苗。它是第一类疫苗的重要补充,由于国家的经济承受能力、疫苗的供应等多种原因,第二类疫苗目前实行自费接种。随着条件的成熟,第二类中的疫苗也可能会纳入国家免疫规划中成为第一类疫苗。

1. 水痘疫苗 水痘 - 带状疱疹病毒具有高度传染性,在儿童中的传播占 90% 以上。接种水痘减毒活疫苗后,机体可产生对水痘 - 带状疱疹病毒的保护性抗体。

(1)接种对象:1 周岁以上的健康儿童及水痘易感者。

(2)接种方法:上臂三角肌附着处,皮下注射,剂量 0.5mL。1~12 岁儿童接种 1 剂疫苗;13 周岁及以上的个体需要接种 2 剂疫苗,2 剂间隔 6~10 周。

(3)接种反应:注射局部红肿,在接种 6~18d 内少数人可有一过性的发热或轻微皮疹,一般无须治疗,会自行消退,必要时可对症治疗。

(4)注意事项:有严重疾病史、过敏史、免疫缺陷者及孕妇禁用;一般疾病治疗期、发热者暂缓接种;注射过免疫球蛋白者应间隔 1 个月后再接种本疫苗。

2. 流行性感冒(流感)病毒疫苗 根据流感病毒核蛋白抗原性的不同,流感病毒分为甲、乙、丙三型,再根据其表面的血细胞凝聚素(简称"血凝素")和神经氨酸酶抗原性的差异,同型病毒又可分为若干亚型。流感常于冬春季在人群中发生流行,但大的流行多发生于流行株抗原发生较大变异时。流行范围取决于当时人群对新病毒的免疫力。流感病毒有 3 种血凝素亚型(H1、H2、H3)和两种神经氨酸酶亚型(N1、N2),故抗原常变更,针对流感病毒流行亚型在流行季节前对人群接种疫苗。流感疫苗分为减毒活疫苗和灭活疫苗两类,灭活疫苗有全病毒疫苗、裂解疫苗、亚单位疫苗 3 种,接种后 6~12 个月有预防同型流感的作用。我国目前批准上市的流感疫苗均为三价灭活流感疫苗(IIV3),包括 0.25mL 和 0.5mL 两种剂型,0.25mL 剂型适用于 6~35 月龄婴幼儿,0.5mL 剂型适用于 36 月龄及以上人群。

(1)接种对象:除对鸡蛋白过敏者,有慢性肺部疾病、肾病、心脏病、严重贫血以及免疫缺陷患儿禁止接种外,其余人群均可接种。

(2)接种方法:灭活流感疫苗采用上臂三角肌下方皮下注射。6 月龄 ~8 岁儿童,从未接种过流感疫苗者,首次接种需 2 剂次,间隔 4 周及以上;上一个流感季节接种过 1 剂或以上流感疫苗的儿童,则接种 1 剂即可。8 岁以上儿童及成人接种 1 剂。在流感流行高峰前 1~2 个月接种流感疫苗能更有效发挥疫苗的保护作用,推荐接种时间为 9—11 月份。各地区可根据当地流行的高峰季节及对疫情监测的结果分析预测,确定并公布当地的最佳接种时间,如上海市主要第二类疫苗接种年龄建议见表 3-2。

(3)接种反应:可有发热、头痛、局部红肿等不良反应,一般 1~2d 后自行消失。

(4)注意事项:对鸡蛋白过敏者、严重过敏体质者、患吉兰 - 巴雷综合征(Guillain-Barré syndrome,GBS)患者、急性发热性疾病患者、慢性病发作期患者、妊娠 3 个月内的孕妇不能接种;12 岁以下儿童不使用全病毒灭活疫苗。

表 3-2　上海市主要第二类疫苗接种年龄建议

年龄	乙脑灭活疫苗*	Hib疫苗	13价肺炎结合疫苗[3]	23价肺炎多糖疫苗	轮状病毒疫苗	甲乙肝疫苗*	水痘疫苗[4]	流感疫苗	霍乱疫苗	戊肝疫苗	EV71疫苗	腮腺炎疫苗*	AC群结合流脑疫苗*	ACYW135群流脑疫苗*	AC群结合脑膜Hib联合疫苗*	百白破Hib混合疫苗*	百白破IPV-Hib混合疫苗*	狂犬病疫苗*
1.5月龄																		
2月龄		1	基础免疫接种														1	
3月龄		2	3剂，同隔4~8周													1	2	
4月龄		3														2	3	
5月龄																3		
6月龄					每年接种1剂			儿童型同隔4周接种2剂							1~3剂			
8月龄	1~2[1]										8~17月龄同隔1个月接种2剂	8~17月龄接种1剂	2或3剂[5]					
12月龄		4[2]					1											
18月龄																4	4	
2岁	3																	
3岁				1														
4岁							2											
5岁																		
6岁	4							成人型1剂	第0、7、28日各接种1剂					2剂				
12岁																		
13岁																		
16岁						0、1、6个月各1剂	间隔1~2个月接种2剂			0、6个月1剂								
18岁																		
19岁																		暴露前接种3剂，暴露后按照4针法或5针法接种（接种无年龄限制）[6]
≥20岁																		

注：标有"*"的疫苗可以按照免疫规划疫苗接种程序和疫苗接种程序代替第一类疫苗。

1. 乙脑灭活疫苗可以按照基础免疫接种2剂，间隔7~10d各接种1剂。
2. Hib疫苗第4剂可在12~18月龄接种。不同厂家所生产疫苗的开始针对月龄和接种程序不同，详见相应疫苗说明书。
3. 13价肺炎结合疫苗基础免疫推荐在2、4、6月龄各接种1剂，加强免疫在12~15月龄接种1剂。基础免疫最早可以在6周龄接种，之后各剂同隔4~8周。
4. ≤12周岁接种水痘疫苗基础免疫2剂，补种时2剂间隔3个月；≥13周岁接种2剂，间隔1~2个月。
5. 不同厂家生产的AC群结合流脑疫苗初次免疫月龄和接种剂次不同，按说明书接种。
6. 狂犬病疫苗：暴露前接种，第0、7、21日（或第28日）各接种1剂；暴露后预防，根据厂家说明书采取四针法（第0、7、21日各接种1剂）或五针法（第0、3、7、14、28日各1剂）。

3. **轮状病毒疫苗** 轮状病毒是引起婴幼儿秋季腹泻的致病源,目前我国应用的是轮状病毒减毒活疫苗,接种后可刺激机体产生对 A 群轮状病毒的免疫力,用于预防婴幼儿 A 群轮状病毒引起的腹泻。

(1)接种对象:6 月龄~3 岁的婴幼儿。

(2)接种方法:口服,6~8 月龄口服 1 剂次,间隔 1 年以上加强 1 次。

(3)接种反应:一般无明显不良反应。

(4)注意事项:患严重疾病、急性或慢性感染、急性传染病及发热者,先天性心血管系统畸形患儿,患血液系统疾病、肾功能不全者,严重营养不良、过敏体质者,消化道疾病、胃肠功能紊乱者及有免疫缺陷和接受免疫抑制治疗者均不能接种。

4. **b 型流感嗜血杆菌(Hib)疫苗** Hib 感染主要引起婴幼儿脑膜炎和肺炎,目前世界上已有 20 多个国家将 Hib 列入计划免疫并取得了成功,大大减少了 Hib 引起的疾病。

(1)接种对象:2 月龄以上未患过流感嗜血杆菌感染的儿童。

(2)接种方法:肌内注射,对于患血小板减少症和出血性疾病者应予以皮下注射。Hib 疫苗的接种要根据儿童开始接种的年龄,选用不同的程序:婴儿如从 2 月龄开始接种,则在 2~6 月龄每间隔 1~2 个月接种 1 次,接种 3 次,15~18 月龄加强 1 次,共接种 4 次;6~12 月龄开始接种的婴儿在 6~12 月龄接种 2 次,每次间隔 1~2 个月,15~18 月龄加强 1 次,共接种 3 次;1~6 周岁始接种的儿童只需接种 1 次。

(3)接种反应:发热、局部红肿,有的出现一过性皮疹。

(4)注意事项:高热时禁用。

5. **23 价肺炎球菌疫苗(PPV23)** PPV23 是采用 23 种血清型肺炎球菌,即血清型 1、2、3、4、5、6B、7F、8、9N、9V、10A、11A、12F、14、15B、17F、18C、19A、19F、20、22F、23F 和 33F,经培养、提纯制成的多糖疫苗,可刺激机体产生体液免疫,对由同型肺炎球菌引起的感染性疾病产生保护作用。

(1)接种对象:2 岁以上易感人群。

(2)接种方法:上臂外侧三角肌皮下或肌内注射,每次注射 0.5mL。

(3)接种反应:局部暂时疼痛、红肿、硬结,发热。

(4)注意事项:2 岁以下婴幼儿、患发热性呼吸系统疾病者、急性感染者不能接种。

6. **肺炎球菌结合疫苗** 目前已有 7 价(PCV7)、10 价(PCV10)、13 价(PCV13)3 种,均为可用于婴幼儿的肺炎球菌疫苗,其中 PCV13 保护率最高。PCV7 含有 7 种血清型多糖抗原,即 4、6B、9V、14、18C、19F 和 23F;PCV10 在其基础上增加了 1、5、7F 型 3 种;PCV13 又增加了 PCV10 之外的 3 种血清型,即 3、6A、19A。

(1)接种对象:6 周龄以上儿童。

(2)接种方法:肌内注射。

1)PCV7 推荐免疫程序:① 3~6 月龄婴儿:基础免疫接种 3 剂,每剂 0.5mL。首次接种在 3 月龄,免疫程序为 3、4、5 月龄各 1 剂,每次接种至少间隔 1 个月,12~15 月龄接种第 4 剂。② 7~11 月龄婴儿:基础免疫接种 2 剂,每剂 0.5mL,每次接种至少间隔 1 个月。建议在 12 月龄以后接种第 3 剂,与第 2 次接种至少间隔 2 个月。③ 1~2 岁幼儿:接种 2 剂,每剂

0.5mL,每次接种至少间隔 2 个月。④ 2~5 岁儿童:接种 1 剂。

2)PCV10 或 PCV13 推荐免疫程序:① 3p+0 方案:即 3 剂基础免疫方案,在 6 周龄时接种第 1 剂次,每剂间隔 4~8 周,接种时间可以是 6、10、14 周龄,或 2、4、6 月龄。② 2p+1 方案:即 2 剂基础免疫加 1 剂加强免疫方案,在 6 周龄时接种第 1 剂次,低龄婴儿间隔时间最好在 8 周以上,7 月龄及以上婴儿间隔 4~8 周或更长,在 9~15 月龄加强免疫 1 剂次。③ 1~2 岁儿童:尚未接种者接种 2 剂,至少间隔 2 个月。④ 2 岁以上儿童:接种 1 剂。

(3)接种反应:局部红肿、硬结、发热、食欲减退、呕吐、腹泻。

(4)注意事项:有严重过敏史或对白喉类毒素过敏者禁用。

7. 流脑 A+C 结合疫苗 与流脑多糖疫苗相比,流脑结合疫苗可获得更强的免疫应答和免疫记忆,并可以应用于婴儿。

(1)接种对象:6 月龄 ~15 周岁儿童。

(2)接种方法:上臂外侧三角肌附着处肌内注射,每人次接种剂量为 0.5mL。推荐的免疫程序为:6~24 月龄婴幼儿共接种 2 剂次,间隔时间不少于 1 个月;2~15 岁儿童接种 1 剂次。

(3)接种反应:一般反应轻微,如注射部位局部红肿、硬结、食欲减退、低热等,可自行缓解。

8. 吸附无细胞百白破灭活脊髓灰质炎和 b 型流感嗜血杆菌(结合)联合疫苗 该联合疫苗由吸附无细胞百白破、灭活脊髓灰质炎联合疫苗(DTacP-IPV)与 b 型流感嗜血杆菌(Hib)结合疫苗组成,用于预防白喉杆菌、破伤风梭菌、百日咳杆菌、脊髓灰质炎病毒和 b 型流感嗜血杆菌引起的 5 种感染性疾病。

(1)接种对象:2 月龄及以上的婴幼儿。

(2)接种方法:大腿前外侧肌内注射。推荐的免疫程序为:在 2、3、4 月龄或 3、4、5 月龄进行 3 剂基础免疫;在 18 月龄进行 1 剂加强免疫,每次接种单剂本品 0.5mL。

(3)接种反应:局部红肿、硬结、发热、食欲减退、呕吐、腹泻等一般反应。

(4)注意事项:有严重过敏史或对其中任一组分过敏,或对百日咳疫苗过敏者禁用。

五、预防接种管理与实施

(一)预防接种单位资质

预防接种单位应具有《医疗机构执业许可证》;具有经过县级卫生行政部门组织的预防接种专业培训并考核合格的执业医师、执业助理医师、护士或者乡村医生;具有符合《疫苗储存和运输管理规范》规定的冷藏、设备和冷链管理制度;接种单位接受所在地县级疾病预防控制机构、乡级防保组织的技术指导,按照卫生行政部门的有关规定和《预防接种工作规范》的要求,承担责任区域内的预防接种工作。

(二)预防接种实施

1. 接种前

(1)确定受种对象:根据国家免疫规划疫苗的免疫程序、群体性预防接种方案等,确定受种对象。

(2)通知儿童监护人:采取预约、通知单、电话、手机短信、网络、口头、广播通知等方式,通知儿童监护人,告知接种疫苗的种类、时间、地点和相关要求。

(3)分发和领取疫苗:接种单位根据各种疫苗受种人数计算领取疫苗数量,做好疫苗领发登记。运输疫苗的冷藏箱(包),应根据环境温度、运输条件、使用条件放置适当数量的冰排。

(4)准备接种器材:按受种对象人次数的1.1倍准备相应规格的注射器材;自毁型注射器和一次性注射器随疫苗配发,领发时做好登记。使用前要检查包装是否完好并在有效期内使用;接种单位备好喂服脊髓灰质炎疫苗的清洁小口杯、药匙;准备药品、器械、75%乙醇、镊子、棉球杯、无菌干棉球或棉签、治疗盘、体温表、听诊器、压舌板、血压计、1:1 000肾上腺素、锐器盒、污物桶等。

(5)预防接种前告知和健康状况询问:接种工作人员在实施接种前,应当告知受种者或其监护人所接种疫苗的品种、作用、禁忌、不良反应以及注意事项。告知可采取口头或文字方式;接种人员在实施接种前,应询问受种者的健康状况以及是否有接种禁忌等情况,并如实记录告知和询问的情况;受种者或其监护人自愿选择接种与第一类疫苗同品种的第二类疫苗时,接种单位应当告知费用承担、预防接种异常反应补偿方式等。

2. 接种时

(1)接种人员穿戴工作衣、帽、口罩,双手要洗净。

(2)核实受种对象:接种工作人员应查验儿童预防接种证、卡(簿)或电子档案,核对受种者姓名、性别、出生日期及接种记录,确定本次受种对象、接种疫苗的品种。接种工作人员发现原始记录中受种者姓名或出生日期有误,应及时更正。对不符合本次接种的受种者,向儿童家长或其监护人做好解释工作。对于因有接种禁忌而不能接种的受种者,接种人员应对受种者或其监护人提出医学建议,并在预防接种卡(簿)和预防接种证上记录。

(3)接种现场疫苗管理:接种前将疫苗从冷藏容器内取出,尽量减少开启冷藏容器的次数;核对接种疫苗的品种,检查疫苗外观质量;疫苗使用说明书规定严禁使用冻结的疫苗,冻结后一律不得使用。

3. 接种后

(1)记录:接种后及时在预防接种证、卡(簿)记录所接种疫苗的年、月、日及批号等。使用儿童预防接种信息化管理地区,需将儿童预防接种相关资料录入信息系统。

(2)观察:告知儿童监护人,受种者在接种后留在接种现场观察30min。如出现疑似预防接种异常反应,及时报告和处理。

(3)预约:告知儿童监护人预约下次接种疫苗的种类、时间和地点。

(4)清理器材。

(5)处理剩余疫苗:废弃已开启疫苗瓶的疫苗;冷藏容器内未开启的疫苗做好标记,放冰箱保存,于有效期内在下次接种时首先使用;本次接种剩余的国家免疫规划疫苗应当向原疫苗分发单位报告,并说明理由。

(6)清理核对接种通知单和信息系统记录或预防接种卡(簿),及时录入接种信息,确定需补种的人数和名单,下次接种前补发通知。

(7)统计本次接种情况和下次接种的疫苗使用计划,并按规定上报。

4. 接种技术要求

(1)皮内注射法:用注射器吸取 1 人份疫苗,排尽注射器内空气,皮肤常规消毒,待乙醇干后,左手绷紧注射部位皮肤,右手以平执式持注射器,示指固定针管,针头斜面向上,与皮肤呈 5° 角刺入皮内。再用左手拇指固定针栓,然后注入疫苗,使注射部位形成一个圆形隆起的皮丘,皮肤变白,毛孔变大。注射完毕,迅速拔出针头,勿按压针眼。

(2)皮下注射法:用相应规格注射器吸取 1 人份疫苗后,排尽注射器内空气,皮肤常规消毒,左手绷紧皮肤,右手以平执式持注射器,示指固定针栓,针头斜面向上,与皮肤呈 30°~40° 角快速刺入皮下,进针长度为 1/2~2/3,松左手,固定针栓,回抽无血(若有回血应更换注射部位,重新注射),缓慢推注疫苗,注射完毕后用消毒干棉签轻压针刺处,快速拔出针头。

(3)肌内注射法:用相应规格注射器吸取 1 人份疫苗,排尽注射器内空气,皮肤常规消毒,左手将三角肌绷紧,右手以执毛笔式持注射器,与皮肤呈 90° 角,用前臂带动腕部的力量,将针头快速垂直刺入肌肉,进针长度约为针头的 2/3,放左手,回抽无血(若有回血应更换注射部位,重新注射),固定针栓,缓慢推注疫苗,注射完毕后用消毒干棉球或干棉签轻压针刺处,快速拔出针头,观察有无渗血或药液渗出,若有渗出,应将消毒干棉球或干棉签按压片刻。

(4)口服法:用消毒药匙将脊髓灰质炎疫苗送入儿童口中(液体疫苗可直接滴入),用凉开水送服。小月龄儿童,喂服脊髓灰质炎疫苗时可将糖丸疫苗放在消毒的小药袋中,用手碾碎后放入药匙内,加少许凉开水溶解成糊状服用;或将糖丸疫苗溶于约 5mL 凉开水中,使其完全溶化,口服咽下。如儿童服后吐出,应先饮少量凉开水,休息片刻后再服。

(三)疫苗管理

接种单位应按照《疫苗流通和预防接种管理条例》和《疫苗储存和运输管理规范》的有关规定,建立健全疫苗管理制度,安排专人负责做好疫苗的计划、分发和储运等管理工作。

(四)冷链管理

冷链是指为保障疫苗质量,疫苗从生产企业到接种单位,均在规定的温度条件下储存、运输和使用的全过程。冷链设备应按计划购置和下发,建立健全领发手续,做到专物专用,同时做好常用冷链设备(冰箱、冷藏箱和冷藏包)的使用与维护,以及冷链温度监测。

(五)疑似预防接种异常反应监测与处置

接种单位发现疑似预防接种异常反应后,应及时向上级疾病预防控制机构报告,对预防接种后的一般反应进行处理,并协助疾病预防控制机构做好疑似预防接种异常反应的调查诊断。

(六)常见的预防接种一般反应处置原则

1. 全身反应

(1)临床表现:少数受种者接种灭活疫苗后 24h 内可能出现发热,一般持续 1~2d,很少超过 3d;个别受种者在接种疫苗后 2~4h 即有发热,6~12h 达高峰;接种减毒活疫苗后,出现发热的时间比接种灭活疫苗稍晚,如接种麻疹疫苗后 6~10d 可能会出现发热,个别受种者可伴有轻型麻疹样症状。少数受种者接种疫苗后,除出现发热症状外,还可能出现头痛、头晕、乏力、全身不适等情况,一般持续 1~2d。个别受种者可出现恶心、呕吐、腹泻等胃肠道症状,一般以接种当日多见,很少超过 2~3d。

(2)处置原则:受种者发热在 ≤ 37.5℃时,应加强观察,适当休息,多饮水,防止继发其他疾病;受种者发热>37.5℃或 ≤ 37.5℃并伴有其他全身症状、异常哭闹等情况,应及时到医院诊治。

2. 局部反应

(1)临床表现:少数受种者在进行皮下接种的疫苗后数小时至 24h 或稍后,局部出现红肿,伴疼痛。红肿范围一般不大,仅有少数人红肿直径>30mm,一般在 24~48h 逐步消退。接种卡介苗 2 周左右,局部可出现红肿浸润,随后化脓,形成小溃疡,大多在 8~12 周后结痂(卡疤),一般不需处理,但要注意局部清洁,防止继发感染。部分受种者接种含吸附剂的疫苗,会出现因注射部位吸附剂不易吸收,刺激结缔组织增生而形成硬结的情况。

(2)处置原则:红肿直径和硬结<15mm 的局部反应,一般不需任何处理。红肿直径和硬结为 15~30mm 的局部反应,可用干净的毛巾热敷,每日数次,每次 10~15min。红肿和硬结直径 ≥ 30mm 的局部反应,应及时到医院就诊。接种卡介苗出现的局部红肿,不能热敷。

附:实践教学案例——13 价肺炎疫苗接种

案例信息(供讲师)

【情景说明】

社区卫生服务中心预防接种门诊,年轻妈妈与婆婆带着 1 岁男婴前来接种 13 价肺炎疫苗强化第 4 针。妈妈告知宝宝腹泻已有 1 周,臀部发红,还有湿疹,询问护士能否注射。婆婆表示前 3 次打完这个疫苗后,宝宝都有些发热,还很闹腾,她很心疼孙子,想放弃第 4 针注射。年轻妈妈和婆婆之间产生了分歧。

【案例相关信息】

男婴,1 周岁,出生时顺产健康足月儿。既往定期健康体检、按时预防接种,每次实验室检查、生长发育均正常。其母李女士,32 岁,上海户籍,独生子女,本科学历,非医学类专业,企业白领,年收入税前 15 万元左右。其父张先生,36 岁,非上海户籍,某上海 985 大学研究生毕业后留在上海,是某 500 强公司白领,年收入税前 30 万 ~40 万元。其奶奶自孙子出生后就从农村赶来照护至今。家庭经济条件可。

经询问,该男婴 1 周前吃了螃蟹后出现腹泻,目前臀部有湿疹,无发热和其他不适,精神及饮食情况均正常。护士表示宝宝腹泻期间最好延期注射 13 价肺炎疫苗,妈妈表示等 18 月龄时再来接种。婆婆则认为不要再打了,前 3 次注射疫苗后宝宝都有发热,还很闹腾,而且这是自费疫苗,是花钱买罪受。因此,年轻妈妈和婆婆之间出现分歧,闹得很不愉快。年轻妈妈希望护士能做做婆婆的思想工作。

【教学目标】

1. 评估男婴情况,判断能否接种疫苗。

2. 评估家属对婴幼儿接种疫苗等的相关知识了解程度、家庭成员间的关系及心理状况。

3. 对家属进行疫苗接种相关方面的指导。

【评价】

详见附表3-7~附表3-9。

附表3-7　授课者对学习者的评价

学习者姓名：_____

	项目	非常好 (10)	比较好 (8)	一般 (6)	较差 (4)	备注(可将表现特别好/不好的方面写在此处)
对实施学生的评价	1. 评估婴幼儿目前的状况(是否适合接种疫苗)					
	2. 评估年轻妈妈及家属对婴幼儿接种疫苗与预防疾病的关系、免疫程序内容、按时接种重要性、一类疫苗和二类疫苗区别、接种禁忌证等方面知识的了解程度及心理状态					
	3. 指导年轻妈妈及家属掌握婴幼儿接种疫苗与预防疾病的关系、免疫程序内容、按时接种重要性、一类疫苗和二类疫苗区别、接种禁忌证等方面知识(观察学习者及SP的反应及接受程度)					
	4. 语气、语调、示范技术的应用恰当					
	5. 示范技术简单易学，患者或家属能够掌握					
	6. 应对年轻妈妈/家属情绪变化(是否有同理心等)					
	个人得分					满分60分
对小组观察者的总体评价	1. 观察过程中纪律					
	2. 观察后的反馈参与度，评价方式是否恰当					
	小组得分					满分10分
	总得分					满分70分

注：在相应的框里打"√"。

评价老师签名：_____

附表 3-8　SP 对学习者的评价

学习者姓名：_____

项目	非常好(10)	比较好(8)	一般(6)	较差(4)	备注(请将你认为更好的做法写在此处)
1. 关注我的情绪变化,与我平等对话,保护我的隐私					
2. 宣教的方法我能学会					
请将你直接面对实施者的反馈写在此处(注意:按照反馈的要求)					
总得分				满分 10 分	

注:在相应的框里打"√"。

SP 签名：_____

附表 3-9　观察者对学习者的评价

学习者姓名：_____

项目	非常好(10)	比较好(8)	一般(6)	较差(4)	备注(请将你认为更好的做法写在此处)
1. 评估婴幼儿及家属的身心状况					
2. 指导年轻妈妈及家属掌握婴幼儿接种疫苗与预防疾病、免疫程序内容、一类疫苗和二类疫苗区别、接种禁忌证等方面相关知识和技巧					
3. 应对患者/家属情绪变化					
4. 反馈技巧的自我评价					
请将你直接面对实施者的反馈写在此处(注意:按照反馈的要求)					
总得分				满分 20 分	

注:在相应的框里打"√"。

观察者签名：_____

学习任务单

【情景说明】

你是一名儿童保健门诊护士,今日你接待了一位前来进行接种 13 价肺炎疫苗强化第 4 针的 1 周岁男婴,经询问宝宝腹泻已有 1 周,臀部皮肤湿疹较严重。你告知妈妈及奶奶宝宝腹泻期间不宜注射,需延期注射。妈妈表示同意,奶奶则认为孙子每次打完该疫苗后都会发热,小孩子很受罪,这个疫苗还要自费,还不知道有没有用,所以不要打了。婆媳之间产生分歧,年轻妈妈请你做做婆婆的思想工作。

【学习任务】

请评估这位男婴目前是否适宜接种 13 价肺炎疫苗。针对家属的心理状况,对她们进行婴幼儿接种疫苗与预防疾病的关系、免疫程序内容、按时接种重要性、一类疫苗和二类疫苗区别、接种禁忌证等方面知识宣教及心理疏导。

【实施要求】

请用 8~10min 对男婴妈妈及奶奶进行婴幼儿接种疫苗与预防等方面的知识宣教。

【知识储备】

1. 婴幼儿接种疫苗与预防疾病的关系、免疫程序内容、一类疫苗和二类疫苗区别、接种禁忌证等方面知识。

2. 家长(或照护者)对婴幼儿接种疫苗与预防疾病的关系、免疫程序内容、按时接种重要性、一类疫苗和二类疫苗区别、接种禁忌证等方面知识的了解程度及心理状态评估。

3. 对家长(或照护者)讲解婴幼儿接种疫苗与预防疾病的关系、免疫程序内容、按时接种重要性、一类疫苗和二类疫苗区别、接种禁忌证等方面的知识(尤其讲解 13 价肺炎疫苗相关知识)。

标准化病人信息

【情景说明】

你是一位新手妈妈,企业白领,目前宝宝已满 1 周岁。丈夫是某 500 强公司白领,平时工作较忙。婆婆是农村人,自生孩子以后就从农村老家赶来照顾,家务和照顾孩子都是婆婆一人打理。今日你和婆婆带着宝宝到社区卫生服务中心预防接种门诊进行 13 价肺炎疫苗第 4 针强化接种。护士告诉宝宝腹泻期间不宜接种疫苗,需延期。婆婆说宝宝每次注射这个疫苗后都会发热,还很闹腾,况且这个疫苗又是自费的,还不知道有没有用,这是花钱买罪受,不要再打了。你和婆婆之间存在分歧,引起了不愉快。

【对话时的性格和表现】

你的职业是企业白领,性格较内向,独生子女,平时不太做家务,自儿子出生后都是由农村婆婆照料。婆婆人很好,做事麻利,任劳任怨,疼爱孙子,就是没什么文化,还很固执。婆婆经常按自己的想法照顾孩子,你提出自己的意见时常被否定,但又很无奈。丈夫工作很忙,经常加班,有时跟他吐槽,他总说"算了算了",你觉得很郁闷,得不到支持,对此你也没办法,因为家里家外,照顾孩子都靠婆

家属表现

婆婆:对于媳妇还是挺满意的,为她家生了孙子表示很高兴,只是觉得她在孩子的照顾方面缺乏经验,只会在网上瞎看,但婆婆表示会好好和媳妇沟通。

婆在操持。对于这次婆婆不同意给宝宝打疫苗你感到很生气,觉得婆婆不可理喻,希望护士能帮你从专业的角度做做婆婆的思想工作。

【主要症状】

宝宝腹泻 1 周,目前未愈,不宜接种 13 价肺炎疫苗强化第 4 针。年轻妈妈同意,奶奶不同意,双方产生分歧。妈妈觉得奶奶的想法不可理喻,感到很烦恼,很无力,年轻妈妈希望护士能劝说奶奶。

【个人简介】

新手妈妈,宝宝 1 周岁,企业白领,本科学历,非医学类专业,年收入税前 15 万元左右。丈夫某 500 强公司白领,高考考入上海某 985 大学,非医学类专业,研究生毕业后留在上海,年收入税前 30 万 ~40 万元,平日工作较忙。婆婆农村人,平时做事麻利,心直口快,自媳妇生孙子后特地从老家赶来照护孩子至今。

【患儿疾病史】

既往史:男婴,1 周岁,出生时顺产,体重(3kg、身长 53cm),健康足月儿,定期健康体检,按时预防接种,每次实验室检查、生长发育均正常。前 3 次接种 13 价肺炎疫苗后出现低热,未用药物治疗,2~3d 后自愈。

现病史:1 周前食用螃蟹后出现腹泻,每日 4~5 次,目前无发热,全身情况可,进食情况良好,精神、睡眠可(每日睡眠 10~14h),无恶心、呕吐,无脱水症状。未服用任何止泻药物。臀部皮肤发红,面积约 10cm×10cm,湿疹较严重。

【SP 引导性问题】

1. 与护士对话时,你可以主动询问:"13 价肺炎疫苗为什么要打 4 次呢?"

2. 可以询问护士:"一类疫苗和二类疫苗有什么区别?"

3. 当护士告诉你宝宝腹泻时不宜接种疫苗,需延期,你可以主动问护士:"延期接种会不会影响预防效果呀? 宝宝腹泻时接种疫苗会有什么危害吗?"

4. 可以向护士倾诉:"我感觉婆婆只会按自己的想法照顾宝宝,而且很固执,我跟她说道理她也不听我的,还是我行我素,我该怎么办呢?"

第四章

家庭生活周期——儿童和青少年期

第一节　学龄前期健康管理

学龄前期是指儿童进入幼儿园接受教育的时期。此期儿童神经纤维的髓鞘化逐步接近完成,对各种刺激的传导更迅速、精确,皮质兴奋,抑制功能不断增强,所以要注意这段时期儿童的智力开发和生理卫生,从小培养良好的个性品质,为顺利升入小学作好准备;同时集体儿童心理问题、传染病、食物中毒等发生率较散居儿童高,且独立意识逐渐增强,与外界接触增多,活动范围扩大,容易发生各种意外。因此,监测儿童生长发育,加强早期教育,预防意外伤害,对促进儿童的健康成长仍具有重要意义。社区卫生机构为4~6岁儿童每年提供一次健康管理服务。散居儿童的健康管理服务应在乡镇卫生院、社区卫生服务中心进行,集体儿童可在托幼机构进行。

一、学龄前期特点

(一) 生理特点

学龄前儿童体格发育速度相对减慢,此期身高年增长为6~7cm,体重年增长均值为2kg。神经系统发育在3岁时已基本完成,但脑细胞体积的增大及神经纤维的髓鞘化仍继续进行。3岁儿童20颗乳牙已出齐,6岁时第一颗恒牙可能萌出,但咀嚼能力仅达成人的40%,所以不能过早进食成人膳食,避免消化吸收紊乱,造成营养不良。

(二) 行为特点

学龄前儿童个性有明显的发展,生活基本能自理,主动性及好奇心强,在行为方面表现为独立性和主动性。语言发育已经基本形成,能讲述简单的故事;4岁时听觉发育完善;开始有初步抽象思维,想象力萌芽,记忆力好,好发问;对周围人和环境的反应能力更趋于完善。

二、健康管理内容

(一) 定期健康检查

学龄前期儿童(已入托幼机构的儿童)的健康检查由社区卫生人员与托幼机构医护人员共同完成,以定期了解本时期儿童的发育和健康状况,尽早发现一些表现不明显的疾病和躯体缺陷,从而得到及时治疗。

（二）健康状况评估

1. **询问**　饮食情况、过敏情况、是否患病、行为情况、牙齿护理等;儿童发育中家长有无育儿困惑,便于体检中有针对性地检查和进行相应的健康教育。

2. **测量**　测量身高、体重。对低体重、发育迟缓或消瘦的儿童,需分析原因,对家长进行针对性健康指导和干预。

3. **体格检查**

（1）一般状况:观察面色、精神、营养状况。

（2）眼睛:使用儿童视力表检测视力,3~4 岁可达 0.7~0.9,5~6 岁可达 0.8~1.0。检查有无斜视、结膜充血、分泌物过多、畏光流泪等异常。

（3）耳部:耳道有无异常分泌物。

（4）口腔:检查牙齿萌出的数量,龋齿数量和牙位。

（5）心肺:听诊有无心音异常及心脏杂音。

（6）肝脾:触诊有无肝脾大。

（7）步态:有无跛行。

4. **其他发育评估**

（1）行为:交替脚步上楼梯,会骑三轮车,会临摹圆圈,会扣上和解开扣子。

（2）社交:知晓自己的性别、名字、年龄和地址,能识别主要颜色。

5. **实验室辅助监测**　血常规、尿常规检测。

（三）定期预防接种

按免疫规划程序接种疫苗,如脊髓灰质炎疫苗、白破疫苗、麻疹疫苗、乙脑疫苗、流脑疫苗等。

三、家庭护理指导

（一）均衡营养膳食搭配

1. **保证足够的营养摄入**　随着儿童的活动量增大,对营养的需求增多。此期儿童要保障热量和蛋白质的摄入。每日应摄入 300~400mL 牛奶及奶制品、180~260g 谷类、120~140g 肉蛋类动物性食物、25g 豆类及豆制品、200~250g 蔬菜、150~300g 水果、25~30g 植物油。每日的进食可安排 3 餐主食、2~3 次乳类与营养点心,餐间控制零食。

2. **平衡膳食**　应保证各种营养素的供给,尽量做到"三餐两点"制,膳食力求多样化、粗细搭配、清淡少盐,少喝含糖量高的饮料,培养不挑食、不偏食的良好饮食习惯。儿童的食欲受活动和情绪影响较大,应指导家长掌握促进食欲的技巧,保证儿童体重正常增长。同时,也要注意节制饮食,避免营养过剩,预防肥胖症。

3. **进餐礼仪**　注意培养儿童良好的进餐礼仪,鼓励儿童参与餐桌布置,并借机进行用餐卫生和防止烫伤教育。

（二）养成良好生活习惯

1. 教会儿童正确的刷牙方法,养成早晚刷牙、饭后漱口的习惯,促进儿童保持口腔卫生,预防龋齿的发生。

2. 指导儿童卫生用眼,如纠正看书、写字的姿势,不躺在床上或在暗淡的光线下看书,避免长时间看电视或玩电子游戏,发现视物障碍应及时矫正。

3. 提高基本生活能力,家长要有意识地让儿童做一些力所能及的家务,如自己进食、穿衣、叠被、摆碗筷等,锻炼儿童的独立性,培养动手操作能力,促进儿童细微动作的发展。

(三) 积极锻炼强健体质

1. 此期儿童对各种活动及游戏有浓厚的兴趣,因此应开展安全、健康、积极的活动,特别是户外活动,如游戏、体操、舞蹈等,增强儿童体质,促进儿童的智力发育,陶冶情操。

2. 积极开展体格锻炼,每日可有不同的活动与锻炼方法,还应保证儿童每日有一定时间的户外活动,接受日光照射,呼吸新鲜空气。家长可安排适合儿童的锻炼项目,如跳绳、跳舞、踢毽子和保健操,以及小型竞赛项目等。也可以有计划地安排一些游戏,让儿童在其中扮演一些角色,使其体验社会中的各种人际关系,培养儿童感知、综合判断能力和集体主义精神,促进儿童的思维发育。

(四) 培养社会适应能力

1. **社交能力**　儿童入园后开始集体生活,应帮助儿童熟悉幼儿园的环境和规定,设法让儿童与幼儿园老师尽快亲近起来,注意培养儿童互相友爱、互相帮助,倡导善良的品德。在游戏中学习遵守规则,互相谦让,学习与他人相处。

2. **创造力**　在生活中启发性地向儿童提出问题,引导儿童自己发现问题和探索问题,促进儿童思维能力的发展。成人应有意识地引导儿童进行较复杂的智力游戏,增强其思维能力和动手能力,培养儿童的想象力和创造力,开发儿童智力。

3. **独立生活能力**　儿童的自理能力逐渐增强,此期是培养良好的饮食、睡眠及大小便习惯的关键时期。此外,应逐步培养儿童独立穿衣、刷牙、洗脸、进食、洗澡等自理能力。良好的家庭氛围及教养方式可以培养儿童懂礼貌、爱劳动、尊老爱幼的优良品质及积极的个性。

4. **意志能力**　游戏或学习过程中,有意识地培养儿童克服困难的意志,增强其自觉、坚持、果断和自制的能力。安排儿童学习手工制作、绘画、弹奏乐器、唱歌和跳舞,参观动物园、植物园和博物馆等活动,培养他们多方面的兴趣和想象、思维能力,陶冶情操。

(五) 意外伤害预防处理

学龄前期儿童能独立行走,活动能力增强,活动范围增大,求知欲强,又受好奇心的驱使,愿意探索,会做出攀高、窗外观望、随便吃药物及食品、触摸电器、玩火等危险行为,所以容易发生严重外伤、急性中毒、触电、坠落伤及烧伤等意外事件,是意外事故的高发人群,因此,安全教育仍是此期的重要保健内容。

1. **气管异物吸入(气道堵塞)**　是指各种异物不慎被儿童吸入呼吸道,异物可能停留呼吸道任何部位,重者可造成窒息立即死亡。

(1)预防措施:教育儿童不可躺在床上吃饭或边跑边吃饭;进食时不随意说话,不嬉笑、哭闹;不给儿童强行灌药;改正口中含东西的不良习惯。

(2)急救处理:①拍背法,即让小儿趴在救护者膝盖上,头朝下,托其胸,拍其背部,使小儿咯出异物;②催吐法,即用手指伸进口腔,刺激舌根催吐,适用于较靠近喉部的气管异物;

③胃部挤压法,即救护者抱住患儿腰部,用双手示指、中指、无名指顶压其上腹部,用力向后上方挤压,压后放松,重复而有节奏地进行,以形成冲击气流,把异物冲出;④鼓励儿童咳嗽。上述方法未奏效时,应分秒必争尽快送医院耳鼻咽喉科,呼吸停止给予口对口人工呼吸。

2. 交通事故　当前儿童道路交通事故呈现高发趋势。近年来,我国死于车祸的人数每年都超过 10 万人。

(1)预防措施:开展交通安全常识的普及和宣传,培养自觉遵守交通规则的意识,教会儿童熟悉各种交通信号和标志;学龄前儿童过马路时,家长要牵着他们的手,不要在人多或者车多的公路上独自行走,不可在街道、马路上踢球、溜旱冰、追逐打闹以及学骑自行车等;注意乘车安全:儿童坐汽车时,不能坐在第一排,必须使用安全座椅。坐车时应坐稳,不要将头、手伸出窗外。不要在汽车、拖拉机下面玩耍或睡觉。

(2)急救处理:①头部外伤。将患儿头偏向一侧,防止呕吐时胃内容物进入呼吸道,引起呼吸道堵塞窒息;急送医院,进一步处理。②胸部外伤。立即取半卧位,如胸壁有伤口,应迅速将伤口包扎封闭;如肋骨骨折,应制动,速送医院。③腹部脏器损伤。如腹壁破裂,内脏膨出,应把内脏放在突出的部位,拿容器扣住,不要把内脏放入腹腔内,以免造成腹腔感染。④出血。制动、止血:可用包扎、指压、止血带结扎等压迫止血。⑤骨折。可临时找小夹板或树枝等物,将患肢包扎、固定,将骨折上下两个关节同时固定,千万不可未经固定,随意搬动骨折的肢体,以免加重骨折,甚至使骨刺刺伤动脉和神经,情况不明也不能搬动。⑥呼吸心跳停止。及时就地进行心肺复苏。

3. 跌落伤　学龄前儿童在幼儿园内喜欢追逐打闹、爬高,但自我控制和应急反应能力差,易发生跌落伤。学龄前儿童跌落伤主要发生在幼儿园,大多与体育活动有关。由于男孩生性好动,活动范围广,跌落伤发生率高于女孩。

(1)预防措施:在公共游戏场所应多铺设革质地面或橡胶地面;家庭窗户安装窗栏,在洗手间铺设防滑瓷砖;儿童应在老师或家长的指导下进行体育运动,并佩戴适当的防护用品;儿童不要独自站在桌椅等高处,下楼梯时要排好队按顺序下,不能推搡。

(2)急救处理

1)软组织挫伤或擦伤:首先检查伤口的大小、深度、有无严重污染及异物存留,应及时用冷开水或肥皂水洗净伤口,并清除异物,重者需消毒包扎。

2)肢体骨折:固定位置,包扎止血;小儿跌落伤后如伤情很重,出现意识不清、休克或颅脑损伤等情况,应立即送往医院进一步检查及急救。

4. 烧烫伤　包括火焰的高温以及强酸、强碱、X 线、原子能射线等与身体接触后使组织受到的损伤;无火焰的高温物体(如开水、热油)接触身体而引起的组织损伤。烧烫伤的伤疤可能终身难以修复。

(1)预防措施:家中暖瓶、饮水器儿童不要碰;家长在厨房做饭菜时,儿童不要进厨房,更不能乱抓乱摸厨房里的东西;不能乱开煤气开关;微波炉中刚取出的食物,儿童不要碰;电饭煲等热容器当盛有热的食物时不要放在地上和低处。儿童不能碰,更不能把电饭煲碰倒;洗澡时要检查水温,以免烫伤皮肤。喝水喝稀饭时不能太烫,以防烫伤口腔和食管黏膜。

（2）急救处理

1）一般的小面积轻度烧伤：①未起水疱时，立即用冷水冲或浸泡，一般时间在15~30min，可用干纱布轻轻外敷，切勿揉搓，以免破皮；②已起水疱，尤其是皮肤已破，切不可用水冲，不可弄破水疱，有衣服粘连不可撕拉，可剪去伤口周围的衣服，及时用冰袋降温。

2）大面积烧伤和重度烧伤：切不可擅自涂抹任何东西，保持创面清洁完整，用清洁的床单或衬衫盖住伤口，立即送往医院做首次处理。化学用品如酸引起的灼伤：不可用凉水冲，要先用布擦干，并立即送往医院；伤口表面不可涂抹酱油、牙膏、外用药膏、汞溴红溶液（红药水）、甲紫（紫药水）等，应到医院处理。

5. 电击伤　俗称触电，通常是指人体直接触及电源或高压电经过空气或其他导电介质传递电流通过人体时引起的组织损伤和功能障碍，重者发生心跳和呼吸骤停。

（1）预防措施：经常检修各种电器安装是否符合安全标准，电线、电器是否漏电，及时发现和排除隐患；儿童不要玩弄和拆装灯头、插座、电线和电器等，室内插座应安装在儿童接触不到的地方；在没有断开电源之前，不要用湿手或湿抹布擦电器；风雨之际更易发生漏电，若发现电线断落切不可走近，更不能用手去摸；雷雨时不要在电线下、电线杆旁或高屋墙檐下避雨，以防雷击。

（2）急救处理：使触电者脱离电源；轻度电击伤无须特殊处理，密切观察心脏、血压和呼吸变化，并警惕迟发性电休克的发生；呼吸、心搏骤停时，应立即进行心肺复苏术。

6. 误食　由于好奇心及对新鲜事物的探索，儿童经常发生误食。常见的有误食药物、纽扣、硬币、打火机、玻璃球等。

（1）预防措施：妥善保管家中的各类物品，如带尖头的用具和小件物品；清理家中死角；药品放置在儿童不易接触到的地方；教会儿童辨别哪些物品不能吞食。

（2）急救处理：避免儿童窒息以及判断是否需要催吐，误服药物应催吐，缩短药物在体内的时间；误服化学物品，不能催吐应立即送医；误食物品时发生呼吸困难，应立即使用海姆立克急救法。

四、托幼机构健康管理

托幼机构是儿童集体生活的场所，也是为儿童提供适合年龄的卫生保健和环境的场所。学龄前期儿童基本进入幼儿园，因此社区护士应与家长、老师密切联系，并通过卫生监督、安全监督、营养监督等促进和确保幼儿园环境整洁、照明良好、锻炼安全、营养合理，为儿童提供安全、健康的生存环境。

（一）协助制订托幼机构卫生保健制度并监督其执行情况

社区护士可培训指导托幼机构的儿童保健工作，促进儿童的健康管理。托幼机构的卫生保健制度包括儿童生活制度、营养管理制度、体格锻炼制度、健康检查制度、卫生消毒制度、传染病隔离制度、预防疾病制度、安全制度、卫生保健登记统计制度和家长联系制度等。

（二）协助完成儿童健康检查

1. 入园儿童体检　要求准备入园的儿童必须经指定医疗机构，按照统一要求进行全面体格检查，并统一填写"儿童健康检查表"。入园前体检内容包括身高、体重、五官及全身各器官的体格检查、胸部 X 线检查,3 岁以下儿童要进行佝偻病检查。入园应询问并记录儿童既往史、传染病史、过敏史、家族病史及生活习惯等情况。患传染病的儿童应及时隔离,痊愈后入院前必须递交医疗单位的证明。对有传染病接触史的儿童,必须经过医学观察,观察期满且无症状再复查,正常者可入园。

2. **离园再入园体检**　在园儿童,只要离园 3 个月以上,要求再入园者须重新体检,体检内容同 "入园儿童体检"。对有传染病接触史的离园儿童要进行检疫。

3. **转园儿童体检**　如果是在园健康儿童不需要重新体检,只需持 "儿童转园健康证明" 即可直接转园。

在体检过程中发现体弱儿童,即患有反复呼吸道感染、消化道感染、贫血、佝偻病、营养不良、先天畸形、慢性病等疾病的儿童时应专案管理,定期测量儿童的体重和进行体格检查,发现异常及时纠正,同时做好体弱儿童的生活护理,指导他们进行力所能及的户外活动和体格锻炼。

(三) 儿童膳食管理

指导托幼机构加强儿童的膳食管理,做到:

1. 儿童饮食应由专人负责,接受社区卫生人员的监督。

2. 依据儿童年龄和生长发育的需求制订食谱,定期更换。

3. 计算儿童进食量及各种营养素的摄入量,发现问题及时纠正。

4. 职工膳食应与儿童膳食严格分开。

(四) 做好托幼机构教师及家长的健康教育

定期向托幼机构职工以及幼儿家长宣传预防常见病、多发病的知识,强调体格锻炼,提高儿童的抗病能力;加强托幼机构环境卫生及个人卫生,做好消毒隔离,各种流行病发生季节避免让儿童到人多的地方,以免被传染。教会儿童及托幼机构教职工预防意外伤害的知识,儿童游戏和生活设施需经常检修。

五、常见健康问题的预防和护理

(一) 常见传染性疾病

1. **水痘**　由水痘 - 带状疱疹病毒引起的儿童常见急性传染病。其临床特征为全身症状轻微,皮肤、黏膜分批出现迅速发展的斑疹、丘疹、疱疹与结痂,具有高度传染性。小儿初次感染表现为水痘,痊愈后获得部分免疫力。曾患过水痘的儿童或成人潜伏再发则表现为带状疱疹,一般预后良好。患者是唯一传染源,自出疹前 1~2d 至皮疹干燥结痂为止均有传染性。传播途径主要通过飞沫和直接接触传播,被污染的衣物、玩具、用具等都具有传染性,在近距离内通过健康人的间接传染也有可能,故需严格隔离,应特别注意患者在住院期间的医院内传播。人群对水痘普遍易感,以 1~6 岁儿童发病率最高,冬春季多见。本病传染性极强,易感者接触患者后约 90% 发病,病后可获得持久免疫。

(1)表现:潜伏期 10~21d,平均 14d,典型水痘可分前驱期和出疹期。

1)前驱期:婴幼儿常无症状或症状轻微,年长儿童及成人则有畏寒、发热、乏力、头痛、咽痛、背痛、肌痛、咳嗽及少见的关节痛,持续 1d 左右。此期偶有猩红热样、麻疹样或前麻疹样皮疹,此期持续 2~3d。

2)出疹期:发热数小时或 1~2d 后,首先于躯干、头部,之后逐渐延及面部及四肢,初为红斑疹,数小时后变为丘疹,然后变为疱疹。疱疹表浅壁薄,多呈椭圆形,直径 3~5mm,周围有稍凸起的红晕,疱疹初如露珠水滴,后变为混浊,常伴有瘙痒,经 1~3d 后结痂,1 周左右脱痂,一般不留瘢痕。水痘皮疹呈向心性分布,大多在躯干、胸背、面部易受刺激处,四肢相对较少,分批出现。常在同一部位同时存在斑丘疹、疱疹及结痂,后期的皮疹可停留在斑丘疹阶段,口腔、咽部或外阴等黏膜处也可发生浅表疱疹,破溃后形成溃疡、有疼痛。皮疹愈多,全身症状愈严重。

(2)预防与护理

1)休息与营养:发热期应卧床休息,给予充分水分,亦给予易消化的饮食,并适当口服维生素 B 和维生素 C。

2)皮肤护理:衣服宜宽大、柔软,被子、垫褥应平整和勤换洗;保持手、皮肤及口腔清洁,修剪指甲,必要时包裹双手,防止抓破皮疹。皮疹较重者不宜洗澡或擦浴,婴儿需随时清理大小便,保持臀部皮肤清洁干燥。皮肤瘙痒者可涂擦含 0.25% 冰片的炉甘石洗剂或 5% 碳酸氢钠溶液。疱疹有破裂者,局部可涂擦 2% 甲紫或者抗生素软膏。

3)慎用皮质激素:一般忌用皮质激素,若因其他疾病已采用皮质激素治疗的患者,感染水痘后应酌情尽快停用或减少激素用量。但在病程后期,水痘结痂后有严重合并症,仍可酌情应用皮质激素。

4)预防:采取呼吸道隔离和接触隔离。隔离期为出疹后 7d 或至全部疱疹干燥结痂为止,对易感儿童接触者医学观察 21d,加强通风换气。托幼机构宜采用紫外线消毒,对有细胞免疫缺陷者、免疫抑制剂治疗者、患有严重疾病(白血病等)者,可用带状疱疹免疫球蛋白(zoster immunoglobulin,ZIG)5mL 肌内注射,接触后 72h 内注射有预防功效。近年对水痘高危人群试用减毒活疫苗,对自然感染的预防效果为 46%~100%,并可持续 10 年以上;无并发症的水痘患者,可在医务人员指导下实行家庭隔离治疗,严防与易感儿接触。有并发症的患者应住院隔离治疗;患者的呼吸道分泌物及其使用过的被服等均需消毒处理,一般消毒剂、煮沸、日光暴晒均可达到消毒目的。

2. **麻疹**　由麻疹病毒引起的急性呼吸道传染病,是一种自限性疾病,具有高度传染性。麻疹患者是唯一的传染源,病毒通过呼吸道进行传播,与患者密切接触或直接接触患者的鼻咽分泌物,亦可被传染。

(1)表现

1)前驱期:通常持续 3~4d,表现为发热、咳嗽、喷嚏、咽部充血等上呼吸道感染症状;结膜充血、流泪、畏光等结膜炎表现;科氏斑,为麻疹早期的特异性体征,常在出疹前 1~2d 出现,初期见于上、下磨牙相对的颊黏膜上,如沙粒大小的灰白色小点,周围有红晕,出疹后逐渐消失。

2)出疹期:麻疹皮疹多在发热 3~4d 后出现,始于面部,然后自上而下蔓延至躯干、四肢,最后可达手掌和足底,皮疹初为压之退色的红色斑丘疹,没有痒感,之后部分皮疹融合成片,颜色加深,可有瘀点。期间体温可高达 40℃,皮疹出现后 2~3d 体温达到峰值,咳嗽加剧,患儿可出现嗜睡或烦躁不安。

3）恢复期：出疹后 3~4d 开始退热，食欲、精神逐渐转好，皮疹按出疹顺序开始消退，先出先退，疹退后皮肤留有棕褐色色素沉着伴有糠麸样脱屑。

（2）预防与护理

1）休息：绝对卧床休息至皮疹消退，体温正常。

2）皮肤护理：每日用温水擦浴、更衣 1 次，忌用肥皂。保持床单整洁干燥、柔软、皮肤清洁。勤剪指甲，防止抓伤皮肤继发感染。如透疹不畅，可用鲜香菜煎水服用并抹身，以促进血液循环和透疹。

3）五官护理：室内光线宜柔和，常用生理盐水清洗双眼，再滴入抗生素滴眼液或眼膏，可加服维生素 A 预防眼干燥症。不让小儿用手揉眼，防止呕吐或泪水流入外耳道，发生中耳炎。及时清除鼻痂，翻身拍背助痰咳出，保持呼吸道通畅。加强口腔护理，多喂水，可用生理盐水含漱。

4）饮食护理：发热期间给予清淡易消化的流质饮食，如牛奶、豆浆、蒸蛋羹等。经常更换食物品种，并做到少量多餐，以增加食欲，利于消化。多喂开水及热汤，利于排毒、退热、透疹。恢复期应添加高蛋白、高维生素的食物，指导家长做好饮食护理，无须忌口。

5）及时报告疫情，预防流行：麻疹流行主要因素取决于易感人群及传染源，所以应采取以接种麻疹疫苗为主的综合性防治措施。我国采用麻疹减毒活疫苗对 8 月龄婴儿实行初次接种，7 周岁再加强一针，对已患麻疹患儿应采取呼吸道隔离至出疹后 5d。有并发症者延至出疹后 10d，接触的易感儿隔离观察 21d。室内应通风换气并进行空气消毒，患儿衣被及玩具暴晒 2h。减少不必要的探视，预防继发感染。流行期间不带易感儿童去公共场所。托幼机构暂不接纳新生。为提高易感者免疫力，对 8 月龄以上未患过麻疹的小儿可接种麻疹疫苗。接种后 12d 血中出现抗体，1 个月达高峰，故易感儿接触患者后 2d 内接种有预防效果。对年幼体弱的易感儿童肌内注射人血丙种球蛋白或胎盘球蛋白，接触后 5d 内注射可免于发病，6d 后注射可减轻症状，有效免疫期 3~8 周。

3. 流行性腮腺炎　是儿童和青少年常见的急性呼吸道传染病。其由腮腺炎病毒引起，临床特征为发热和腮腺非化脓性肿胀、疼痛。病毒可累及各种腺组织、神经系统及心、肝、肾、关节等器官，因而易并发脑膜脑炎、睾丸炎、胰腺炎、乳腺炎、卵巢炎等。早期患者和隐性感染病例为传染源。通过飞沫经呼吸道传播，人群普遍易感，病后可获得持久免疫力。

（1）表现：潜伏期 8~30d，平均为 18d。患者大多无前驱期的症状，而以耳下部肿大为首发症状。少数病例可出现肌肉酸痛、食欲减退、倦怠、头痛、低热、结膜炎、咽炎等症状。本病起病大多较急，有发热、寒意、头痛、咽痛、食欲不佳、恶心、呕吐、全身疼痛等症状。数小时至 1~2d 后，腮腺即显肿大。腮腺肿大特征性显著，一侧先肿胀，也有两侧同时肿胀者，一般以耳垂为中心，向前、后、下发展，状如梨形而具坚韧感，边缘不清。当腺体肿大明显时出现胀痛及感觉过敏，张口咀嚼及进酸性饮食时更甚。局部皮肤张紧发亮、表面灼热、有轻触痛。颌下腺或舌下腺也可肿大，腮腺四周的蜂窝组织亦可呈水肿。舌下腺肿大时可见舌及颈部的肿胀，可出现吞咽困难。

（2）预防与护理

1）休息与饮食：保持病房安静，发热期及有并发症者均应卧床休息。退热及轻症患儿可允许在室内活动,但要适当限制活动,不可劳累。患儿可因张口及咀嚼食物使局部疼痛加重,宜给予富有营养、易消化的半流质或软食,如稀饭、面汤、面条等。不宜给予酸、辣、甜味及硬而干燥的食物,以免刺激唾液腺分泌增多,但因排出受阻而致腺体肿痛加剧。

2)疼痛护理:急性期卧床休息,保持口腔清洁,协助患儿饭后、睡前用生理盐水或漱口液漱口,常规给予如意金黄散或青黛散调醋敷局部。每日 1~2 次,疼痛较剧者,可进行腮腺局部间歇冷敷。忌酸辣饮食,以防加剧疼痛。

3)隔离患儿至腮腺肿胀完全消失后 1 周,对密切接触者观察 21d。注意观察有无发热或单、双侧腮腺肿胀。

4)传染病流行期间,托幼机构应加强晨检、全日观察,早期发现患儿及时隔离,观察期不能接收或转出儿童。腮腺炎流行季节,儿童活动室、卧室勤通风换气,勤晒被褥。

5)药物预防:可用板蓝根颗粒连服 3~5d。

6)预防接种:可接种流行性腮腺炎减毒活疫苗。

4. 手足口病　是由肠道病毒引起的传染病,以柯萨奇 A 组 16 型(CoxA16)、肠道病毒 71 型(EV71)多见。多发于学龄前儿童,以 3 岁以下年龄组发病率最高。患者和隐性感染者均为传染源,主要通过消化道、呼吸道和密切接触等途径传播。感染后 1~2 周可以从咽部排出病毒,3~5 周从粪便中排出病毒,疱疹液中含大量病毒,破溃时病毒溢出。儿童通过接触被病毒污染的手、毛巾、手绢、牙杯、玩具、食具、奶具以及床上用品、内衣等引起感染,也可通过患儿咳嗽及唾液传播;另外饮用或食入被病毒污染的水和食物也可发生感染。发病高峰主要为 5—7 月份,冬季发病较为少见。流行期间可发生幼儿园集体感染和家庭聚集发病现象。

(1)表现:潜伏期多为 2~10d,平均 3~5d。

1)普通病例:急性起病,发热,口腔黏膜出现散在疱疹,手、足和臀部出现斑丘疹、疱疹,疱疹周围可有炎性红晕,疱内液体较少。可伴有咳嗽、流涕、食欲减退等症状。部分病例仅表现为皮疹或疱疹性咽峡炎。多在 1 周内痊愈,预后良好。部分病例皮疹表现不典型,如单一部位或仅表现为斑丘疹。

2)重症病例:少数病例(尤其是<3 岁者)病情进展迅速,发病 1~5d 出现脑膜炎、脑炎(以脑干脑炎最为凶险)、脑脊髓炎、肺水肿、循环障碍等,极少数病例病情危重,可致死亡,存活病例可留有后遗症。

(2)预防与护理

1)饮食营养:若夏季患病,容易引起脱水和电解质紊乱,应适当补充水分和营养,卧床休息,多喝温开水。患儿因发热、口腔疱疹导致胃口较差、不愿进食,宜进食清淡、温性、可口、易消化、柔软的流质或半流质食物,禁食冰冷、辛辣、咸等刺激性食物。注意饮食卫生,食物要新鲜,忌喝生水、吃生冷食物。患儿单独使用水杯、餐具。

2)口腔护理:患儿会因为口腔疼痛而拒食、流涎、哭闹不眠,要保持患儿口腔清洁,饭前饭后用盐水漱口,对还不会漱口的患儿,可用棉棒蘸盐水轻轻地清洁口腔,将维生素 B$_2$ 粉剂涂抹于口腔糜烂部位,或涂鱼肝油,亦可口服维生素 B$_2$、维生素 C,辅以超声雾化吸入,以减轻疼痛,促进糜烂早日愈合,预防细菌感染。

3)皮疹护理:患儿衣服、被褥要清洁,衣着要舒适、柔软,经常更换;剪短患儿指甲,必要时包裹患儿双手,防止抓破皮疹;臀部有皮疹的患儿,应及时清理大小便,保持臀部皮肤清洁干燥;手足部皮疹初期可涂炉甘石洗剂,待有疱疹形成或疱疹破溃可涂 0.5% 聚维酮碘;注意保持皮肤清洁,防止感染,如有感染需用抗生素及镇静止痒药等。

4)观察病情变化及对症处理:定时测量患儿体温、脉搏、呼吸。小儿手足口病一般为低热或中度发热,无须特殊处理,可让患儿多饮水。体温 37.5~38.5℃的患儿,给予散热、多喝水、洗温水浴等物理降温。观察有无出现精神差、嗜睡、易惊、谵妄、头痛、呕吐、肢体抖动、肌阵挛、无力、惊厥等症状;体征可见脑膜刺激征、腱反射减弱或消失,或有频繁抽搐、呼吸困难、发绀、血性泡沫痰、肺部啰音、休克、循环功能不全等表现。加强监测,警惕重症病例,一旦发生应立即通知医生配合抢救处理。

5)个人预防:饭前便后、外出后要用肥皂或洗手液为儿童洗手,不要让儿童喝生水、吃生冷食物,避免接触患病儿童;看护人接触儿童前、替幼童更换尿布、处理粪便后均要洗手,并妥善处理污物;婴幼儿使用的奶瓶、奶嘴使用前后应充分清洗;本病流行期间不宜带儿童到人群聚集、空气流通差的公共场所,应注意保持家庭环境卫生,居室要经常通风,勤晒衣被;儿童出现相关症状要及时到医疗机构就诊;轻症儿童不必住院,宜居家治疗休息,以减少交叉感染;居家治疗的儿童不要接触其他儿童,父母要及时对患儿的衣物进行晾晒或消毒,对患儿的粪便及时进行消毒处理。

6)家庭消毒指导:手足口病的病原体可在粪便、玩具、物体表面等存活一段时间,消毒可切断传染病的传播途径,因此对这种传染病的病原体必须进行消毒。根据患儿的家庭情况,社区护士应给予针对性指导并教会家长配制消毒液。要求家长每日给患儿房间定时开窗通风,保持空气新鲜、流通。注意患儿个人卫生,勤洗澡、勤换衣。饭前便后及活动后督促患儿用肥皂或洗手液流动水洗手。嘱家长返园时间为:症状消失后 1 周,并需地段保健科开具返园证明方可入园。发病后第 7 日社区护士应进行第 2 次访视,重点询问患儿病情转归情况,消毒隔离落实情况,有无并发症等,患儿情况是否良好,家庭消毒是否到位。

(3)流行病学调查:接到网络直报后,48h 内进行初次传染病访视,与儿童家长沟通,核实诊断,进行流行病学调查。询问是否生活在手足口病流行区。询问在发病前一周内有无密切接触过手足口病患者,或者有明确的传染给他人的证据;幼儿园儿童应询问园里是否有人患手足口病,是否到过人员密集、卫生状况不佳、通风不良的公共场所,同时要注意患儿年龄及发病季节。

(4)针对患儿托幼机构等集体单位的健康指导:教室和宿舍等场所要保持良好通风;每日对玩具、个人卫生用具、餐具等物品进行清洗、消毒;进行清扫或消毒工作(尤其清扫厕所)时,工作人员应穿戴手套,清洗工作结束后应立即洗手;每日对门把手、楼梯扶手、桌面等物体表面进行擦拭消毒;教育指导儿童养成正确洗手的习惯和方法;每日进行晨检,发现可疑患儿要对其采取及时送诊、居家休息的措施,对患儿所用物品立即进行消毒处理;患儿增多时要及时向卫生和教育部门报告,根据疫情控制需要,当地教育和卫生部门可决定采取托幼机构或小学放假措施;5 岁以下儿童可接种 EV71 型手足口病疫苗,免疫程序为 2 剂次,2 针间隔 1 个月。

(二) 常见非传染性疾病

1. **单纯性肥胖**　肥胖症是由于长期的能量摄入超过人体消耗,使体内脂肪积聚过多,体重超过一定范围的一种营养障碍性疾病。体重超过同性别、同身高参照人群均值的10%~19% 为超重,超过 20% 为肥胖。超过 20%~29% 为轻度肥胖,超过 30%~49% 为中度肥胖,超过 50% 为重度肥胖。近年来,儿童肥胖症的发病率呈逐年增加的趋势,肥胖不仅影响儿童的健康,且可延续至成年,易引起冠心病、高血压、糖尿病等慢性疾病,故应加以重视,及早防治。儿童肥胖症 95%~97% 为单纯性肥胖,不伴有明显的内分泌和代谢疾病。

(1)表现:肥胖症患儿皮下脂肪丰满,但分布均匀,腹部膨隆下垂。严重肥胖者因皮下脂肪过多,使胸腹、臀部及大腿皮肤出现皮纹。体重过重走路时两下肢负荷过重,可致膝外翻和扁平足。女孩胸部脂肪堆积,应与乳房发育相鉴别,后者可触及乳腺组织硬结。男性肥胖儿因大腿内侧和会阴部脂肪堆积,阴茎可隐匿在阴阜脂肪垫中,而被误诊为阴茎发育不良。肥胖儿性发育较早,故最终身高常略低于正常儿童。严重肥胖者可因脂肪过度堆积而限制胸廓扩展及膈肌运动,致使肺通气量不足引起低氧血症、红细胞增多、发绀、心脏扩大或出现充血性心力衰竭甚至死亡,称为肥胖 - 换氧不良综合征。临床常用公式:肥胖度 =(实测体重 – 标准体重)/ 标准体重 × 100%,数值>10% 为超重,>20% 为肥胖。

(2)预防与护理

1)饮食干预:限制饮食,既要达到控制体重的目的,又要保证儿童有足够的蛋白质摄入,确保正常生长发育所需,体重下降不宜过快。由于儿童正处于生长发育阶段以及肥胖治疗的长期性,饮食应以低脂肪、低碳水化合物和高蛋白为主,保证足够的维生素和矿物质供给。限制淀粉类甜食及脂肪含量较高的食物,为满足儿童的食欲,可供给大量蔬菜和水果。

2)运动干预:鼓励患儿多运动,肥胖儿童常因动作笨拙、怕累而不愿锻炼。开始可由家长带领锻炼,鼓励进行既有效又易于坚持的运动,提高患儿对运动的兴趣,如晨间跑步、散步、做操等,逐渐增加活动量和活动时间。活动量以运动后轻松愉快,不感疲劳为原则。如果运动后疲惫不堪、心慌气促以及食欲大增,均提示活动过度。每日至少运动 30min,做到持之以恒,不要随意中断。

3)行为干预:培养良好的饮食习惯,减慢进食速度,减少非饥饿状态进食。避免边看电视或边做作业,边吃东西。控制零食,减少快餐的次数,晚餐后不加点心。多用蒸、煮、烤、凉拌方式,避免油炸方式。减少室内静坐时间,多进行户外运动。

4)心理支持:鼓励儿童坚持治疗,增加控制体重的信心,避免因家长对子女的肥胖过于忧虑,到处求医,对患儿的进食习惯经常指责而引起患儿精神紧张。引导肥胖儿童正确认识自身体态改变,帮助其对自身形象树立信心,消除因肥胖带来的自卑心理。鼓励其参加正常的社交活动和集体活动,改善社交技巧。

2. **龋齿**　俗称“虫牙”,是儿童常见的疾病之一,患病率随着年龄增长而上升,6~7 岁时达高峰。是因口腔不清洁,食物渣滓发酵产生酸类,侵蚀牙齿的釉质而形成空洞。

(1)表现:概括为患牙颜色、形状、质地呈缓慢、进行性的变化和患牙感觉异常,并由于龋齿具有进行性发展的特点,是造成牙齿疼痛、丧失咀嚼功能的主要疾病。健康的牙齿表面应该是完整、光滑、有光泽的。龋齿早期可无自觉症状,仅表现为牙齿表面出现白色斑块或黄褐色斑点;中期以后牙齿对冷、热、酸、甜敏感,牙齿外观可出现龋洞。

(2)预防与护理:培养良好的口腔护理习惯,指导家长选择安全、有效的牙膏及软毛牙刷,并教会儿童正确的刷牙方法,牙齿的 3 个面中尤其是咬合面要仔细清洁,养成每日早晚刷牙、饭后漱口的卫生习惯;可选择含氟牙膏;限制零食、糖、饮料等食物的摄入;定期进行口腔检查;及时对"第一恒磨牙"进行窝沟封闭。

3. 视力低　又称视力不良或视力低下,是指裸眼远视力达不到该年龄期儿童正常远视力标准。儿童视力低常是遗传和环境因素共同作用的结果,是儿童视觉发育过程中的常见问题。

(1)表现:裸眼视力达不到正常标准,表现为经常揉眼怕光,眼球运动不一致。看视力表有拥挤现象,看直线变虚,看直线或垂线由一条变多条。视物弯曲、变形、变远、变小。两眼视物不一致。

(2)预防与护理:改善用眼环境,养成良好的用眼习惯,避免过度用眼;均衡饮食;尽量保证每日 2h 的户外活动时间;定期进行眼病筛查和视力评估,对筛查中发现的视力异常情况及时指导就诊;强调安全教育,预防眼外伤;开展健康宣教,教会家长识别视力异常的表现,以利于早期发现儿童视力问题,及时就医。

4. 常见心理行为问题　吮拇指、咬指甲、攻击性行为、破坏性行为、遗尿等是此期儿童常见的心理行为问题。社区护士应指导家长和老师正确对待儿童的心理行为问题,帮助寻找原因,对吮拇指、咬指甲的儿童应给予更多的关爱、呵护和安全感;对有攻击和破坏性行为的儿童与之多讲道理,帮助其反省;对遗尿儿童,应避免责怪、讽刺,以免造成儿童心理障碍。

附:实践教学案例——学龄前期儿童健康管理

案例信息(供讲师)

【情景说明】

母亲带着 6 岁儿子到社区医院口腔科门诊就诊,诉其儿子近期经常牙痛,并影响到日常生活,进食及睡眠都受到影响,不愿意去幼儿园。母亲很担心儿子是否有除了龋齿以外的其他疾病,平时在家禁止儿子食用一切含糖食物。

【案例相关信息】

李表姐儿子,6 岁,顺产,健康,就读幼儿园大班,性格活泼、贪玩,喜欢吃甜食及饮料。母亲,32 岁,上海人,外企职工。父亲,33 岁,上海人,外企高管,平时工作繁忙,经常出差。该儿童平时主要由爷爷奶奶照顾。

母亲带着 6 岁儿子到社区医院口腔科门诊就诊,诉其儿子近期经常牙痛,并影响到日常生活,进食及睡眠都受到影响,不愿意去幼儿园。母亲很担心儿子是否有除了龋齿以外的其他疾病,平时在家禁止儿子食用一切含糖食物。由于不给进食甜食,儿子每日在家发脾气,也不愿和其他小朋友一起玩耍。丈夫和父母都很担心,建议她带儿子去医院看医生。

【教学目标】

1. 评估患儿的牙齿情况及心理状况。

2. 评估家庭对儿童的关心程度。

3. 对患儿进行用牙宣教、心理疏导;对患儿父母和 / 或家属进行儿童相关健康成长的知识宣教。

【评价】

详见附表 4-1~ 附表 4-3。

附表 4-1 授课者对学习者的评价

学习者姓名：_____

项目		非常好(10)	比较好(8)	一般(6)	较差(4)	备注(可将表现特别好/不好的方面写在此处)
对实施学生的评价	1. 评估学龄前期儿童的口腔卫生及心理状况					
	2. 评估母亲及家属对儿子的关注度及心理状态					
	3. 指导母亲掌握正确刷牙方法及知识					
	4. 语气、语调、示范技术的应用恰当					
	5. 应对儿童/母亲情绪变化(是否有同理心等)					
	6. 指导学龄前期儿童口腔卫生,进行疏导儿童心理健康相关知识宣教					
	个人得分					满分60分
对小组观察者的总体评价	1. 观察过程中纪律					
	2. 观察后的反馈参与度,评价方式是否恰当					
	小组得分					满分10分
总得分						满分70分

注：在相应的框里打"√"。

评价老师签名：_____

附表 4-2 SP 对学习者的评价

学习者姓名：_____

项目	非常好(10)	比较好(8)	一般(3)	较差(2)	备注(请将你认为更好的做法写在此处)
1. 关注我的情绪变化,与我平等对话,保护我的隐私					
2. 宣教的方法我能学会					
请将你直接面对实施者的反馈写在此处(注意:按照反馈的要求)					
总得分					满分10分

注：在相应的框里打"√"。

SP 签名：_____

附表 4-3 观察者对学习者的评价

学习者姓名：_____

项目	非常好 (10)	比较好 (8)	一般 (6)	较差 (4)	备注(请将你认为更好的做法写在此处)
1. 评估学龄前期儿童的口腔卫生及心理状况					
2. 评估母亲及家属对儿子的关注度及心理状态					
3. 应对患者/家属情绪变化					
4. 对儿童进行心理健康相关知识宣教					
5. 反馈技巧的自我评价					
请将你直接面对实施者的反馈写在此处(注意:按照反馈的要求)					
总得分				满分20分	

注:在相应的框里打"√"。

观察者签名：_____

学习任务单

【情景说明】

你是一名社区护士,今日接诊了一位带着6岁患儿的母亲,她儿子最近几日经常牙痛,口腔内牙齿发黑,经检查有2颗龋齿。你是患儿的儿童保健护士。

【学习任务】

评估患儿的牙齿情况及心理状况,评估家庭对儿童的关心程度,对患儿进行用牙宣教、心理疏导以及对其父母和/或家属进行相关学龄前期儿童健康成长知识的宣教。

【实施要求】

请用8~10min对患儿和/或家属进行正确的刷牙方法及相关口腔卫生知识宣教。

【知识储备】

1. 学龄前期儿童口腔监测指标以及学龄前期儿童心理发展状态评估。
2. 妈妈心理状态及相关知识评估。
3. 对妈妈及家属讲解相关知识(尤其学龄前期儿童心理发展方面)。

标准化病人信息

【情景说明】

你是一名6岁男孩,性格活泼、贪玩。不肯刷牙,平时又喜欢吃糖果、巧克力和饮料,晚上睡觉前习惯喝杯牛奶才能睡着,最近几日牙痛得厉害。经口腔医生检查后发现你有2颗龋齿,于是医生初步建议先将龋齿进行修补并进行窝沟封闭,平时注意口腔卫生,定期进行口腔检查。儿童保健护士根据你的情况,会教你正确的刷牙方法及进行相关口腔卫生知识宣教。

【对话时的性格和表现】

母亲性格比较急躁,学历较高,平时工作较繁忙。儿子主要由爷爷奶奶照顾,母亲对他关心较少,为了预防龋齿,平时在家禁止儿子食用一切含糖食物及饮料,可是爷爷奶奶会偷偷给孙子吃甜食,儿子最近几日经常牙痛不愿去幼儿园,母亲感到烦躁、焦虑。

家属表现

丈夫:很宝贝儿子,但因为工作繁忙,经常出差,平时很少有时间陪伴儿子。但保证接下来会尽量多抽出时间陪陪儿子。

爷爷奶奶:非常溺爱孙子,孙子的要求基本都给予满足。

【主要症状】

患儿喜欢吃糖果、巧克力和饮料,晚上睡觉前习惯喝杯牛奶才能睡着,最近几日牙痛得厉害,并影响到日常生活,进食及睡眠都受到影响,不愿意去幼儿园。

【个人简介】

李表姐儿子,6岁,幼儿园大班,健康。母亲,32岁,上海人,外企职工,工作繁忙。父亲,33岁,上海人,外企高管,平时工作繁忙,经常出差。该儿童平时主要由爷爷奶奶照顾。

【疾病史】

既往史:既往体健。

【SP引导性问题】

1. 与护士对话时,你可以主动询问:"护士,我儿子龋齿严重吗,除了龋齿还有其他身体疾病吗,多久能好?"

2. 当护士告诉你孩子的主要问题就是龋齿,而且不是很严重,并且是这个年龄段常见的问题。你可以主动问护士:"护士,我儿子龋齿修复后会再复发吗?"可以倾诉:"爷爷奶奶平时比较溺爱孩子,对于孩子的任何需求都会满足,因此在照顾孩子的问题上容易产生分歧。丈夫由于工作繁忙又经常出差,帮不上忙,我该怎么办?"

3. 当护士进行宣教时,涉及教给儿童正确的刷牙方法及相关口腔卫生知识宣教,你可以问:"护士,我该怎么办?",可以让护士示范给你看。

第二节 学龄期健康管理

从入小学到青春期前为学龄期。此期儿童智力发育更加成熟,对事物具有一定分析、理解能力,认知和心理社会发展非常迅速,是儿童接受科学文化教育的重要时期,也是儿童心理发展上的一个重要转折时期。学龄儿童机体抵抗力增强,发病率较低,但要注意用眼卫生和口腔卫生,端正坐、立、行姿势,防治精神、情绪和行为等方面的问题。

一、学龄期特点

(一) 生理特点

学龄期儿童体格生长仍然为稳步增长阶段,除生殖系统外其他器官的发育已接近成人水平,脑的形态已基本与成人相同,智能发育较前更成熟,分析、理解、综合能力逐步增强,已能适应学校、社会环境。视觉发育完善,智能发育更成熟,能较好地控制自己的注意力,并逐渐学会综合分析、分类比较等抽象思维方法,具有进一步独立思考能力,可接受系统的科学文化知识。6~12岁乳牙逐个被同位恒牙替换。学龄期儿童发病率较前降低,但易出现近视、龋齿等问题。

(二) 行为特点

学龄期儿童已具有了抽象概念,能够进行逻辑推理,比较客观地看待周围事物,不再以自我为中心,能理解事物的转化,即用一个法则解决相同类型的问题,并能进行可逆性思维。但是仍以具体形象思维形式为主,开始建立重量、质量、数、时间、容积等概念。此期儿童迫切想要学习文化知识和各种技能,学会遵守规则,责任心逐渐增强。追求将事情做得完美,愿意展现自我。如果在儿童完成任务或活动时给予奖励和赞扬,勤奋感就会增长,学会与他人竞争、合作、创造和自我发展。如果儿童的努力被父母忽视,认为胡闹而不被赞赏或受到嘲笑和伤害,他们会产生自卑感,因此要挖掘他们自身的勤奋潜力,增强责任感、成就感,培养创造精神。

二、健康管理内容

(一) 定期健康体检

每年1次,了解本时期的儿童及青少年的发育和健康状况,尽早发现一些表现不明显的疾病和躯体缺陷,从而得到及时治疗。

(二) 健康状况评估

重点检查是否有营养缺乏性疾病及视力、口腔、各系统发育和精神心理问题。体格检查主要包括:身高、体重、脉搏;全身检查:心、肺、肝、脾、五官检查(眼、耳、听力);口腔检查:龋齿情况;实验室检查。

(三) 建立健康档案

详见第一章第三节相关内容。

三、家庭护理指导

(一) 营养与膳食

学龄期保证儿童足够的营养摄入,食物应多样化,注意主副食、荤素及粗细的搭配,使营养成分作用互补,注意膳食中各营养成分必须满足其生长发育的需要。每日蛋白质的供应以动物蛋白为主,重视早餐和课间加餐。重视强化含铁食品的补充,以减少贫血的发生率。学龄期儿童的饮食方式和饮食习惯容易受到外界的影响,学校可开设有关营养教育的活动或者课程,对儿童进行营养知识宣教,应纠正儿童暴饮暴食、挑食、偏食、吃零食等不良饮食习惯。

（二）良好的学习及生活环境

1. **良好的学习环境** 为学龄期儿童提供良好的学习环境,包括适当的光线、合适的桌椅等。看书写字时最合适的光线为自然光线,但不要被太阳光直射到桌面上。灯光的强度,一般台灯普通钨丝灯泡需 25W,日光灯管需要 8W,12m² 左右的房间吊灯需要 20~40W。另外还要注意灯与书本的距离。座椅高度是要让儿童双脚着地,小腿与大腿呈 90° 角,双手自然放在桌面上,手肘也呈 90° 角。父母要给儿童提供一个干净、整洁的房间作为儿童的学习房,房间里面的设计要符合儿童的喜好,让儿童愿意在房间里并且安心学习。

2. 父母在生活中要以身作则,谦逊有礼,家庭和睦,家庭成员之间相互尊重,以促进儿童在和谐、有爱的环境中健康成长。学龄期儿童每日需要有户外活动、体格锻炼的机会,增强体质。可开展多样化的身体活动,增加户外活动时间。

（三）良好的行为习惯

1. **睡眠习惯** 睡眠时间个体差异较大,6~7 岁平均每日睡眠时间为 10~12h,7 岁以上为 9~10h。让儿童养成按时睡觉和起床的习惯,学校有条件可以保证片刻午睡,让儿童得以时间休息,保证儿童充沛的精力、健康的身体。

2. **用眼卫生习惯** 学龄期儿童在读书、写字时,眼睛和书本应保持 1 尺（1 尺 =1/3m）左右距离,保持正确姿势。保证教室明亮,光线充足。注意用眼习惯,教会儿童简单有效的视力保健操,定期进行视力检查,以利于尽早发现弱视、斜视、近视等,并及时就诊。

3. **正确的坐、立、行等姿势** 学龄期儿童的骨骼生长发育是一个重要阶段,儿童骨骼的可塑性很大,如果经常处于一些不良姿势,如在看书、写字、听课时歪头、弓腰、扭曲上身,在行走和站立时驼背、斜肩等,都会影响到胸廓的正常发育,造成骨骼结构畸形。

保持正确的姿势:写字时,保持头稍前倾,放在桌上的手臂等长,胸前与课桌保持 1 个拳头的距离,眼睛与书本也要保持一定距离,不能距离过近;读书、听课时,头应抬起,肩膀放平,挺直上身,两手臂自然下垂,大腿平放椅面,腰部靠椅背,两小腿与地面垂直或稍向前伸,脚平放地上,使身体放松舒适,不易感觉疲劳。站立时,两手臂自然放松下垂,挺胸收腹,休息时两足交替伸出,防止一侧长期受力。走路时,双足避免向内或向外撇;背书包最好用双肩背带的书包,单肩背书包时要注意左右肩膀交换,避免形成斜肩。

4. **良好的口腔卫生习惯** 养成每日早晚刷牙、饭后漱口的习惯。监督正确刷牙方式,可以用图或文字说明一下正确刷牙方式,限制吃含糖量高的零食,定期为儿童做口腔检查,预防龋齿。

5. **良好的学习习惯和品格** 加强素质教育,每日进行体育锻炼和户外活动,可以通过体育锻炼培养儿童的毅力和奋斗精神,通过兴趣的培养陶冶高尚情操。劳动也可以增强儿童体质,促进儿童生长发育,还可以养成其热爱劳动的习惯。通过集体生活、社会公益活动等使儿童体验人与人、人与集体的关系,良好的交往使学生体验着团结友爱、互助、荣誉感、责任心、上进心等积极情感,良好的学校教育使学生的道德感、理智感和美感都有较大的发展。

四、常见健康问题的预防和护理

（一）常见传染性疾病

1. 流行性感冒　简称流感,是由流感病毒引起的急性呼吸系统传染病,以冬春季多见。病原体为流感病毒甲、乙、丙三型及其他许多亚型,其中甲型流感病毒极易变异,常常造成暴发和流行。传染期约 1 周,以发病后前 2~3d 传染性最强。病毒以咳嗽、喷嚏、说话时产生的飞沫传播为主。人群普遍易感,感染后对同一型抗原可获不同程度的免疫力,型与型之间无交叉免疫性。

（1）表现：常突然起病,畏寒高热,体温可达 39~40℃,多伴头痛、全身肌肉关节酸痛、极度乏力、食欲减退等症状,常有咽喉痛、干咳,可有鼻塞、流涕、胸骨后不适等。颜面潮红,眼结膜外眦轻度充血。如无并发症则呈自限性过程,多于发病 3~4d 后高热逐渐消退,全身症状好转,但咳嗽、体力恢复常需 1~2 周。轻症流感与普通感冒相似,症状轻,2~3d 即可恢复。

（2）隔离：患儿应隔离治疗 1 周,或至退热后 2d。不住院患儿外出时应佩戴口罩。

（3）预防：流行期间学校应暂停集体文体活动。教室内应保持空气流通。患儿用过的餐具、衣物、毛巾、学习用具等应煮沸消毒或阳光暴晒 2h。易感者可服用金刚烷胺或金刚乙胺或利巴韦林滴鼻、中草药预防。

2. 麻疹　是由麻疹病毒引起的急性病毒性传染病,多发生于冬春两季。患儿为唯一传染源,传染性强,通过飞沫传播直接到达易感者的呼吸道或眼结膜而致感染。未患过麻疹,也未接种麻疹疫苗者均为易感人群。病后有较持久的免疫力,麻疹活疫苗预防接种后可获有效免疫力,但抗体水平可逐年下降。

（1）表现：初起症状像感冒,有发热、流鼻涕、流眼泪、咳嗽等症状,一般发热 3d 左右后出疹。出疹时,患者全身中毒症状加重,体温可达 40~42℃,精神委靡、嗜睡或烦躁不安,可有谵妄,婴幼儿常有惊厥。皮疹呈淡红色斑丘疹,呈充血性,压之退色;严重时皮疹可融合成片,呈暗红色。整个发病过程要经过 10d 左右。

（2）隔离：对患儿应严密隔离,对接触者隔离检疫 3 周;流行期间暂停接送及接收易感儿童入校。

（3）预防：主要根据麻疹在儿童中的流行病学特征进行预防、控制和管理。病室注意通风换气,充分利用日光或紫外线照射,医护人员离开病室后应洗手、更换外衣,或在空气流通处停留 20min 方可接触易感者。麻疹活疫苗是预防麻疹最有效的办法,有密切接触史的体弱、患病、年幼的易感儿应采用被动免疫。

3. 猩红热　是由 A 组 β 型溶血性链球菌引起的急性呼吸道传染病。本病的传染源为患者和带菌者,主要经空气飞沫传播,也可经被污染的生活用品、食物、破损皮肤或产道等传播。人群普遍易感,但 5~15 岁小儿易发病。

（1）表现：潜伏期为 2~12d,多数为 2~5d,起病多急骤,畏寒、发热,伴头痛,咽痛,杨梅舌,食欲减退,全身不适,恶心、呕吐。出疹期,皮疹为猩红热最重要的症状之一。恢复期,退疹后 1 周内开始脱皮,躯干多为糠状脱皮,手掌足底皮厚处多见大片膜状脱皮,甲端皲裂样脱皮是典型表现。年幼体弱患儿可因病菌在体内扩散引起败血症、脑膜炎等。在恢复期可发生变态反应性疾病,如急性肾小球肾炎或风湿热。

（2）隔离：患儿及带菌者隔离 6~7d，至咽培养连续 2 次阴性后解除隔离。

（3）预防：目前猩红热没有自动免疫制剂，预防着重于控制感染的散播。流行期间，小儿应避免到公共场所，居室应注意通风。对体弱及免疫功能低下的密切接触者，应服复方新诺明或注射青霉素预防。

（二）常见非传染性疾病

1. 近视　近视的发生和发展不仅与遗传因素相关，而且与儿童的用眼卫生密切相关。长期近视物会导致眼调节过度紧张，形成假性近视，不加以改正则会进一步形成真性近视。学龄期儿童使用电子设备时间增长，不仅会因为用眼时间过长造成眼疲劳、视物模糊、眼睛干涩，还会因在夜晚关灯玩手机，光线过强造成眼睛的疲劳，引起近视眼的发生。

预防措施：培养儿童良好的读书写字习惯，保持正确姿势。房间光线充足明亮，避免在光线太强、太弱的情况下看书、写字，不要躺在床上或者乘车时看书。连续看书 1h 左右或者看电视 0.5~1h 要稍作休息，电视机屏幕高度应稍低于眼睛，室内光线适中，积极做眼保健操活动，休息时要到户外做全身活动，每日远处眺望 3~4 次，以缓解视力紧张疲劳。学校教室的桌椅要配套，桌椅高度适宜，并定期更换座位。定期检查视力，一旦发现近视，应及时到医院进行检查和治疗。家长可以给儿童合理饮食，注意饮食中微量元素的补充，如锌、铬等。

2. 脊柱弯曲异常　主要指脊柱弯曲超出正常生理弯曲，是儿童常见的一种异常体征或疾病。

预防措施：教育儿童正确的姿势，读写时要有良好的光照条件，运动或者劳动时要注意肢体都得到全面锻炼，提倡双肩背书包，书包不宜过重，不宜睡过软的床，养成体育锻炼习惯。针对已发现脊柱弯曲异常的学生，认真分析疾病的缺陷及原因，尽早祛除危险因素，进行有针对性的治疗。

（三）常见伤害

1. 鼻出血　血液从前鼻孔或后鼻孔流出称为鼻出血。鼻出血是常见急症，在气候炎热的夏天和室温干燥的冬天，儿童很容易出现鼻出血，特别是有的儿童经常在夜间流鼻血，常令家长老师头疼不已。

（1）预防：保持房间安静、清洁，温度适宜，室内保持空气清新，经常开窗通风换气，温度宜保持在 18~20℃，空气相对湿度应 ≥60%，空气过于干燥可诱发鼻腔出血；饮食应以易消化的软食为主，多吃水果蔬菜，忌辛辣刺激性食物；应纠正患儿挖鼻、揉鼻、好奇放置异物等易导致黏膜损伤的不良习惯。

（2）急救处理：鼻中隔前部少量出血或偶尔一次出血，量不多，可用指压止血法。用拇指和示指捏住两侧鼻翼，压迫 5~10min，指压期间也可在儿童的前额用冷毛巾或冰袋冷敷，以促进血管收缩，减轻鼻出血。当儿童鼻出血较多，准备去医院的同时，可采取鼻腔填塞止血法。将卷紧的纱布条或棉花条轻轻填塞住儿童的前鼻孔和后鼻孔，并用示指和拇指紧捏两鼻翼，以压迫止血。在放入纱布条或棉花条时，要注意让纱布条或棉花条露在外面少许，以便取出。

2. 骨折　是指骨结构的连续性完全或部分断裂。该年龄段儿童比较好动，会有皮肤瘀青，甚至骨折的情况发生。尽管大部分骨折可以完全康复，但有时骨折部位的骨骼生长或关节活动程度会受到一定影响。

（1）预防：儿童进行体育活动或户外运动时应在老师或家长的指导下，并适当佩戴防护用品;对缺钙的儿童适度晒太阳以补充维生素 D,多吃含钙丰富的食品,如牛奶、鸡蛋、豆类等;生活中应提高安全意识,防止意外事故造成骨折。

(2)急救处理:受伤部位应进行包扎固定,减少疼痛,防止骨折端活动,便于搬动,有利于防止休克和骨折周围软组织进一步损害。受伤部位应进行包扎固定。开放性骨折要先用消毒纱布包扎患处,局部马上止血处理,防止进一步感染,再用夹板固定。无夹板可用木棍、树枝、竹竿等代替。包扎时,要在夹板上垫以衣服或旧布等软物,以防皮肤受损。要把伤肢的上、下两个关节固定起来,先绑骨折上端,后绑下端。动作要轻,受伤部位不要绑得太紧。迅速转运,争取在最短的时间内送医院急救。

3. 溺水 是指人淹没于水中,由于水吸入肺内或喉痉挛所致的窒息。

(1)预防:无家长或老师看护下,儿童不能私自下水游泳;儿童下水前先活动身体,避免出现抽筋等现象,游泳时让儿童穿着高质量的浮身物;教育儿童不在水中互相嬉闹,防止呛水窒息。不到不熟悉、无安全设施、无救援人员的水域游泳;不熟悉水性、水下情况不明时,儿童不要擅自下水施救。

(2)急救处理

1)迅速救上岸:最好从背部将落水者头部托起,或从上面拉起其胸部,使其面部露出水面,然后将其拖上岸。

2)清除口鼻堵塞物:让溺水者头朝下,撬开其牙齿,用手指清除口腔和鼻腔内杂物。

3)倒出呼吸道内积水:施救者半跪位,顶住溺水者的腹部,让溺水者头朝下,拍背。

4)人工呼吸:对呼吸及心跳微弱或心跳刚刚停止的溺水者,迅速进行人工呼吸,同时做胸外心脏按压。

5)吸氧:现场有医疗条件时,可对溺水者注射强心药物及吸氧。条件不足的,用手或针刺溺水者的人中等穴位。

6)脱下外套:如果溺水者身上穿着外套,要尽早脱下,湿外套会带走身体热能,产生低温伤害。

(四) 常见心理行为异常

1. 新环境入学适应困难 儿童离开幼儿园到小学,有一个逐渐适应新学校环境的过程。对新生来说,新的学校环境、新的老师和同学、新的校规校纪、新的生活学习习惯都可能是其入学适应困难的原因。

(1)主要表现:儿童常可表现为注意力不集中、害怕不安、对待学习没有兴趣、无法约束自己、甚至违反学校纪律等。

(2)处理:家长和老师务必保持警觉心态,既要尽早发现儿童入学适应困难,同时又要正确分清正常发展与异常表现的严格差异,正确引导,逐步调整。例如提前帮助儿童准备学习用品、书籍。模拟课堂学习场景、教师提问内容、参考答案准备等。认真倾听儿童内心真实想法,探究其感到害怕和不安的原因,鼓励儿童、家长与老师及时沟通反馈,帮助入学新生顺利度过适应期。必要时转介心理门诊就诊。

2. 注意缺陷多动障碍 是学龄期儿童心理卫生常见问题之一。

(1)主要表现

1)活动过多:小动作多、过分不安宁、静坐不能、喜欢恶作剧。

2)注意力缺陷:注意力保持时间达不到相应水平,易分心,容易发呆走神。

3)行为和情绪的冲动性:幼稚、克制力差、任性、易受外界刺激而兴奋。

4)学习困难:注意力不集中,对老师讲解的知识一知半解,部分存在认知功能缺陷,如视觉-空间位置障碍,把"b"写成"d"。

(2)处理:经专业医疗机构确诊的注意力缺陷多动障碍患儿,需加强教育、改变生活习惯,6岁以上者可应用中枢兴奋药,结合行为矫正疗法。

1)一般治疗:要在精神、生活和学习上培养患儿自制、自主的能力,逐步适应学校和社会的规律生活。6岁以下儿童以教育为主,尽量不用药物治疗。

2)药物治疗:适用于6岁以上患儿,遵医嘱使用中枢兴奋药,如哌甲酯(利他林)、匹莫林、苯丙胺;抗抑郁药如丙米嗪,适用于中枢兴奋药无效的患儿。

3)其他治疗:采用行为矫正疗法,如认知行为治疗、团队活动训练、躯体运动训练(感觉统合训练)等。近年来,国内外应用定量脑电图生物反馈疗法治疗本病,长期疗效满意,治疗2个疗程后可逐渐停用上述药物治疗。此外,父母应参加父母管理班培训,学习有效、正确的行为矫正方法。

3. 学校恐惧症　常因为受到挫折或批评、学习成绩不好而诱发。

(1)主要表现:表现为上学勉强,出现头痛、头晕、呕吐、腹泻、尿急等症状。早上症状多而严重,星期一明显,周末无症状,在家正常。厌学,过分的学习紧张,压力大,学习习惯不好,过多作业导致儿童易出现学习疲劳,表现为反应迟钝、记忆力减退、上课打瞌睡、性格暴躁。对学习缺乏兴趣、逃课、逃学,对老师布置的作业流于形式、学习成绩下降等。

(2)处理:应尽早转介青少年心理门诊接受系统性规范治疗。

1)药物治疗:在医生指导下使用抗焦虑药物,如阿普唑仑、劳拉西泮;抗抑郁药、β受体拮抗剂等。

2)心理治疗:行为疗法例如系统脱敏疗法、暴露疗法;认知行为治疗,即通过改变患儿对恐惧的错误认知,降低恐惧反应发生,减少症状的发生,如支持心理治疗、松弛疗法、正念疗法。同时多给予患儿鼓励、支持,防止外逃。

附:实践教学案例——学龄期儿童健康管理

案例信息(供讲师)

【情景说明】

母亲带着9岁儿子到社区医院眼科门诊就诊,诉其儿子近期看东西模糊,经常用手揉眼睛,注意力不集中,成绩下降,情绪不稳定。母亲很担心儿子眼睛有严重疾病,在家禁止其接触一切电子产品。

【案例相关信息】

李表姐儿子,9岁,顺产,健康,就读小学3年级,性格内向,不善于与人交流。其母亲,35岁,上海人,原外企职工,现全职在家。父亲,40岁,上海人,外企高管,年收入60万元。夫妻育有一子一女,女儿2岁。

母亲带着 9 岁儿子到社区医院眼科门诊就诊,诉其儿子近期看东西模糊,经常用手揉眼睛,注意力不集中,成绩下降,情绪不稳定。母亲很担心儿子眼睛有严重疾病,在家禁止儿子接触一切电子产品。儿子每日在家闹情绪,不肯做功课,成绩一落千丈。家人都很担心孩子,建议她带孩子去医院看医生。

【教学目标】

1. 评估患儿的视力情况及心理状况。

2. 评估家庭对患儿的关心程度。

3. 对患儿进行用眼宣教、心理疏导以及对家庭进行相关儿童健康成长的知识宣教。

【评价】

详见附表 4-4~ 附表 4-6。

附表 4-4　授课者对学习者的评价

学习者姓名:_____

项目		非常好(10)	比较好(8)	一般(6)	较差(4)	备注(可将表现特别好/不好的方面写在此处)
对实施学生的评价	1. 评估学龄期儿童的视力及心理状况					
	2. 评估母亲及家属对儿子的关注度及心理状态					
	3. 指导母亲掌握用药方法及知识					
	4. 语气、语调、示范技术的应用恰当					
	5. 应对儿童/母亲情绪变化(是否有同理心等)					
	6. 指导学龄期儿童掌握用眼卫生,进行疏导儿童心理健康相关知识宣教					
	个人得分					满分60分
对小组观察者的总体评价	1. 观察过程中纪律					
	2. 观察后的反馈参与度,评价方式是否恰当					
	小组得分					满分10分
总得分						满分70分

注:在相应的框里打"√"。

评价老师签名:_____

附表 4-5 SP 对学习者的评价

学习者姓名：_____

项目	非常好 (10)	比较好 (8)	一般 (3)	较差 (2)	备注(请将你认为更好的做法写在此处)
1. 关注我的情绪变化,与我平等对话,保护我的隐私					
2. 宣教的方法我能学会					
请将你直接面对实施者的反馈写在此处(注意:按照反馈的要求)					
总得分					满分 10 分

注:在相应的框里打"√"。

SP 签名：_____

附表 4-6 观察者对学习者的评价

学习者姓名：_____

项目	非常好 (10)	比较好 (8)	一般 (6)	较差 (4)	备注(请将你认为更好的做法写在此处)
1. 评估学龄期儿童的视力及心理状况					
2. 评估母亲及家属对儿子的关注度及心理状态					
3. 应对患者/家属情绪变化					
4. 对儿童心理健康相关知识宣教					
5. 反馈技巧的自我评价					
请将你直接面对实施者的反馈写在此处(注意:按照反馈的要求)					
总得分					满分 20 分

注:在相应的框里打"√"。

观察者签名：_____

学习任务单

【情景说明】

你是一名社区护士,有名母亲带着 9 岁男孩到社区医院眼科门诊检查视力,经医生检查双眼视力均为 4.8,医生医嘱滴眼药水 3 次/d,建议无法缓解时需佩戴眼镜。男孩母亲拿着眼药水,忧心忡忡,看上去比较着急和焦虑,男孩也沉默寡言,也不是很配合医生。

【学习任务】

评估患儿的视力情况及心理状况,评估家庭对儿童的关心程度,对患儿进行用眼宣教、心理疏导以及对家庭进行相关学龄期儿童健康成长的知识宣教。

【实施要求】

请用 8~10min 对患儿和 / 或家属进行用药指导和知识宣教。

【知识储备】

1. 学龄期儿童视力监测指标以及学龄期儿童心理发展状态评估。

2. 妈妈心理状态及相关知识评估。

3. 对妈妈及家属讲解进行相关知识(尤其学龄期儿童心理发展方面)。

标准化病人信息

【情景说明】

你是一名 9 岁男孩的母亲,你的儿子视力经医生检查,双眼视力均为 4.8,医生初步建议滴眼药水 3 次 /d。接着,护士会对你做用药指导及相关知识宣教。你的儿子一直沉默寡言、不愿与你交流,你看上去比较着急和焦虑。

【对话时的性格和表现】

你的性格比较急躁,学历较高,全职太太。女儿比较小,平时重心放在女儿身上,对儿子的关心减少,缺乏耐心。儿子最近情绪不稳定,学习成绩下降,沉迷于电子产品,视力受到影响,你感到烦躁、焦虑。

> **家属表现**
>
> 丈夫:很关心儿子,也非常理解太太,但因为工作繁忙,经常出差,无法顾及家庭。但保证接下来会尽量多抽出时间陪陪儿子,并为太太分担一些家庭事务。

【主要症状】

平时重心放在女儿身上,对儿子的关心减少。儿子因妈妈关注度转移到妹妹身上,他开始情绪有波动,沉迷电子产品,视力有所影响。丈夫经常不在家,无法照顾孩子,你自己比较烦躁,不够耐心,很焦虑。

【个人简介】

李表姐儿子,9 岁,男孩,小学 3 年级,健康。母亲,35 岁,上海人,原外企职工,现全职在家。父亲,40 岁,上海人,外企高管,年收入 60 万元。妹妹 2 岁。

【疾病史】

既往史:既往体健。

【SP 引导性问题】

1. 与护士对话时,你可以主动询问:"护士,我儿子眼睛严重吗,多久能好?"

2. 当护士告诉你孩子的病情不是很严重,你可以主动问护士:"护士,我儿子眼睛会再复发吗?"可以倾诉:"我家还有一个 2 岁的女儿,丈夫不在家,帮不上忙,我该怎么办?"

3. 当护士进行宣教时,涉及给儿童滴眼药水,你可以问:"护士,我该怎么操作?",可以让护士示范给你看。

第三节　青少年期健康管理

青少年期是个体由儿童过渡到成人的时期,也是人的一生中决定体格、体质、心理、智力发育和发展的关键时期。世界卫生组织将青少年期确定为年龄 10~19 岁,在儿童期之后、成人期之前人体出现增长和发育的一个阶段。青少年期的发育特征表现为一系列的形态、生理、生化、内分泌以及心理、智力和行为的巨大变化。

一、青少年期特点

（一）生理特点

此期青少年的生长发育在性激素的作用下明显加快，表现为体重、身高明显增加，体格发育呈现第2个高峰期，第二性征逐渐明显，青春期患病率和死亡率都较低。12岁是青春期开始，随之出现第2个生长高峰，身高每年可增加5~7cm，个别的可达10~12cm；体重年增长4~5kg，个别可达8~10kg。除了身高、体重迅速增长外，各脏器如心、肺、肝功能日趋成熟，各项指标达到或接近成人标准。一般情况下，女孩青春期要比男孩早1年左右，从乳房开始发育到月经初潮需2~3年，继而腋毛、阴毛长出，骨盆变大，全身皮下脂肪增多（尤其胸部、肩部等），形成女性丰满的体态。男孩胡须长出，喉结突出，声音低沉，肌肉骨骼发育坚实，形成男性的魁伟体格。

（二）行为特点

青春期身体发育迅速，使此期少年产生了成人感，在对人对事的态度、情绪情感的表达以及行为内容和方式等方面发生了明显变化，同时他们也渴望社会、学校和家长能给予他们成人式的信任和尊重。但他们的心理水平尚处于从幼稚向成熟发展的过渡时期，看待事物带有很大的片面性及表面性。在人格特点上还缺乏成人深刻而稳定的情绪体验，缺乏承受压力、克服困难的意志力。社会经验也十分缺乏，故容易出现心理冲动、心理冲突和矛盾，甚至出现严重的心理及行为偏差。

二、健康管理内容

（一）定期健康体检

每年1次健康体检，定期了解青少年的发育和健康状况，尽早发现一些表现不明显的疾病和躯体缺陷，从而得到及时治疗。

（二）体检内容

1. **一般检查**　身高、体重、血压、心率。

2. **常规检查**　内科、外科、骨科、眼科、五官科、口腔科。

3. 血常规、尿常规、肝功能、肾功能、血脂、空腹血糖、心肌酶、微量元素。

4. 心电图、X线胸片、B超（肝、胆、脾、胰、肾）等。

（三）建立健康档案

详见第一章第三节"二、社区健康档案"的内容。

三、家庭护理指导

（一）营养与膳食

1. **能　量**　每日需要量，12~15岁，男孩为10 878.4kJ（2 600kcal），女孩为10 460kJ（2 500kcal）；15~18岁，男孩为12 552kJ（3 000kcal），女孩为10 878.4kJ（2 600kcal）。

2. **蛋白质**　12~15岁男孩、女孩每日需要量均为80g；15~18岁，男孩每日需要量为

100g,女孩每日需要量为 90g。

3. **无机盐**　钙、磷、铁的需要量与儿童相似,标准较成人稍高。随着甲状腺功能的增强,碘的供应也应逐步增加,常吃海带、紫菜、淡菜等含碘量较高的食物,对预防和治疗青春期甲状腺肿大均有较好效果。

4. 维生素的供应甚为重要,维生素 D 供给不足可导致发生轻度佝偻病或骨质疏松症。

(二) 良好的学习及生活环境

1. 父母应理解并尊重青少年的生活、学习、社交等特点,给予他们属于自己的小天地,提供他们可以健康成长的家庭环境。

2. 家长应该转变传统的教育观念,加强对青少年自主学习、自主发展良好环境的创设。

3. 青少年应在舒适、安全的校园环境中学习和活动,学校应具备符合卫生要求的教室、宿舍及教学设备,有利于青少年的良好发育和身心健康。

(三) 良好的行为习惯培养

1. **卫生习惯**　加强青春期少女的经期卫生指导,注意会阴部的清洁卫生。保持生活学习规律,避免剧烈运动,不要游泳,不喝冰水,避免受凉、冷水刺激,月经期禁止坐浴。

2. **健康生活方式**　受外界不良因素的影响,青少年易养成饮酒、吸烟、沉迷网络等不良习惯,有的青少年甚至吸毒、滥用药物。应加强对青少年的正面教育,通过各种手段和方法宣传饮酒、吸烟、沉迷网络、吸毒、滥用药物所带来不良后果的严重危害,强调青少年应加强自我控制能力,对自己的生活方式和身心健康负责,增强自我保护意识,帮助其养成健康的生活习惯。

3. **睡眠习惯**　青少年需要充足的睡眠以保障迅速生长的需求,要养成早睡早起的睡眠习惯,家长应以身作则,起到榜样作用。

(四) 性教育

家长、学校和保健人员可以通过宣传手册、卫生课、主题班会、交谈等方式对青少年进行性教育,帮助其解除困惑,正确认识男女之间的区别,包括生殖器的功能与构造、第二性征、遗精、月经、妊娠、性传播疾病等知识。

四、常见健康问题的预防和护理

(一) 常见传染性疾病

1. **肺结核**　是由结核分枝杆菌引发的肺部感染性疾病,严重威胁人类健康。结核分枝杆菌的传染源主要是排菌的肺结核患者,通过空气和飞沫传播。健康人感染结核分枝杆菌并不一定发病,当机体抵抗力下降时会诱发肺结核。

(1)表现:本病初期多无明显症状。有些起病时略有发热、轻咳或食欲减退;或发热时间可达 2~3 周,伴有精神委靡、疲乏无力、盗汗、食欲减退、体重减轻等现象;有的发病较急,体温可高达 39~40℃,持续 2 周左右后降为低热。青少年可伴有神经易受刺激、容易发怒、急躁、睡眠不好,甚至腹泻、消化不良等功能障碍表现。肺部检查多无明显的阳性体征,只有在病灶周围有大片浸润或由于支气管受压造成部分或全肺不张时可叩出浊音,听到呼吸音减低或局限性干湿啰音。

(2)隔离:最好为患者准备一间空气流通、阳光充足的房间。如无条件,患者可单独睡一床,注意经常开窗通风。患者被服要经常用日光暴晒消毒,患者痊愈后,房间要进行彻底消毒。患者应减少与他人的接触,不要到公共场所。患者的用品食具、痰液、呕吐物都要消毒,特别注意痰液要吐在纸上或痰盂里,焚烧或消毒后倒去。结核病患者隔离最好的方法是肺结核专科医院住院隔离,减少对家中人员及其他人的传染机会,有益于家庭,也有益于社会。

(3)预防:加强卫生教育,使青少年懂得结核病的危害和传染方式。养成不随地吐痰的良好卫生习惯。定时对青少年进行体格检查,做到早发现、早隔离、早治疗。通过预防接种或其他方法保护易感人群。

2. 甲型病毒性肝炎　简称甲型肝炎、甲肝,是由甲型肝炎病毒(hepatitis A virus,HAV)引起的,以肝脏炎症病变为主的传染病。传染源以急性期患者或亚临床型感染多见。主要通过粪-口途径,借助食物、水和日常生活接触而传染。任何年龄均可患本病,但主要为儿童和青少年。冬春季节常是甲肝发病的高峰期,感染后可获得持久免疫力。

(1)表现:甲肝初期会出现疲乏无力、不思饮食,小便颜色加深,有时伴有发热等症状,严重时巩膜、皮肤发黄。临床分为显性感染和隐性感染两种类型。成人感染后多表现为显性感染,而儿童或老人感染后易表现为隐性感染。

(2)隔离:隔离期不得少于30d,隔离期满,连续2次肝功能正常,并由所在地街道级以上医院开具证明,方可返校。接触儿应检疫42d,检疫期间不再办理出入校手续。排泄物、餐具、用具、衣物被褥要严格消毒。

(3)预防:养成良好的卫生习惯,把住"病从口入"关,食品要高温加热,一般情况下加热到100℃ 1min即可使甲型肝炎病毒失去活性;对一些自身易携带致病菌的食物如螺蛳、贝壳、螃蟹,尤其是能富集甲型肝炎病毒的毛蚶等海、水产品,食用时一定要煮熟蒸透,杜绝生吃、半生吃以及腌制后直接食用等不良饮食习惯;接种甲肝疫苗可以提高人群免疫力,预防甲肝的发生和暴发流行;对密切接触患儿、易感儿接触后7~14d可肌内注射免疫球蛋白等进行被动免疫,对易感儿注射甲肝疫苗。

(二)常见非传染性疾病

1. 痤疮　俗称青春痘,又称为暗疮或粉刺,是一种毛囊皮脂腺的慢性炎症性疾病。好发于青年人,常见于前额、面颊部,毛孔扩大伴有黑头或白头粉刺,一般无症状。

(1)病因:主要原因与雄激素、皮脂腺和毛囊内的微生物有密切关系。也可能与遗传、饮食、胃肠道功能紊乱、环境因素、化妆品及精神因素等有关。

(2)预防措施:树立良好的心理状态和充满治愈的信念,积极配合医生进行合理的治疗;生活应有规律,保证足够的睡眠;多吃蔬菜和水果,少吃动物性脂肪、辣椒及甜食,纠正消化不良和便秘;避免长期使用油脂类化妆品、皮质激素、碘及溴化物等药物;经常用温水或含硫磺的香皂清洗患处;口服维生素 B_2、维生素 B_6、复合维生素 B 和锌制剂;严重的结节和囊肿性痤疮患者及时到医院治疗。

2. 月经失调　亦称月经不调,是妇科常见疾病,表现为月经周期或出血量的异常,可伴月经前、月经时的腹痛及其他全身症状。

(1)病因:主要发生因素如下。①精神刺激和心理创伤:都可导致月经失调、痛经或闭经。②寒冷刺激：女性经期受寒冷刺激，会使盆腔内的血管过分收缩，可引起月经过少甚至闭经。日常生活中女性应注意经期防寒避湿。③节食：少女的脂肪至少占体重的17%，方可发生月经初潮，体内脂肪至少达到体重的22%，才能维持正常的月经周期。过度节食，由于机体能量摄入不足，造成体内大量脂肪和蛋白质被消耗，致使雌激素合成障碍而明显缺乏，影响月经来潮，甚至经量稀少或闭经。④嗜烟酒：香烟中的某些成分和乙醇可以干扰与月经有关的生理过程，引起月经失调。

(2) 预防措施：青春期前应学习和了解一些卫生常识，对月经来潮这一生理现象有一个正确的认识，消除恐惧及紧张心理；经期应注意保暖，忌寒冷刺激；注意休息、减少疲劳；加强营养，增强体质；应尽量控制剧烈的情绪波动，避免强烈的精神刺激，保持心情愉快。

(三) 常见伤害

1. **运动损伤**　体育运动中，造成人体组织或器官在解剖上的破坏或生理上的紊乱，称为运动损伤。青少年无论是骨骼还是心理都处于发育期，不是那么完善，从事运动时往往具有盲目性，对自己偏爱的运动过分投入，很少考虑后果。青少年进行运动时一般很少顾及周围环境、自己对运动的承受力和所进行运动的技术掌握程度。如果在运动指导方面不到位可能会对学生造成运动伤害。

预防措施：

(1) 加强思想教育：平时加强安全教育，在体育教学、运动训练和比赛中克服麻痹思想，认真贯彻以预防为主的方针，发扬良好的体育道德风貌。

(2) 合理安排教学、训练和比赛：教师要根据学生的年龄、性别、健康状况和运动技术水平，认真研究教材，对哪些动作不易掌握、哪些技术动作容易发生损伤，做到心中有数，事先采取相应的预防措施，加强全面训练和基本技术教学。

(3) 认真做好准备活动：剧烈运动前要认真做好准备活动，准备活动内容要根据教学训练和比赛内容设定，既要有一般性准备活动，又要有专项性准备活动，使准备活动最后部分的内容与课程内容相似。

(4) 加强易伤部位的训练：循序渐进地加强易伤部位或相对较薄弱部位的训练，提高它们的机体功能，是预防运动损伤的一个积极手段。

(5) 加强保护和自我保护：每个参加体育锻炼的人都应该掌握自我保护方法，选择安全的运动环境和运动场所，不同的运动选取不同的运动用具和防护装备，学习在不同环境下不同项目中的运动知识技能。

2. **自杀**　青少年的自杀行为是个体有意识地对自己生命实施毁灭的行为。青少年时期正处于个体身心发展的剧烈变化时期，心理发展尚未成熟，情绪波动大、缺乏应对挫折的能力和技巧，因而最易出现心理冲突和心理问题的"危机期"。自杀企图是心理危机的一种突出表现。社会的急剧变革可能破坏对个体来说非常重要的社会支持和交往，甚至削弱部分人生存的信心和意志，导致自杀率上升。另外，由于部分家长和教师更看重青少年学生的学习成绩，但忽略了他们的个性培养，一些青少年心理素质比较差，个性脆弱，意志力差，缺乏挫折承受能力，社会责任感、家庭责任感比较淡薄，缺乏自我负责和对他人负责的意识及能力,因此遇到挫折和打击时可能会选择自暴自弃,放弃生命。

预防措施:

(1)开展生命教育,保障心理健康:教育的重点是帮助青少年认识到生命人只有一次,生命不仅属于自己,也属于家庭和社会,一个人无权对自己的生命做出不负责任的选择。让每一位青少年都有正确的"生命观"。

(2)建立健全社会支持体系:让预防青少年自杀的宣教走进社区,通过热线、志愿者、家庭、学校、医院和政府的共同合作,让每个遇到心理问题的青少年得到及时、必要的帮助,减少由心理疾患引起的自杀。

(3)建立自杀预防控制中心,设立专门针对青少年的窗口:对部分有严重心理疾病的青少年要进行重点保护。根据个体的实际情况,制订不同的方案。有针对性地对其进行必要的治疗,医院和心理辅导师共同实施帮助。

(4)加强人生观、价值观教育:指导青少年掌握有效解决问题的方法,控制自己情绪的方式,建立良好人际关系的方法,提高他们的自我价值。

(四)常见心理行为与问题

1. 早恋 是指发生于 18 岁以前,异性或者同性之间希望得到密切的联系,感情得到进一步加深,从而获得一种特殊的超越同学友情的感情需求。

处理:

(1)引导青少年学习异性的优点,无论是男性的勇敢和决断,还是女性的细心和自觉。当一个青少年具备这些特质后,他 / 她就会很有吸引力。

(2)引导青少年识别什么是成熟的爱情,什么是不成熟的爱情,鼓励青少年在爱情中追求共同的梦想,学会在好感中了解异性的需求,在行动中理解爱情的真谛。

(3)引导青少年学会自我完善,认识爱情不仅是寻找最佳伴侣,也是做最好的自己。爱情就是在与异性交往中不断改掉自己的缺点,完善自己的人格。

2. 性自慰 是指用手刺激或摩擦自己的外生殖器,以获得性快感和性满足的一种自慰性行为。自慰在青少年中非常普遍,适度自慰不是可耻的行为。无法自控的自慰会引起身体疲劳、注意力不能集中、学习生活受到影响,使青少年产生自责、自罪、恐慌等不良情绪反应。

处理:

(1)教育青少年适度、适当、适时的性自慰是不关乎道德的,是满足自己生理需求,而且不会对身心造成伤害的正常活动。

(2)对于青少年出现的自慰现象,应正确引导,鼓励其多参加课外活动以转移注意力,减轻压力。晚上睡觉时可保持侧卧,穿宽松的内裤,保持生殖器清洁。帮助青少年加强对自身的防护,保持一个健康的心态。

3. 网络成瘾 是指长时间和习惯性沉浸在网络时空当中,对互联网产生强烈的依赖,以致达到了痴迷的程度而难以自我解脱的行为状态和心理状态。如果断绝网络则可能表现为抑郁、易激惹、情绪烦躁等戒断症状。长期沉迷于网络对身体造成伤害,对学习、对正常交往都带来影响。

处理和预防：

（1）处理：网络成瘾的治疗仍处于探索阶段。临床分别从心理治疗和药物治疗等角度尝试性地治疗网络成瘾的学生，如焦点解决短期疗法为主的心理社会干预等治疗方法。虽然各种治疗方法均有一定疗效，但由于网络成瘾的诊断、治疗效果的评定均缺乏公认的标准，故各种干预防范的实际意义很难评定。

（2）预防：网络成瘾的预防要注重综合防治，多部门配合。从网络成瘾的影响因素出发，有的放矢，提高预防效果。①针对易感人群的个体心理特征进行预防。例如抑郁、自卑、孤独、社交焦虑、缺乏有效防御机制、追求即刻满足等，导致回避社会现实的苦恼，很容易转向虚拟的网络去实现个人心理的满足。②改变社会环境，特别是改变家庭环境进行预防。父母对子女过多的惩罚、干涉、拒绝、否认等，都不利于子女形成健康人格。家庭亲密度低、对家庭不满意的个体以及遭遇不良生活事件、人际关系冷漠等都容易造成网络成瘾。③基于网络本身特点，加强网络成瘾相关知识宣传教育。家庭、学校、社会要加强宣传教育，形成合力，引导学生理性上网、安全上网、健康上网。

4. 品行障碍　是指青少年期出现的持久性反社会行为、对立违抗行为、攻击性行为，这些异常行为严重违反了相应年龄的社会规范和道德准则。主要表现为逃学、打架、说谎、酗酒、偷窃、欺诈、破坏行为、攻击他人等品行问题，严重时会造成犯罪。

处理：对于有品行障碍的青少年不应采取体罚的方式，可在制止其行为后，带其到安静的地方自我反省，学会控制自我。应理解并尊重青少年，帮助其使用适当的社会能接受的方式发泄情绪，同时帮助他们获得团体的认同。帮助其仔细分析原因，给予正确引导，避免斥责和体罚。

附：实践教学案例——青春期健康管理

案例信息（供讲师）

【情景说明】

一位 14 岁女孩在母亲的陪同下到社区医院妇科门诊就诊，主诉其腹部剧烈疼痛，手脚发冷，被同学发现裤子上有血迹，情绪焦虑。母亲非常担心女儿病情。

【案例相关信息】

张堂哥女儿，14 岁，独生女，健康，就读初二，性格开朗，学习刻苦，成绩优秀。母亲，35 岁，初中文化，在上海打工；父亲，38 岁，初中文化，来上海打工。

女孩主诉上课时忽然腹部剧烈疼痛，面色苍白，被同学发现裤子上有血迹，老师担心学生，打电话通知其家长。女孩母亲非常担心，立即陪同其来医院就诊。

【教学目标】

1. 评估女孩腹痛程度。

2. 评估女孩的心理状态。

3. 对女孩及家属进行经期的相关知识宣教以及心理疏导。

【评价】

详见附表 4-7~附表 4-9。

附表 4-7　授课者对学习者的评价

学习者姓名：_____

项目		非常好(12)	比较好(9)	一般(6)	较差(3)	备注(可将表现特别好/不好的方面写在此处)
对实施学生的评价	1. 评估患者痛经程度					
	2. 评估患者心理状态					
	3. 指导患者学习经期护理相关知识					
	4. 语气、语调、示范技术的应用恰当					
	5. 应对患者/母亲情绪变化(是否有同理心等)					
	个人得分					满分60分
对小组观察者的总体评价	1. 观察过程中纪律					
	2. 观察后的反馈参与度,评价方式是否恰当					
	小组得分					满分10分
总得分						满分70分

注:在相应的框里打"√"。

评价老师签名：_____

附表 4-8　SP 对学习者的评价

学习者姓名：_____

项目	非常好(10)	比较好(8)	一般(3)	较差(2)	备注(请将你认为更好的做法写在此处)
1. 关注我的情绪变化,与我平等对话,保护我的隐私					
2. 宣教的方法我能学会					
请将你直接面对实施者的反馈写在此处(注意:按照反馈的要求)					
总得分					满分10分

注:在相应的框里打"√"。

SP 签名：_____

附表 4-9　观察者对学习者的评价

学习者姓名：_____

项目	非常好(12)	比较好(9)	一般(6)	较差(3)	备注(请将你认为更好的做法写在此处)
1. 评估患者的痛经程度					
2. 评估患者心理状态					
3. 对患者进行经期相关知识宣教					
4. 应对患者/家属情绪变化					
5. 反馈技巧的自我评价					
请将你直接面对实施者的反馈写在此处(注意:按照反馈的要求)					
总得分				满分20分	

注:在相应的框里打"√"。

观察者签名:_____

学习任务单

【情景说明】

你是一名社区护士,有一名14岁女孩在母亲的陪同下来到社区医院就诊。其母将女儿今日上课时突然腹痛难忍,裤子上也有血迹,后被同学发现的情况跟你描述了一遍。女孩一直低着头沉默不语,面色苍白,看上去很焦虑。母亲说话语速很快、很着急,看着女儿这种情况,担心影响其学习。

【学习任务】

评估女孩的痛经程度及其心理状态,对女孩及家属进行经期相关知识宣教。

【实施要求】

请用 8~10min 对女孩和/或家属进行经期护理指导和相关知识宣教。

【知识储备】

1. 青春期发展规律以及经期护理相关知识。

2. 女孩及家属相关知识及心理状态评估。

3. 对女孩及家属讲解相关知识(尤其青春期发展方面)。

标准化病人信息

【情景说明】

你是一名14岁女孩,在上课的时候突然腹痛难忍,腰部也有酸痛,手脚发冷,被同学发现裤子上有血迹,医生告诉你这是来月经了。接着,护士会跟你做经期相关知识宣教。你担心影响学习,又怕被同学笑话,比较焦虑。

【对话时的性格和表现】

你的性格开朗,与同学相处融洽,学习刻苦,成绩优秀。第一次来月经,腰酸,腹痛,手脚发冷,不能好好上课,影响学习,很担心;另外来月经时被同学发现,感觉没面子,很焦虑。

【主要症状】

你在上课的时候突然腹痛难忍,腰部也有酸痛,手脚发冷,被同学发现裤子上有血迹,你不仅担心影响学习,还怕被同学笑话,母亲无法给你提供帮助,你比较焦虑。

> **家属表现**
>
> 母亲:很关心女儿,但因对痛经知识不了解,看到女儿被痛经折磨,非常心疼,但又无计可施,非常焦虑。

【个人简介】

张堂哥女儿,14岁,独生女,初中二年级,健康。母亲,35岁,初中文化,在上海打工;父亲,38岁,初中文化,来上海打工。

【疾病史】

既往史:既往体健。

【SP引导性问题】

1. 与护士对话时,你可以主动询问:"护士,我还要痛多久能好?"

2. 当护士告诉你病情不是很严重时,你可以主动问护士:"护士,每次来月经都会痛吗?"可以倾诉:"我还有一年就要中考,平时作业很多,万一影响学习,我中考考不好怎么办?"

3. 当护士进行宣教在涉及使用保暖用品时,你可以问:"护士,我该怎么做?",可以让护士示范给你看。

第五章

家庭生活周期——青年期

第一节　慢性病社区管理

慢性病日益成为严重威胁我国居民健康的一类疾病,也成为影响国家经济和社会发展的重大公共卫生问题。慢性病的发生和流行与经济、社会、人口、行为、环境等因素密切相关。随着我国工业化、城镇化、人口老龄化进程不断加快,居民生活方式、生态环境、食品安全状况等对健康的影响逐步显现,慢性病发病、患病和死亡人数不断增多,群众慢性病疾病负担日益沉重。因此,对慢性病的预防与控制已成为社区健康管理中的一个重要问题。

一、慢性病概述

2011 年 4 月在莫斯科举行的首届全球健康生活方式和非传染性疾病防控部长级会议通过了《莫斯科宣言》。《莫斯科宣言》披露,目前全球超过 60% 的死亡和残疾由慢性病引起,其中 80% 发生在发展中国家。到 2030 年,预计慢性病死亡在全球总死亡中将占到 75%。

(一)慢性病的概念

慢性非传染性疾病简称慢性病(chronic disease),不是特指某种疾病,而是对一组起病时间长、缺乏明确的病因证据,一旦发病即病情迁延不愈的一类非传染性疾病的概括性总称,即指以生活方式、环境危险因素为主而引起的肿瘤、心血管疾病、糖尿病、慢性阻塞性肺疾病为代表的一组疾病。

(二)慢性病的分类

根据病变对人体产生的影响不同可分为致命性慢性病、可能威胁生命的慢性病和非致命性慢性病。

1. 致命性慢性病

(1)急发性:各种恶性肿瘤,如急性白血病、胰腺癌、乳腺癌转移、肺癌、肝癌。

(2)渐进性:如肺癌转移中枢神经系统、后天免疫不全综合征、骨髓衰竭、肌萎缩性侧索硬化等。

2. 可能威胁生命的慢性病

(1)急发性:如脑卒中、心肌梗死、血友病、镰状细胞贫血等。

(2)渐进性:如糖尿病、肺气肿、阿尔茨海默病、慢性心力衰竭、慢性酒精中毒、硬皮病等。

3. 非致命性慢性病

(1)急发性：如痛风、支气管哮喘、偏头痛、胆石症、季节性过敏等。

(2)渐进性：如风湿性关节炎、慢性支气管炎、帕金森病、骨关节炎、青光眼等。

（三）慢性病的特点

1. 病因复杂 其发病与不良行为方式和生活方式密切相关,常在多种致病因素的相互作用下,相互影响而逐渐形成,常呈现为一果多因或一因多果。

2. 起病隐匿 通常慢性病的症状和体征在初期不明显,常不易被发现。一些患者在体检中被发现,一些患者出现了典型症状之后才意识到自己患病,也因此错过了早期的治疗。

3. 病程较长 慢性病是一个长期的过程,病理改变通常是不可逆的,表现为功能进行性受损或失能。患者长期处于用药、康复、检查的循环往复中。

4. 并发症多 慢性病难以治愈,最终导致多器官损害,产生多种并发症。

（四）慢性病的危险因素

1. 不良生活方式

(1)营养失衡：慢性病的发生与人们的膳食习惯密切相关。

1)饮食结构不合理：脂肪过多,膳食纤维过少。

2)烹饪方法不科学：重油重盐等。

3)不良的饮食习惯：三餐不规律、不吃早饭、暴饮暴食等。

(2)吸烟：吸烟至少与40种疾病和20种癌症有关,烟草中的焦油、尼古丁均被证实其危害。

(3)饮酒：饮酒与冠心病、原发性高血压密切相关,中度饮酒可增加脑卒中和原发性高血压的危险性；饮酒与咽喉癌、口腔癌和食管癌的发病相关,饮酒和吸烟协同作用可使很多恶性肿瘤的发病率明显增加。

(4)体力活动缺乏：在现代社会中,越来越多的人缺乏体力活动,热量摄入增加而消耗减少,使得超重和肥胖的人数急剧增加。体重超重和肥胖者易引发冠心病、高血压、2型糖尿病、骨质疏松等。

2. 环境因素

(1)自然环境：自然环境污染可对人体健康产生直接、间接或潜在的有害影响,如汽车尾气、噪声、水土污染、工业污染等。

(2)社会环境：健全的社会组织体系,教育程度的普及,医疗保健服务体系,社区医疗服务能力都是影响健康的因素。

3. 生物遗传因素 个人的遗传、生物以及家庭因素,高血压、糖尿病、乳腺癌、消化性溃疡、精神分裂症、动脉硬化性心脏病等都有家族倾向,许多慢性病可能与遗传因素或家庭共同的生活习惯有关。

4. 心理环境因素 生活及工作压力会引起紧张、恐惧、失眠甚至精神失常。长期处于精神压力下,可使血压升高、心率加快、血中胆固醇增加,还会降低机体的免疫功能。

二、慢性病的三级预防

慢性病管理可根据疾病自然史的不同阶段,采取不同的相应措施,来阻止疾病的发生、发展或恶化,即疾病的三级预防措施。

(一) 一级预防

一级预防(primary prevention),又称病因预防或初级预防,是疾病尚未发生时针对致病因子、可疑致病因子或因素所采取的措施,也是预防疾病发生和消灭疾病的根本措施。一级预防包括健康促进(health promotion)和健康保护(health protection)。健康促进是为了形成健康行为和健康生活条件所采取的健康教育和环境支持相结合的策略。健康促进的目的是创造有利于健康的环境,避免和减少疾病因子的环境,避免和减少疾病因子的暴露,促进积极的健康行为,提高应对环境和心理压力的能力,从而保持健康的平衡,减少疾病的发生。健康保护是指对某些病因明确并具备预防手段的疾病所采取的措施,在预防与控制疾病中起着重要作用。如长期食用碘盐预防地方性甲状腺肿,禁止近亲婚配预防先天性畸形及部分遗传性疾病。

(二) 二级预防

二级预防(secondary prevention),又称"三早"预防,早期发现、早期诊断、早期治疗,是在疾病发生后为了阻止或减缓疾病的发展采取包括普查、定期健康检查和设立专科门诊等措施,筛查是早期发现患者采取的主要措施。早期发现是二级预防中非常重要的环节。

(三) 三级预防

三级预防(tertiary prevention),又称临床预防,是在疾病发病后期为了减少疾病带来的危害所采取的措施,其目标是阻止病残和促进功能恢复,提高生存质量,延长寿命和降低病死率。

三、我国防治慢性病中长期规划

《中国防治慢性病中长期规划(2017—2025 年)》中把慢性病防治目标设定为:到 2020 年,慢性病防控环境显著改善,降低因慢性病导致的过早死亡率,力争 30~70 岁人群因心脑血管疾病、癌症、慢性呼吸系统疾病和糖尿病导致的过早死亡率较 2015 年降低 10%。到 2025 年,慢性病危险因素得到有效控制,实现全人群全生命周期健康管理,力争 30~70 岁人群因心脑血管疾病、癌症、慢性呼吸系统疾病和糖尿病导致的过早死亡率较 2015 年降低 20%。逐步提高居民健康期望寿命,有效控制慢性病负担。

四、慢性病的社区管理

随着经济、社会的迅速发展,慢性病已经成为严重威胁人类健康的公共卫生问题,给家庭和社会带来沉重的经济负担。由于慢性病患者的多数时间是在家庭和社区生活中度过,根据慢性病的自然病程,社区护士应根据不同疾病发病特点,以三级预防为主,抓住慢性病患者的主要健康问题,采取有效的护理措施,提高患者自我管理能力,最终达到降低致残率及死亡率,改善生活质量的目标。

(一) 高血压患者社区管理

高血压是最常见的心血管疾病,根据发病原因分为原发性高血压和继发性高血压。原发性高血压是以血压升高为主要表现的临床综合征,通常简称为高血压,是指体循环动脉收

缩压和 / 或舒张压的持续升高,约占所有高血压的 95%。继发性高血压是指由某种确定的疾病或病因引起的血压升高,约占 5%。高血压是多种心、脑血管疾病的重要病因和危险因素,并影响重要脏器如心、脑、肾功能,最终导致这些重要器官的功能衰竭。

1. **定义与分类**

(1)高血压定义:未使用降压药的情况下,非同日 3 次测量血压,收缩压(systolic blood pressure,SBP)≥140mmHg(1mmHg=0.133kPa)和 / 或舒张压(diastolic blood pressure,DBP)≥90mmHg。SBP≥140mmHg 和 DBP<90mmHg 为单纯收缩期高血压。患者既往有高血压史,目前正在使用降压药物,仍应诊断为高血压。

(2)分类:目前我国将成年人的血压水平分为正常血压、正常高值血压和高血压 3 类(表 5-1),以上分类适用于 18 岁以上的成年人。

表 5-1 血压水平分类和定义

分类	SBP/mmHg		DBP/mmHg
正常血压	<120	和	<80
正常高值	120~139	和 / 或	80~89
高血压	≥140	和 / 或	≥90
1 级高血压(轻度)	140~159	和 / 或	90~99
2 级高血压(中度)	160~179	和 / 或	100~109
3 级高血压(重度)	≥180	和 / 或	≥110
单纯收缩期高血压	≥140	和	<90

注:当 SBP 和 DBP 分属于不同级别时,以较高的分级为准。

2. **高血压分层** 高血压患者的心血管风险水平分层(表 5-2),有利于确定启动降压治疗的时机,优化降压治疗方案,确立更合适的血压控制目标和对患者进行综合管理。

表 5-2 高血压患者心血管风险水平分层

其他心血管危险因素和疾病史	血压 /mmHg			
	SBP130~139 和 / 或 DBP90~99	SBP140~159 和 / 或 DBP100~109	SBP160~179 和 / 或 DBP≥110	SBP≥180 和 / 或 DBP85~89
无		低危	中危	高危
1~2 个其他危险因素	低危	中危	中 / 高危	很高危
≥3 个其他危险因素,靶器官损害或 CKD3 期,无并发症的糖尿病	中 / 高危	高危	高危	很高危
临床并发症,或 CKD≥4 期,有并发症的糖尿病	高 / 很高危	很高危	很高危	很高危

3. 我国人群高血压流行情况

(1) 人群高血压患病率呈总体增高趋势。男性高于女性,北方高于南方。农村地区的患病率增长速度高于城市,不同民族间有差异,藏族、满族和蒙古族的患病率高于汉族人群,回族、苗族、壮族、布依族高血压的患病率低于汉族人群。

(2) 高血压患者的知晓率、治疗率和控制率是反映高血压防治状况的重要评价指标。2015 年调查显示,18 岁以上人群高血压的知晓率、治疗率和控制率分别为 51.6%、45.8% 和 16.8%。

4. 高血压病因及危险因素

(1) 不可改变因素

1) 遗传:高血压的发病以多基因遗传为主,有较明显的家庭聚集性。

2) 年龄:心血管疾病发病率随年龄增长而升高,年龄 ≥ 55 岁心血管发病率高,绝对危险很高。

3) 性别:男性发病率高于女性,但 60 岁以后性别差异度减小。

(2) 可改变因素

1) 高钠低钾膳食:中国人群普遍对钠敏感,2012 年调查发现我国 18 岁及以上居民的平均烹调盐摄入量为 10.5g,高于《中国居民膳食指南》每日 6g 的推荐量。

2) 超重和肥胖:近年来,我国人群超重和肥胖的比例明显增加,35~64 岁中年人的超重率为 38.8%,肥胖率为 20.2%,其中女性高于男性,城市高于农村,北方高于南方。我国成年人超重和肥胖与高血压发病关系的随访研究发现,随着体重指数(BMI)的增加,超重组和肥胖组的高血压发病风险是体重正常组的 1.16~1.28 倍。超重和肥胖与高血压患病率关联最显著。

3) 过量饮酒:过量饮酒包括危险饮酒(男性 41~60g,女性 21~60g)和有害饮酒(男性 60g 以上,女性 40g 以上)。我国饮酒人数众多,18 岁以上居民饮酒中有害饮酒率为 9.3%。酒精摄入量平均减少 67%,SBP 下降 3.31mmHg,DBP 下降 2.04mmHg。

4) 长期精神紧张:长期精神紧张可激活交感神经从而使血压升高。

5) 其他危险因素:吸烟、缺乏体力活动,以及糖尿病、血脂异常等。近年来大气污染也备受关注。

5. 社区高血压防治策略　社区高血压防治要采取面对全人群、高血压易患(高危)人群和患者的综合防治策略,一级预防、二级预防、三级预防相结合的综合一体化干预措施。

(1) **全人群策略**:即一级预防,目的是避免或推迟高血压的发生。主要采取健康促进的方式。

1) 政策发展与环境支持:在提倡健康生活方式的基础上,特别是强调减少食盐的摄入和控制体重,促进高血压的早期检出、治疗方面发展政策和创造支持性环境。

2) 健康教育:社区护理人员可以在健康教育中担当重任,对社区全人群开展多种形式的高血压防治宣传和教育。

3) 社区参与:以现存的卫生保健网为基础,多部门协作,动员全社会参与高血压防治工作。

4) 场所干预:健康促进的场所分为 5 类:①全市;②医院;③居民社区;④工作场所;

⑤学校。根据不同场所特点制订实施高血压的干预计划。

(2)高血压易患(高危)人群策略：即二级预防,早期发现可能导致高血压的易患因素,有效干预可改变的因素(图5-1)。

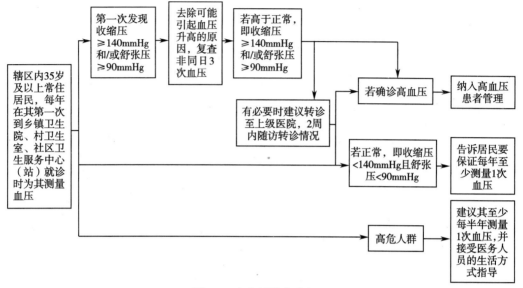

图 5-1 高血压筛查流程图

1)高血压高危人群的筛选：根据高血压的易患因素,主要包括超重肥胖、高钠低钾饮食等。

2)高血压易患人群的防治策略：①健康体检,包括一般询问、身高、体重、血压测量、尿常规、血糖、血脂、肾功能、心电图等;②控制危险因素的水平,对体检查出的高危个体给予随访管理和生活方式指导。

3)高血压高危人群：①收缩压 130~139mmHg 和 / 或舒张压 85~89mmHg;②肥胖和 / 或腰围：男 ≥90cm,女 ≥85cm;③长期高盐膳食;④长期过量饮酒[每日饮白酒 ≥ 100mL(2两)];⑤男性 ≥55 岁,更年期后的女性;⑥高血压家族史(一、二级亲属)。

(3)高血压患病人群管理：即三级预防,以达到最大限度地降低心血管死亡率和致残率的目标。

1)建立健康档案(SOAP)：①主观资料(subjective information,S)：首次接诊应了解患者相关症状,诊治过程、药物治疗、伴随疾病及其控制、康复治疗等;②客观资料采集(objective data,O)：包括体格检查,常规实验室检查及辅助检查等;③健康问题评估(assessment,A)：患者存在的健康问题及危险因素,疾病控制情况,有无相关并发症,并发症是否改善等;④制订随访计划(plan,P)：包括危险因素干预计划、治疗计划、检查计划和随访计划等。

2)随访评估：评估是制订高血压治疗策略的基础。

3)健康教育：社区护士应给予患者及家属针对性的健康教育,健康教育贯穿高血压社区管理始终,内容包括对疾病的认识、饮食、运动指导、心理支持、血压自我监测等,与患者一起制订生活方式改进目标,并在下一次随访时评估进展。

6. 高血压长期随访管理

(1)未达标患者

1)随访频率:每2~4周,直至血压达标。

2)随访内容:查体(血压、心率、心律),生活方式评估及建议,服药情况,调整治疗。

(2)已达标患者

1)随访频率:每3个月1次。

2)随访内容:有无再住院的新发合并症,查体(血压、心率、心律,超重或肥胖者应监测体重及腰围)、生活方式评估及建议,了解服药情况,必要时调整治疗。

(3)年度评估:除上述3个月随访事项外,还需再次测量体重、腰围,并进行必要的辅助检查,同初诊评估,即血常规、尿常规、生化(肌酐、尿酸、谷丙转氨酶、血钾、血糖、血脂)、心电图。有条件者可选做:动态血压监测、超声心动图、颈动脉超声、尿白蛋白/肌酐、X线胸片、眼底检查等。

7. 高血压双向转诊　确保患者的安全和有效治疗;尽量减轻患者的经济负担;最大限度地发挥基层医师和专科医师各自的优势与协同作用。

(1)社区初诊高血压转出条件:①合并严重的临床情况或靶器官损害,需进一步评估治疗;②多次测量血压水平达3级,需要进一步评估治疗;③怀疑继发性高血压患者;④妊娠和哺乳期妇女;⑤高血压急症及亚急症;⑥因诊断需要到上级医院进一步检查。

(2)社区随诊高血压转出条件:①采用2种以上降压药物规律治疗,血压仍不达标;②血压控制平稳的患者,再度出现血压升高并难以控制;③血压波动较大,临床处理困难;④随访过程中出现新的严重临床疾病或原有疾病加重;⑤患者服降压药后出现不能解释或难以处理的不良反应;⑥高血压伴发多重危险因素或靶器官损害而处理困难者。

(3)上级医院转回基层社区的条件:①高血压诊断已明确;②治疗方案已确定;③血压及伴随临床情况已稳定。

8. 高血压社区护理与管理

(1)饮食疗法:强调合理搭配膳食、控制总热量,减少钠盐摄入,注意营养均衡。

1)减少钠盐摄入,增加钾摄入:①减少食盐摄入,每日食盐量逐步<6g;②减少烹调用盐,改变烹饪习惯,尽可能使用特制的盐勺,避免用盐过量;③尽量避免食用高盐食物和调味品,如榨菜、腌制、卤制、泡制的食品;警惕看不见的盐,如在酱油、鸡精调料里的盐含量等;④利用蔬菜本身的风味来调味或利用醋、柠檬汁、苹果汁等各种酸味调料来增添食物的味道;⑤增加富含钾的食物摄入量,如新鲜蔬菜、豆类、水果;⑥肾功能良好者可选择低钠富钾替代盐。

2)合理膳食:控制总热量,减少膳食脂肪,营养均衡。①总脂肪占总热量的比例<30%,饱和脂肪<10%,每日食油<25g;②少吃糖类和甜食;③增加新鲜蔬菜和水果摄入,每日吃400~500g新鲜蔬菜,1~2个水果;④减少烹饪用油,改变做菜方式;⑤减少动物食品和动物油摄入,限制动物内脏、肥肉、蟹黄、鱼子等富含饱和脂肪酸和胆固醇食品摄入量;⑥适当增加纤维素摄入。

3)增加钙的摄入:增加钙的摄入可降低高盐对血压的影响。奶制品含钙较多(每 300g 牛奶含钙量>300mg)且易于吸收,是补钙的最佳食物。此外,豆类食物及豆制品中含钙也较多,多吃也可增加钙的摄入。

4)注意事项:高血压患者食物选择宜清淡,低盐、低脂、低糖;宜高维生素、高纤维素、高钙。

(2)运动疗法:高血压患者应在心血管功能评估的基础上选择适宜的运动处方,运动可以改善血压水平。

1)运动原则:因人而异、量力而行、循序渐进、持之以恒。

2)运动方式:运动的形式按照自己的年龄、身体状况及爱好灵活选择,可采取有氧运动、力量练习、柔韧性练习、综合功能练习等。

3)运动时间:可按照"1、3、5、7"方案,即 1 次 /d,每次活动 30min,每周至少活动 5d,活动后心率不超过 170 – 年龄(岁)。

4)运动强度:以运动后不出现疲劳和明显不适为宜,如果运动后感觉良好,且保持理想体重,则表示运动方式和运动强度是合适的。步行速度:120 步 /min 左右;运动中的心率 = 170– 年龄(岁);在休息后约 10min 内,锻炼所引起的呼吸频率增加应明显缓解,心率也恢复到正常或接近正常,否则要考虑活动量过大。

5)注意事项:①因人而异:根据自身状况选择合适的运动方式和强度;②量力而行:从自身能力出发,对于年龄较大者,中、重度高血压患者,或有其他合并症者,应减少运动强度,避免运动中发生意外;③循序渐进:从小的运动量开始,逐渐增加,使运动量在自己承受范围之内;④持之以恒:运动需要长期坚持,而不是一时为之;⑤严重心、脑血管疾病患者,暂时不应进行体育锻炼;⑥安静时血压未能很好控制或超过 180/110mmHg 的患者,暂时禁止中度及以上的运动。

(3)控制体重

1)控制 BMI 在 18.5~23.9kg/m²,男性腰围<90cm,女性腰围<85cm。

2)宣传肥胖的危害,肥胖者易患高血压和糖尿病。

3)控制总能量摄入,提倡进行规律的中等强度的有氧运动,减少久坐时间。

4)减重计划应长期坚持,速度因人而异,建议将目标定位于 1 年内体重减少初始体重的 5%~10%。

5)必要时在专科医师指导下进行药物减肥治疗。

6)注意事项:①初步减重不要超过原体重的 15%;②不要采取极度饥饿法来达到快速减重的目的;③减重速度以每周 0.5~1kg 为宜。

(4)戒烟限酒

1)戒烟可显著降低心血管疾病;长期过量饮酒是高血压、心血管疾病发生的危险因素,饮酒还可以抵抗药物的降压作用而使血压控制不良。

2)在青少年中重要措施是"拒吸第一支烟",对已吸烟人群需要加强科普宣传,并教会他们科学戒烟,避免被动吸烟。如用"五日戒烟法""自我戒烟法"等,也可以求助于专门的戒烟门诊,同时获得家庭力量的支持也是很重要的。

3)建议高血压患者不饮酒,若饮酒则少量并选择低度酒;每日饮酒量限制:白酒<50mL,葡萄酒<100mL,啤酒<250mL,女性减半。

(5)心理平衡

1)减轻精神压力,保持心情愉悦。

2)适时地对患者进行心理疏导,让患者保持良好的心理状态和情绪,养成良好的生活习惯。

3)多参加一些富有情趣的体育和文化娱乐活动,丰富自己的业余生活。形成有益的兴趣爱好,建立良好的人际关系,多参加社团活动,在社团中可以倾诉心中的困惑,得到同龄人的劝导和宽慰,保持乐观、积极的心态。

(6)血压监测

1)测量仪器:①选择经认证的上臂式电子血压计或符合标准的台式水银柱血压计,定期校准;②袖带的大小适合患者上臂臂围,袖带气囊至少覆盖80%上臂周径,常规袖带长22~26cm,宽12cm,上臂臂围大者应换用大规格袖带。

2)测量方法:规范测量三要点包括安静放松、位置规范、读数精准。①安静放松:祛除可能影响的因素(测量前30min内禁止吸烟、饮咖啡或茶等,排空膀胱),安静休息至少5min。测量时取坐位,双脚平放于地面,放松且身体保持不动,不说话。②位置规范:上臂袖带中心与心脏(乳头水平)处于同一水平线上(水银柱血压计也应置于心脏水平),袖带下缘应在肘窝上2.5cm(约2横指),松紧合适,可插入1~2指为宜。台式水银柱血压计测量时,听诊器胸件置于肱动脉搏动最明显处,勿绑缚于袖带内。③读数精准:电子血压计直接读取记录所显示的收缩压和舒张压数值;水银柱血压计放气过程中听到的第1音和消失音(若不消失,则取明显减弱的变调音),分别为收缩压和舒张压,眼睛平视水银柱液面,读取水银柱凸面顶端对应的偶数刻度值,即以0、2、4、6、8结尾,如142/94mmHg。避免全部粗略读数为0或5的血压值。

3)注意事项:首诊测量双上臂血压,以后通常测量读数较高的一侧;若双侧测量值差异超过20mmHg,应转诊以除外继发性高血压。确诊期间的血压测量,需间隔1~2min重复测量,取2次读数的平均值记录。若收缩压或舒张压的2次读数相差5mmHg以上,应测量第3次,取读数最接近的两次平均值记录。

(7)用药护理

1)降压目标:高血压患者的降压目标是SBP<140mmHg且DBP<90mmHg。年龄≥80岁且合并糖尿病或慢性肾脏疾病的患者,降压目标为:SBP<150mmHg且DBP<90mmHg。

2)用药原则:①采用较小的有效剂量以获得疗效而使不良反应最小,逐渐增加剂量或联合用药,争取3个月内平稳降压达标;②为了有效地防止靶器官损害,要求24h血压稳定于目标范围内,优先选用长效降压药物;③联合治疗:为使降压效果增大而不增加不良反应,可以采用2种或多种不同作用机制的降压药联合治疗;④个体化治疗:根据患者具体情况选用更适合该患者的降压药;⑤药物经济学:高血压需终身用药,需要考虑成本 - 效益。

3)常用降压药种类:①钙通道阻滞剂(calcium channel blocker,CCB):如维拉帕米、地尔硫䓬、氨氯地平、硝苯地平等;维拉帕米和地尔硫䓬不良反应为抑制心肌收缩性、自律性、传导性较强,心力衰竭和传导性阻滞者不宜用;氨氯地平和硝苯地平不良反应为心率增快、面部潮红、头痛等反射性交感激活作用,急性冠脉综合征患者一般不推荐使用短效硝苯地平。②血管紧张素转换酶抑制剂(angiotensin converting enzyme inhibitor,ACEI):如卡托普利、依那普利、贝那普利等,最常见不良反应为干咳,还有低血压、皮疹,长期使用可导致血钾升高,禁忌证为高钾血症、妊娠妇女、双侧肾动脉狭窄。③血管紧张素Ⅱ受体阻滞剂(angiotensin Ⅱ receptor blocker,ARB):如氯沙坦、缬沙坦等,不良反应少见,偶有腹泻,长期应用可升高血钾,应监测血钾及肌酐水平变化。④利尿药:如吲达帕胺、氢氯噻嗪等,噻嗪类利尿药可引起低钾血症,长期应用应定期监测血钾,并适量补钾,痛风者禁用。对高尿酸血症及明显肾功能不全者慎用。⑤β受体拮抗剂:如美托洛尔、阿替洛尔等,不良反应为疲乏、肢体冷感、激动不安、胃肠不适,还可能影响糖脂代谢,二/三度房室传导阻滞、哮喘患者禁用,长期用药者突然停药可发生反跳现象。⑥其他:α受体拮抗剂如特拉唑嗪等,不良反应可出现直立性低血压,首次服药可出现"首剂现象",易出现耐药性。⑦还有可乐定、肼屈嗪等,不良反应较多,缺乏心脏、代谢保护,不宜长期服用。

4)用药依从性:①对患者及家属做好高血压危害性健康教育,认识到规律服药的重要性;②尽量选用长效制剂,适时做用药提醒,避免老年患者忘记服药;③做好血压监测,随访药物服用效果。

(8)高血压急症处理

1)定义和评估:①高血压急症是指原发性或继发性高血压患者在某些诱因作用下,血压突然和显著升高(一般超过180/120mmHg),同时伴有进行性心、脑、肾等重要靶器官功能不全的表现,包括高血压脑病、高血压伴颅内出血、脑梗死、心力衰竭、急性冠脉综合征等;②高血压亚急症是指血压显著升高但不伴急性靶器官损害;③区别两者的唯一标准并非血压升高的程度,而是有无新近发生的急性进行性靶器官损害。

2)治疗原则:确诊高血压急症后,如不具备治疗条件,在转诊前也应持续监测血压和生命体征,开通静脉通路,尽快静脉应用合适的降压药控制血压,将升高的血压初步降低或不再进一步升高时转诊。尽量避免口服短效降压药。

3)降压目标:除主动脉夹层需要更加紧急降压外,初始阶段(1h内)血压控制的目标为平均动脉压的降低幅度不超过治疗前水平25%。随后的2~6h将血压降至较安全水平,一般为160/100mmHg左右。如可耐受,在以后24~48h逐步降压达到正常水平。对于妊娠合并高血压急症的患者,应尽快、平稳地将血压控制到相对安全的范围(<150/100mmHg)。

4)注意事项:密切观察患者生命体征、血压变化,观察用药后反应。做好患者及家属心理护理工作,避免不良情绪影响。

(9)高血压健康教育与管理

1)健康教育内容:①高血压的自然进程、临床表现;②高血压的危害及如何防治急慢性并发症;③个体化的治疗目标;④个体化的生活方式干预措施和饮食计划,规律运动和运动处方;⑤血压监测的意义,正确测量血压的技巧;⑥特殊情况应对措施(如高血压急症等);⑦高血压患者认识误区;⑧高血压药物治疗分类、意义等;⑨高血压自我管理的重要性。

2)健康教育形式:家庭医生团队中的成员应该利用自己的知识和技能、资源,用通俗易懂、喜闻乐见的方式来帮助患者增强防治高血压的主动性及降压药物治疗的依从性,包括个体教育、集体教育、个体和集体相结合,以及利用信息网络的远程教育。

3)根据患者需求和不同的具体教育目标以及资源条件,可采取多种形式的教育,包括演讲、讨论、示教与反示教、场景模拟、角色扮演、电话咨询、联谊活动、媒体宣传等。

4)自我管理教育和支持的有效评估:逐步建立定期随访和评估系统,以确保所有患者都能进行咨询并得到及时的正确指导。

9. 高血压社区管理效果评价

(1)高血压管理覆盖率:是指基层医疗卫生机构已登记管理的高血压患者人数在管辖区域高血压患病人数的比例。计算公式:高血压管理覆盖率 = 已登记管理的高血压患者人数 / 辖区高血压患者人数 ×100%。

(2)高血压规范管理率:指实施规范管理的高血压患者人数占年初登记管理的高血压患者人数的比例。计算公式:高血压规范管理率 = 规范管理的高血压患者人数 / 年初登记管理的高血压患者人数 ×100%。

(3)高血压防治知识知晓率:指社区居民中对高血压防治知识了解掌握的比例。计算公式:高血压防治知识知晓率 = 被调查社区居民高血压防治知识正确人数 / 被调查总人数 ×100%。

(4)高血压控制率:是指规范管理患者中血压控制效果为"理想"和"良好"的高血压患者人数占分类管理患者人数的比例。计算公式 =(血压控制"理想"人数 + 血压控制"良好"人数)/ 规范管理人数 ×100%。

(二) 糖尿病患者社区管理

我国约有 1.18 亿糖尿病患者,约占全球患者数的 27%,已成为世界上糖尿病患病人数最多的国家。近年来我国的糖尿病患病率显著上升,已达到 10.4%,且发病日趋年轻化,农村人群患病率增长迅速。国际糖尿病联盟(International Diabetes Federation,IDF)估计至 2030 年,全球糖尿病的患病人数将增加到 5.52 亿。糖尿病引起的主要危害包括大血管病变、微血管病变、神经病变,可引起失明、肾衰竭、心脑血管意外、截肢等严重后果,给个人、家庭、社会带来沉重负担。然而糖尿病可防可控,糖尿病的早期发现和综合管理可预防与控制糖尿病并发症,降低糖尿病的致残率和早死率。

1. 诊断和分类

(1)糖尿病诊断:糖尿病(diabetes mellitus,DM)是胰岛素分泌缺陷和 / 或胰岛素作用障碍所导致的一组以慢性高血糖为特征的代谢性疾病。糖尿病在全世界的患病率呈逐年增高趋势,已成为包括心脑血管疾病、癌症和慢性呼吸道疾病在内的世界四大慢性非传染性疾病之一。目前我国的诊断以静脉血浆血糖为依据,糖尿病诊断标准则是根据《WHO 1999 年糖尿病诊断标准》《2013 年版中国 2 型糖尿病防治指南》(中华医学会糖尿病学分会,2013年)、《糖尿病肾病防治专家共识》(中华医学会糖尿病学分会微血管并发症学组,2014 年)、《2013 年糖尿病周围神经病诊断和治疗共识》(中华医学会神经病学分会肌电图与临床神经电生理学组,中华医学会神经病学分会神经肌肉病学组 2013 年)。明确有糖尿病诊断,其中糖代谢状态分类见表 5-3。

表 5-3　1999 年 WHO 糖代谢状态分类

糖代谢分类	静脉血浆葡萄糖 /(mmol·L^{-1})	
	空腹血糖	OGTT 2h 血糖
正常血糖	<6.1	<7.8
空腹血糖受损	≥6.1 且<7.0	<7.8
糖耐量减低	<7.0	≥7.8 且<11.1
糖尿病	≥7.0	≥11.1

OGTT：口服葡萄糖耐量试验（oral glucose tolerance test）；空腹血糖受损和糖耐量减低统称为糖调节受损，也称糖尿病前期。

有糖尿病症状（典型症状包括烦渴、多饮、多尿和不明原因的体重下降等）满足以下标准中 1 项即可诊断糖尿病：①任意时间血浆葡萄糖 ≥11.1mmol/L（200mg/dL）；②空腹（禁食时间>8h）血浆葡萄糖 ≥7.0mmol/L（126mg/dL）；③ 75g 葡萄糖负荷后 2h 血浆葡萄糖 ≥11.1mmol/L（200mg/dL）。

（2）无糖尿病症状者，需满足以上 3 项标准中的 2 项。

2. 糖尿病分型　我国目前采用 WHO（1999 年）的糖尿病病因学分型体系，共分为 4 类。

（1）1 型糖尿病：病因和发病机制尚不清楚，其显著的病理性和病理生理学特征是胰岛 β 细胞数量显著减少和消失所导致的胰岛素分泌显著减少或缺失。

（2）2 型糖尿病：病因和发病机制亦不明确，其显著的病理生理学特征为胰岛素调控葡萄糖代谢能力的下降（胰岛素抵抗），伴随胰岛 β 细胞功能缺陷所导致的胰岛素分泌减少（或相对减少）。

（3）特殊类型糖尿病：因糖代谢相关基因异常的遗传性糖尿病或其他疾病导致的继发性糖尿病。如线粒体 DNA 突变糖尿病、青少年的成人起病型糖尿病（maturity-onset diabetes of the young，MODY）等。

（4）妊娠糖尿病（gestational diabetes mellitus，GDM）：怀孕期间发生的不同程度的糖代谢异常，包含孕期显性糖尿病和孕前糖尿病（pre-gestational diabetes mellitus，PGDM）。

3. 我国糖尿病流行情况

（1）我国以 2 型糖尿病为主，1 型糖尿病及其他类型糖尿病少见。2013 年全国调查中 2 型糖尿病患病率为 10.4%，男性高于女性（11.1% 比 9.6%）。

（2）各民族间的糖尿病患病率存在较大差异：满族 15%、汉族 14.7%、维吾尔族 12.2%、壮族 12.0%、回族 10.6%、藏族 4.3%。

（3）经济发达地区的糖尿病患病率明显高于不发达地区，城市高于农村（12.0% 比 8.9%）。

（4）未诊断糖尿病比例较高：2019 年全国调查中，未诊断的糖尿病患者占总数的 56%。

（5）肥胖和超重人群糖尿病患病率显著增加，肥胖人群糖尿病患病率升高了 2 倍。2013 年度体重指数（BMI）分层显示：BMI<25kg/m^2 者糖尿病患病率为 7.8%、25kg/m^2 ≤BMI<30kg/m^2 者患病率为 15.4%，BMI ≥30kg/m^2 患病率为 21.2%。

（6）与 2010 年相比，2013 年糖尿病患病知晓率、治疗率和控制率均有一定程度的提高，分别为 36.5%、32.2%、49.2%。

4. 病因及危险因素

（1）不可改变的因素：①家族史或遗传倾向；②老龄化：我国 60 岁以上老年人的比例逐年增加，2013 年全国调查中 60 岁以上老年人糖尿病患病率在 20% 以上；③中国人的遗传易感性：2 型糖尿病的遗传易感性存在着种族差异；④妊娠糖尿病史或巨大儿生产史；⑤多囊卵巢综合征；⑥宫内发育迟缓或早产。

（2）可改变的危险因素：①糖尿病前期；②超重和肥胖：《中国居民营养与慢性病状况报告（2015 年）》显示，全国 18 岁及以上成人超重率为 30.1%，肥胖率为 11.9%；③代谢综合征；④城市化：随着经济的发展，我国的城市化进程明显增快，城市化导致人们生活方式改变，体力活动明显减少，生活节奏的加快也使得人们长期处于应激环境，这都与糖尿病的发生密不可分。

5. 2 型糖尿病的 3 级预防目标　一级预防目标是控制 2 型糖尿病的危险因素，预防糖尿病的发生；二级预防目标是早发现、早诊断和早治疗 2 型糖尿病患者，在已诊断的患者中预防糖尿病并发症的发生；三级预防目标是延缓已发生的糖尿病并发症的进展、降低致残率和死亡率，并改善患者的生存质量。

（1）一级预防策略：在一般人群中开展健康教育，提高人群对糖尿病防治的知晓度和参与度，倡导合理膳食、控制体重、适量运动、限盐、控烟、限酒、心理平衡的健康生活方式，提高社区人群的糖尿病防治意识。

（2）二级预防策略：指在高危人群中开展疾病筛查、健康干预等，指导其进行自我管理。

1）高危人群定义：①年龄 ≥ 40 岁；②有糖尿病前期（IGT、IFG 或两者同时存在）史；③超重（BMI ≥ 24kg/m²）或肥胖（BMI ≥ 28kg/m²）或中心型肥胖（男性腰围 ≥ 90cm，女性腰围 ≥ 85cm）；④静坐的生活方式；⑤一级亲属中有 2 型糖尿病家族史；⑥有妊娠糖尿病病史的妇女；⑦高血压（收缩压 ≥ 140mmHg 和 / 或舒张压 ≥ 90mmHg），或正在接受降压治疗；⑧血脂异常［高密度脂蛋白胆固醇（high density lipid-cholesterol，HDL-C）≤ 0.91mmol/L 和 / 或甘油三酯（triglyceride，TG）≥ 2.22mmol/L 者］，或正在接受调脂治疗；⑨动脉粥样硬化性心血管病（atherosclerotic cardiovascular disease，ASCVD）患者；⑩有一过性类固醇糖尿病病史者，多囊卵巢综合征（polycystic ovarian syndrome，PCOS）患者或伴有与胰岛素抵抗相关的临床状态（如黑棘皮征等）；⑪长期接受抗精神病药物和 / 或抗抑郁药物治疗和他汀类药物治疗的患者。其中，糖尿病前期人群和向心性肥胖是 2 型糖尿病最重要的高危人群。

2）高危人群糖尿病筛查：①糖尿病筛查的年龄和频率：对于成年糖尿病高危人群，宜及早开始进行糖尿病筛查。对于儿童和青少年糖尿病高危人群，宜从 10 岁开始，对青春期提前的个体则推荐从青春期开始。首次筛查结果正常者，宜每 3 年至少重复筛查 1 次。②糖尿病筛查方法：对于具有至少一项危险因素的高危人群应进一步进行空腹血糖或任意点血糖筛查。其中空腹血糖筛查是简单、易行的方法，宜作为常规筛查方法，但有漏诊的可能。如果空腹血糖 ≥ 6.1mmol/L 或任意点血糖 ≥ 7.8mmol/L 时，建议行 OGTT（空腹血糖和糖负荷后 2h 血糖）。

3）在 2017 年版《中国 2 型糖尿病防治指南》中提出，通过药物干预预防 2 型糖尿病；对于新诊断、年轻、无并发症或合并症的 2 型糖尿病患者,建议及早采取严格的血糖控制,以降低糖尿病并发症的发生危险;对于没有明显糖尿病血管并发症但具有心血管危险因素的 2 型糖尿病患者,应采取降糖、降压、调脂[主要是降低低密度脂蛋白胆固醇(low density lipid-cholesterol,LDL-C)]及应用阿司匹林治疗,以预防心血管疾病和糖尿病微血管病变的发生。

(3)三级预防策略:继续血糖、血压、血脂控制;对已出现严重糖尿病慢性并发症者,推荐至相关专科治疗。

6. 糖尿病长期随访管理　见图 5-2。

(1)档案的建立:初诊糖尿病患者由基层医疗机构在建立居民健康档案的基础上,建立糖尿病患者管理档案。糖尿病患者健康档案至少包括患者健康体检、年度评估和随访服务记录。

(2)健康检查与评估:基层医疗卫生机构应对糖尿病患者进行健康体检,并开展初诊评估和年度评估,评估主要内容包括疾病行为危险因素,并发症及并存临床情况,体格检查及实验室检查信息等。

(3)随访与管理:按照《国家基本公共卫生服务规范(第三版)》对糖尿病患者开展随访管理。

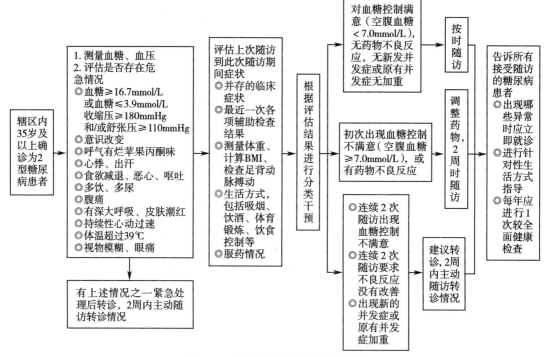

图 5-2　2 型糖尿病患者随访流程图

7. 糖尿病患者双向转诊标准

(1)上转至二级以上医院的标准

1)诊断困难和特殊患者:①初次发现血糖异常,病因和分型不明确者;②儿童和青少年

(年龄<18岁),糖尿病患者;③妊娠和哺乳期妇女血糖异常者。

2)治疗困难:①原因不明或经基层医生处理后仍反复发生低血糖者;②血糖、血压、血脂长期治疗不达标者;③血糖波动较大,基层处理困难,无法平稳控制者;④出现严重降糖药物不良反应难以处理者。

3)并发症严重:①糖尿病急性并发症:严重低血糖和高血糖伴或不伴意识障碍(糖尿病酮症;疑似为糖尿病酮症酸中毒,高血糖高渗透综合征或乳酸性酸中毒)需紧急转诊。转诊前应建立静脉通道,给予静脉滴注生理盐水补液治疗。②糖尿病慢性并发症(视网膜病变、肾病、神经病变、糖尿病足和周围血管病变)的筛查,治疗方案的制订和疗效评估在社区处理有困难者。③糖尿病慢性并发症导致严重靶器官损害需要紧急救治者,需紧急转诊,如急性心脑血管疾病、糖尿病肾病导致肾功能不全或大量蛋白尿、糖尿病视网膜病变导致的严重视力下降、糖尿病外周血管病变导致的间歇性跛行和缺血性疼痛等。④糖尿病足出现皮肤颜色的急剧变化、局部疼痛加剧并有红肿等炎症表现、新发生的溃疡、原有的浅表溃疡恶化并累及软组织和骨组织、播散性的蜂窝织炎、全身感染征象、骨髓炎等,也需紧急转诊。

4)其他:医生判断患者需上级医院处理的情况或疾病时。

(2)转回基层医疗卫生机构的标准

1)初次发现血糖异常,已明确诊断和确定治疗方案且血糖控制比较稳定。

2)糖尿病急性并发症治疗后病情稳定。

3)糖尿病慢性并发症已确诊,制订了治疗方案和疗效评估,且病情已得到稳定控制。

4)其他经上级医疗机构医生判定可以转回基层继续治疗管理的患者。

8. 糖尿病社区护理与管理

(1)饮食疗法:饮食疗法以控制总热量为原则,强调定时、定量,其目的在于纠正代谢紊乱,减轻胰岛负荷,有利于减重、降低血糖、防治并发症。

1)食物的组成:供给营养均衡的膳食,满足患者对微量营养素的需求。膳食中碳水化合物(主要为主食):应占每日总热量的50%~65%;脂肪:应占每日总热量的20%~30%;肾功能正常的糖尿病患者,蛋白质摄入量可占总热量的15%~20%,保证优质蛋白质比例超过1/3。

2)制订总热量:根据标准体重和活动强度计算每日总热量(表5-4)。标准体重简易计算公式为:标准体重(kg)=身高(cm)−105;理想体重=标准体重±10%;超过标准体重的20%为肥胖;低于标准体重的20%为消瘦。

表 5-4　不同人群每日热量供给量(kcal/kg 标准体重)

劳动(活动)强度	消瘦	理想体重	肥胖/超重
重体力	45~50	40	35
中体力	40	35	30
轻体力	35	25~30	20~25
休息状态	20~25	15~20	15

举例：患者李××，男性，45岁，身高172cm，体重81kg，职业：办公室文员。计算其标准体重：172-105=67（kg），实际体重81kg，超过标准体重的20%，属于肥胖，职业办公室文员属于轻体力劳动。计算每日所需总热量：67×（20~25）kcal/（kg·d）=1 340~1 675kcal。

注意事项：①控制总热量，主食定量。全谷物、杂豆类宜占主食摄入量的1/3。全谷物是指未经精细加工或处理的谷物，杂豆类是富含淀粉的豆类食物，包括红小豆、绿豆等除大豆以外的豆类。当菜品中淀粉含量较多时，如土豆、山药、藕片，则要相应减少主食的量。②多食新鲜蔬菜，每日摄入量500~750g，深色蔬菜占1/2以上。烹饪蔬菜避免烹调油摄入过多。③限制脂肪的摄入量，饱和脂肪酸摄入量不应超过总脂肪量的10%~15%，尽量减少反式脂肪酸摄入，胆固醇摄入量应控制在300mg/d以下，少食油炸油煎食物及动物内脏、肥肉、蟹黄等。④选择优质蛋白质，注意每日蛋奶类摄入。⑤多饮水，每日在2 000mL以上。⑥戒烟限酒：科学戒烟，避免被动吸烟；不推荐糖尿病患者饮酒。若饮酒应计算酒精中所含的总能量。女性一日饮酒的酒精量不超过15g，男性不超过25g，每周不超过2次（15g酒精相当于啤酒450mL，红酒150mL，或低度白酒50mL）；应警惕酒精可能诱发的低血糖，避免空腹饮酒。⑦水果摄入以血糖控制良好为前提，空腹血糖<7mmol/L，餐后血糖<10mmol/L。选择含糖量少的水果，如柚子、苹果、梨、草莓等，尽量不喝果汁、含糖饮料。建议在两餐之间食用水果，量以100~200g为宜。⑧无机盐、维生素、膳食纤维要充足合理。补充适量维生素，保证补钙1 000~1 200mg/d，避免骨质疏松；食盐摄入量控制在6g/d以内，钠摄入量不超过2 000mg/d，合并高血压患者更应严格控制摄入量；同时应限制摄入含钠高的调味品或食品，如味精、酱油、调味酱、腌制品、盐浸等加工食品。提倡膳食中增加纤维量20~35g/d。⑨合理安排进餐。一日至少保证三餐，按早、中、晚餐各1/3的热量；或早餐1/5，中晚餐各2/5，要求定时定量。注意进食顺序，先进食蔬菜、肉类，最后进食主食，进食时注意干湿分离。

（2）运动疗法：适当的运动有利于提高胰岛素敏感性，降低胰岛素抵抗，改善葡萄糖代谢和血脂紊乱，促进血液循环，增强心肺功能，减轻体重，还可以减轻患者的压力和紧张情绪，使人心情舒畅。

1）运动原则：因人而异，量力而行，循序渐进，持之以恒。

2）运动方式：根据患者年龄、性别、喜好、体力、病情及有无并发症等不同条件选择运动方式。一般以适量、全身性、有节奏性的有氧运动为宜，如慢跑、快走、游泳、体操、舞蹈等。如无禁忌，每周可进行2~3次抗阻运动（两次间隔≥48h），锻炼肌肉力量和耐力。联合进行抗阻运动和有氧运动可获得更大程度的代谢改善。

3）运动时间：一般在饭后1h运动，每周运动5d，每次30min；时间过短效果不佳，过长则容易损伤肌肉骨骼。

4）运动强度：活动时患者的心率达到个体50%~70%的最大耗氧量即为合适的活动强度，心率简易计算方法：心率=170-年龄（岁）。自身感受为运动后微微出汗，没有大汗淋漓；能说话，不能大声唱歌；休息片刻体力恢复，没有疲劳感。

5）运动禁忌证：空腹血糖>16.7mmol/L、反复低血糖或血糖波动较大、有糖尿病酮症酸中毒等急性代谢并发症，合并急性感染、增殖性视网膜病变、严重肾病、严重心脑血管疾病、糖尿病足部溃疡及有严重神经病变等情况下暂停运动，病情控制稳定后方可逐步恢复运动。

6)注意事项:①运动前评估,根据病史和体格检查等情况评估患者运动方式、运动量等;②选择合适场地,穿着舒适鞋袜,结伴运动,随身携带糖尿病卡片(姓名、地址、联系电话、用药等)、水、糖果或含糖饮料;③运动前需热身 5~10min,运动中自觉不适要及时求助,运动结束后,需做 5~10min 运动调整放松;④胰岛素注射患者注意注射部位,选择腹部注射,避免注射在大腿、上肢活动较剧烈的部位;⑤注意水分补充,避免脱水;⑥做好运动记录,监测血糖变化;⑦运动项目与患者的年龄、病情及身体承受能力相适应,并定期评估,适时调整运动计划。

(3)血糖监测:自我血糖监测技术是 20 世纪 70 年代世界糖尿病治疗领域一项具有里程碑意义的研究进展。自我血糖监测可以及时直观地掌握患者血糖控制情况,为指导患者饮食、运动、调整治疗方案提供科学依据,是保证糖尿病治疗达标的基本手段。

1)监测项目:空腹血糖、餐后 2h 血糖和随机血糖。空腹血糖是指在隔夜空腹(至少8~10h 未进任何事物,饮水除外)后,早餐前所监测的血糖值,反映胰岛 β 细胞功能,一般表示基础胰岛素的功能。餐后 2h 血糖是指进食第一口饭计算起之后的 2h 监测的血糖值,它反映了胰岛 β 细胞的储备功能,即进餐后食物对胰岛 β 细胞刺激后分泌胰岛素的能力。不同时间点血糖监测有着不同的意义:空腹及餐前血糖监测有利于发现低血糖;三餐后血糖监测能较好反映饮食及降糖药的治疗是否适当;晚上临睡前的血糖监测有助于指导睡前加餐,防止夜间低血糖的发生;凌晨 2-3 时血糖监测,有助于发现夜间低血糖,明确清晨空腹高血糖的原因。

2)监测频率:①因血糖控制非常差或病情危重而住院治疗者应每日监测 4~7 次血糖,或根据治疗需要监测血糖。②采用生活方式干预控制糖尿病的患者,可根据需要,有目的地通过血糖监测了解饮食控制和运动对血糖的影响,从而调整饮食和运动。③使用口服降糖药者可每周监测 2~4 次空腹血糖或餐后 2h 血糖。④使用胰岛素治疗者可根据胰岛素治疗方案进行相应的血糖监测:使用基础胰岛素者应监测空腹血糖,根据空腹血糖调整睡前胰岛素剂量;使用预混胰岛素者需监测空腹和晚餐前血糖,根据空腹胰岛素调整晚餐前胰岛素剂量,根据晚餐前血糖调整早餐前胰岛素剂量,空腹血糖达标后,注意监测餐后血糖以优化治疗方案。⑤特殊人群(围手术期患者、低血糖高危人群、危重症患者、老年患者、1 型糖尿病、妊娠糖尿病等)的监测,应遵循以上血糖监测的基本原则,实行个体化的监测方案。

3)监测操作:①测量仪器:便携式血糖仪应符合国家标准,并定期校准。②测试前准备:检查试纸条是否储存恰当;检查试纸条的有效期及条码(如需要)是否符合;清洁血糖仪并妥善保管。③毛细血管血糖检测:用 75% 乙醇擦拭采血部位,待干后进行皮肤穿刺;采血部位通常采用指尖、足跟两侧等末梢毛细血管全血,水肿或感染的部位不宜采用;皮肤穿刺后,弃去第 1 滴血液,将第 2 滴血液置于试纸指定区域;使用后的针头应置于硬质容器内(避免随意丢弃)。④做好血糖监测的记录。

4)注意事项:①做好糖尿病患者健康教育工作,提升血糖自我监测依从性;②对发生低血糖人群,需要追溯发生低血糖原因,并做好相应记录;③除了血糖自我监测外,需要注意血压、血脂、肝肾功能、糖化血红蛋白、尿蛋白、体重、眼底检查、神经病变、糖尿病足等的监测。

（4）胰岛素注射

1）胰岛素的教育：在糖尿病患者中普遍存在胰岛素治疗误区，认为胰岛素具有成瘾性，或觉得病入膏肓才使用胰岛素，对启用胰岛素治疗有抗拒心理。作为社区护理人员，帮助糖尿病患者正确认识胰岛素，解除对胰岛素使用的焦虑、恐惧情绪。

2）注射部位选择：主要为 4 个部位。①腹部即耻骨联合以上约 1cm，脐周 2.5cm 以外的双侧；②双侧臀部外上侧；③双侧大腿前外侧上 1/3；④上臂外侧的中 1/3。《中国糖尿病药物注射技术指南（2016 年版）》推荐餐时短效胰岛素最好选择腹部注射；希望减缓胰岛素吸收速度时，可选择臀部注射；儿童注射中长效胰岛素时，最好选择臀部或者大腿。

3）注射部位轮换：①《中国糖尿病药物注射技术指南（2016 年版）》推荐将腹部分为 4 个等分区域，将大腿或臀部分为 2 个等分区域，每周使用 1 个区域并始终按顺时针方向轮换注射，连续 2 次进针的间隔至少 1cm（约患者本人一个手指的宽度）；②从注射开始，医护人员至少每年评估 1 次患者的部位轮换方案是否正确。

4）注射操作：①注射前检查注射部位时须避开皮下脂肪增生、炎症、水肿、溃疡或感染部位，用 75% 乙醇消毒注射部位，待干后注射。②注意混匀胰岛素，10s 内水平滚动 10 次，10s 内上下 10 次翻转。③进针角度使用较短（4mm 和 5mm）针头时，大部分患者无须捏皮并可垂直进针，而使用较长针头（6mm 以上）时需要捏皮和 / 或采取 45° 角进针以降低肌内注射的风险；不能用整只手来提捏以免将肌肉及皮下组织一同捏起；在拔出针头前至少停留 10s。④针头勿随意丢弃，家庭中需放置在硬壳容器内，在医疗机构丢弃于锐器盒内。

5）胰岛素存储：①已开封的胰岛素可在室温下保存，保存期为开启后 1 个月，且不能过保质期；②未开封的胰岛素应存储在温度为 2~8℃的环境中，勿冷冻。

6）注意事项：①准确用药：准确执行医嘱，做到制剂、种类、剂量、时间、部位准确。②注射部位检查：注意皮肤检查，有无皮下硬结、脂肪萎缩发生。③不良反应观察和处理：低血糖反应，最常见，表现为强烈饥饿感、心慌、手抖出汗等，应及时给予糖水或高糖食物；过敏反应，多由制剂不纯导致，表现为注射部位红、肿、发炎或皮疹等，应更换制剂类型，更换注射部位，严重者脱敏疗法。④注意无菌操作，避免注射部位感染。

（5）用药护理

1）糖尿病药物治疗：生活方式干预是糖尿病治疗的基础，如血糖控制不达标，则进入药物治疗。

2）糖尿病用药种类：①二甲双胍：单独使用二甲双胍不导致低血糖。其主要的不良反应为胃肠道反应，从小剂量逐渐加量是减少其不良反应的有效方法。②磺脲类药物：如格列吡嗪、格列美脲等，不良反应为低血糖、体重增加。③噻唑烷二酮类：如吡格列酮、罗格列酮等。单独使用不导致低血糖发生，但其与骨折和心力衰竭风险增加相关。④格列奈类：如瑞格列奈、那格列奈等，常见不良反应为低血糖和体重增加。⑤α- 糖苷酶抑制剂：如阿卡波糖、伏格列波糖等。常见不良反应为胃肠道反应如腹胀、小肠排气等。从小剂量开始，逐渐加量可减少不良反应。⑥二肽基肽酶 -4（dipeptidyl peptidase-4，DPP-4）抑制剂：如西格列汀、维格列汀等。⑦钠 - 葡萄糖协同转运蛋白 -2（sodium-glucose co-transporter-2，SGLT-2）抑制剂：如常见不良反应为泌尿道感染。⑧胰高血糖素样肽 1 受体激动剂(glucagon-like peptide 1 receptor agonists,GLP-1RAs):如艾塞那肽、利拉鲁肽等,常见不良反应为胃肠道症状。⑨胰岛素:分为超短效胰岛素类似物、常规(短效)胰岛素、中效胰岛素、长效胰岛素、长效胰岛素类似物、预混胰岛素、预混胰岛素类似物。其最常见的不良反应为低血糖。

3)提高用药依从性:①向患者宣传解释服用药物的作用,使其充分认识服药的必要性;②简化治疗方案,多采用1次/d剂量的长效制剂、缓释制剂或控制制剂;③设立闹钟提醒功能,帮助患者按时服药,避免漏服。

(6)糖尿病急慢性并发症护理

1)低血糖:①诊断标准:对于非糖尿病患者,血糖<2.8mmol/L;对于糖尿病患者,血糖≤3.9mmol/L,均属于低血糖范畴。②临床表现:与血糖水平及血糖的下降速度有关,可表现为交感神经兴奋,如心悸、焦虑、出汗、饥饿感;中枢神经症状,如神志改变,认知障碍、抽搐和昏迷;但老年患者发生低血糖时常可表现为行为异常,如无端发怒,脾气暴躁或其他非典型症状。③预防对策:使用胰岛素或胰岛素促泌剂,应从小剂量开始逐渐增加剂量,谨慎调整剂量;应向患者说明定时定量进餐的重要性;避免运动过量,或运动前监测血糖,如有需要可进食额外的碳水化合物;避免空腹饮酒;使用胰岛素的患者,应正确掌握注射方法;常规随身携带碳水化合物、糖果。④教会患者低血糖的识别和处理(图5-3)。

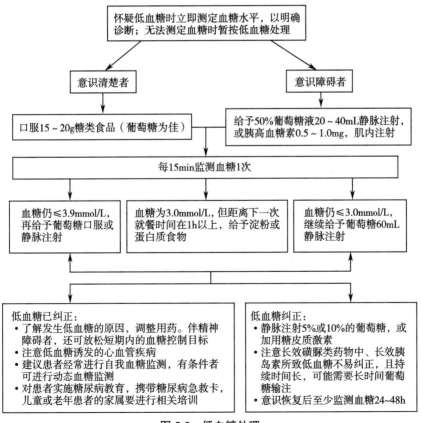

图 5-3　低血糖处理

2)糖尿病足护理：糖尿病足是糖尿病患者因下肢远端神经异常和不同程度的血管异常病变导致的足部感染、溃疡和/或深层组织破坏。①糖尿病足一旦诊断，临床上要进行分级评估，应用较为广泛的为 Wagner 分级方法（表5-5）。②糖尿病足预防：每年进行全面的足部检查，详细询问大血管及微血管病变病史，评估目前神经病变症状和下肢血管疾病，以确定溃疡和截肢的危险因素；包括皮肤视诊、评估足部畸形、神经评估（10g 尼龙丝试验、针刺或振动觉试验或踝反射），血管评估（下肢和足部血管搏动）；教会患者及家属每日的检查内容：每日检查双足，特别是足趾间；每日洗脚，水温合适，低于37℃；不宜用热水袋、电热器等物品直接保暖足部；避免赤足行走；避免自行修剪胼胝或用化学制剂来处理胼胝或趾甲；穿鞋前检查鞋内有无异物或异常；鞋子舒适、透气，鞋底有缓冲；不穿过紧或毛边的鞋袜；足部皮肤干燥可以使用油膏类护肤品；每日换袜子；不穿高过膝盖的袜子；水平修剪趾甲；由专业人员修除胼胝或过度角化的组织；一旦有问题，及时找到专科医师或护士诊治。

表 5-5　糖尿病足病的 Wagner 分级

分级	临床表现
0级	有发生足溃疡的危险因素，但目前无溃疡
1级	足部表浅溃疡，无感染征象，突出表现为神经性溃疡
2级	较深溃疡，常合并软组织感染，无骨髓炎或深部脓肿
3级	深部溃疡，有脓肿或骨髓炎
4级	局限性坏疽（趾、足跟或前足背），其特征为缺血性坏疽，通常合并神经病变
5级	全足坏疽

（7）心理平衡：减轻精神压力，保持心情愉悦。糖尿病是一种终身疾病，漫长的病程、多发的并发症对患者产生的压力易使患者产生焦虑、抑郁等情绪。鼓励患者表达内心感受，和同伴多倾诉，有好的经验多分享。社区护士应引导患者创造良好的心理环境，培养个人健康的社会心理状态。

（8）糖尿病的教育与管理

1）教育内容：①糖尿病的自然进程、临床表现；②糖尿病的危害及如何防治急慢性并发症；③个体化的治疗目标；④个体化的生活方式干预措施和饮食计划，规律运动和运动处方；⑤饮食、运动、口服药、胰岛素治疗及规范的胰岛素注射技术；⑥血糖测定结果的意义和应采取的干预措施，自我血糖监测、尿糖监测和胰岛素注射等具体操作技巧；⑦口腔护理、足部护理、皮肤护理的具体技巧；⑧特殊情况应对措施（如疾病、低血糖、应激和手术）；⑨糖尿病患者的社会心理适应；⑩糖尿病自我管理的重要性。

2）糖尿病自我管理教育方式：糖尿病自我管理教育的方式包括集体教育、个体教育、个体和集体教育相结合、远程教育。①集体教育：包括小组教育和大课堂教育。小组教育指糖尿病教育者针对多位患者的共同问题同时与他们沟通并给予指导，每次教育时间 1h 左右，患者人数 10~15 人为佳。大课堂教育指以课堂授课的形式,由医学专家或糖尿病管理护士为患者讲解糖尿病相关知识,每次课时 1.5h 左右,患者人数 50~200 人,主要针对缺乏糖尿病认识的患者以及糖尿病高危人群。②个体教育:指糖尿病教育者与患者进行一对一的沟通和指导,适合一些需要重复练习的技巧学习,如自我注射胰岛素、自我血糖监测。在健康教育目标制订时重视患者的参与,在方案实施过程中,细化行为改变的目标,重视患者的回馈,以随时对方案做出调整。③远程教育:可通过手机或互联网传播糖尿病自我管理健康教育相关资讯。

3)根据患者需求和不同的具体教育目标以及资源条件,可采取多种形式的教育方式。包括演讲、讨论、示教与反示教、场景模拟、角色扮演、电话咨询、联谊活动、媒体宣传等。

4)自我管理教育和支持的有效评估:逐步建立定期随访和评估系统,以确保所有患者都能进行咨询并得到及时的正确指导。

9. 糖尿病社区管理效果评价

(1)糖尿病管理覆盖率:是指基层医疗卫生机构已登记管理的糖尿病患者人数在管辖区域糖尿病患病人数的比例。计算公式:糖尿病管理覆盖率 = 已登记管理的糖尿病患者人数 / 辖区糖尿病患病人数 ×100%。

(2)糖尿病规范管理率:指实施规范管理的糖尿病患者人数占年初登记管理的糖尿病患者人数的比例。计算公式:糖尿病规范管理率 = 规范管理的糖尿病患者人数 / 年初登记管理人数 ×100%。

(3)糖尿病防治知识知晓率:指社区居民中对糖尿病防治知识了解掌握的比例。计算公式:糖尿病防治知识知晓率 = 被调查社区居民糖尿病防治知识正确人数 / 被调查总人数 ×100%。

(4)血糖控制率:是指规范管理患者中血糖控制效果为"理想"和"良好"的糖尿病患者人数占分类管理患者人数的比例。计算公式:血糖控制率 =(血糖控制"理想"人数 + 血糖控制"良好"人数)/ 规范管理人数 ×100%。

附:实践教学案例——糖尿病管理

案例信息(供讲师)

【情景说明】

门诊现有一糖尿病患者,病程 12 年,口服药物效果不佳,家庭医生建议改用胰岛素治疗,患者心生抵触,既觉得太过麻烦,又觉得打胰岛素要成瘾,对身体不好,然后也担心听说的那些并发症发生在自己身上,自己会造成家庭的负担。

【案例相关信息】

李女士姨妈,女性,65 岁,事业单位退休,丈夫 66 岁,系国企退休。育有一女,35 岁,女儿全职在家,女婿为外企高管,外孙 9 岁,外孙女 2 岁。母亲有糖尿病史,有一个弟弟、一个妹妹。弟弟妹妹均无糖尿病。父亲已故。

患者 12 年前经诊断为糖尿病,平素口服 4 种糖尿病药物治疗,饮食控制尚可,不太运动,现血糖控制不佳,家庭医生建议其进行胰岛素治疗,目前完善相关检查。家庭医生团队护士需要对患者做糖尿病和胰岛素相关知识教育。

【学习目标】

1. 评估患者糖尿病相关知识体系。

2. 消除患者对胰岛素的恐惧心理。

3. 为患者进行胰岛素相关知识及血糖监测、低血糖预防等相关内容的宣教。

【评价】

详见附表5-1~附表5-3。

附表5-1　授课者对学习者的评价

学习者姓名:_____

项目		非常好(10)	比较好(8)	一般(6)	较差(4)	备注(可将表现特别好/不好的方面写在此处)
对实施学生的评价	1. 评估患者的身心状况(焦虑情绪,血糖水平等)					
	2. 告知环境准备适宜(保护患者隐私,患者舒适、无噪声干扰等)					
	3. 语气、语调、肢体语言的应用恰当(如目光、坐姿等)					
	4. 应对患者/家属情绪变化(是否有同理心等)					
	5. 让患者知晓治疗方案的必要性					
	6. 健康教育方式通俗易懂					
	个人得分					满分60分
对小组观察者的总体评价	1. 观察过程中纪律					
	2. 观察后的反馈参与度,评价方式是否恰当					
	小组得分					满分10分
总得分						满分70分

注:在相应的框里打"√"。

评价老师签名:_____

附表5-2　SP对学习者的评价

学习者姓名:_____

项目	非常好(10)	比较好(8)	一般(3)	较差(2)	备注(请将你认为更好的做法写在此处)
1. 关注我的情绪变化,与我平等对话,能保护我的隐私					
2. 宣教的方法我能学会					

续表

项目	非常好(10)	比较好(8)	一般(3)	较差(2)	备注(请将你认为更好的做法写在此处)
请将你直接面对实施者的反馈写在此处(注意:按照反馈的要求)					
总得分				满分10分	

注:在相应的框里打"√"。

SP 签名:＿＿＿＿＿＿

附表 5-3　观察者对学习者的评价

学习者姓名:＿＿＿＿＿＿＿

项目	非常好(10)	比较好(8)	一般(6)	较差(4)	备注(请将你认为更好的做法写在此处)
1. 评估患者的身心状况					
2. 转变患者想法的技巧					
3. 应对患者/家属情绪变化					
4. 健康教育的方式是否通俗易懂					
5. 反馈技巧的自我评价					
请将你直接面对实施者的反馈写在此处(注意:按照反馈的要求)					
总得分				满分20分	

注:在相应的框里打"√"。

观察者签名:＿＿＿＿＿＿

学习任务单

【情景说明】

你是家庭医生服务团队的一名护士,辖区签约居民中有一位糖尿病患者,准备进行胰岛素治疗,目前口服4种糖尿病药物,血糖控制不佳。你需要对患者做相应的健康教育。

【学习任务】

请对你的患者做好糖尿病及胰岛素相关知识宣教,并舒缓其焦虑情绪。

【要求】

请用 8~10min 与患者和/或家属进行沟通,并进行健康教育。

【知识储备】

1. 焦虑情绪的心理评估。

2. 糖尿病基础知识。

3. 胰岛素注射技巧、低血糖防治。

标准化病人信息

【情景说明】

你是一位 65 岁女性，12 年前被诊断为糖尿病。近半年来血糖控制不佳，多次调整药物效果不显著，家庭医生建议你进行胰岛素治疗调控血糖，目前在完善相关检查中。今日团队护士对你做糖尿病和胰岛素相关知识宣教。

【对话时的性格和表现】

你的性格比较容易焦虑，学历大专，查阅了相关资料，知道糖尿病相关并发症众多，既担心自己出现并发症，又担心自己胰岛素治疗有很多副作用。家人希望你能积极配合治疗，好好调控血糖。你觉得家人不理解你内心的矛盾，你也担心自己女儿会遗传糖尿病，也非常担心自己如果一旦得了糖尿病并发症，会成为家庭的负担。

家属表现

丈夫：很担心爱人的病情，但也感觉打胰岛素就是病入膏肓了，也想知道胰岛素治疗的副作用有哪些；想知道自己作为家里人，可以帮助患者做些什么。

女儿：关注妈妈的焦虑情绪，希望妈妈能够听医护人员的话，好好接受治疗。

【主要症状】

12 年前因为单位体检发现了血糖增高，一开始也没有在意，因为母亲是糖尿病患者，所以在母亲的催促下到医院就诊，确诊为糖尿病。一开始也没有治疗，饮食控制，后来血糖还是很高，然后开始服药治疗。药量慢慢增加，现在口服 4 种药物，但血糖控制仍不佳，空腹 10mmol/L，餐后 16mmol/L，糖化血红蛋白 9mmol/L，医生说都不达标。

【个人简介】

育有一女，女儿 35 岁，为全职主妇，女婿为外企高管，收入较高。自己为事业单位退休，平时和女儿、女婿生活在一起，帮助女儿带孩子。丈夫为国企退休人员。母亲有糖尿病史。另有一个弟弟、一个妹妹。父亲已故。患者比较多愁善感、容易焦虑，担心的事情比较多。

【疾病史】

既往史：脂肪肝（人微胖），不饮酒，不吸烟。

月经史：14 岁初潮，周期 30d。

【SP 引导性问题】

1. 与护士对话时，你可以主动询问："护士，我女儿会也有糖尿病吗？"

2. 当护士告诉你可以用胰岛素治疗时，你可以询问："护士，我听说多打胰岛素会成瘾，还说一打就不能停，是这样子的吗？"

3. 当护士向你进行胰岛素注射演示时，你可以询问："胰岛素打了会有什么不良反应吗？"

第二节　围绝经期健康管理

近年来,随着社会的发展,我国经济实力的增强,营养状况和生活条件的改善,以及医疗保健事业的进步,我国妇女平均预期寿命 79.4 岁,围绝经期及绝经后妇女的生活时间约占整个生命期的 1/3。在此期,女性由于卵巢功能衰退,会不同程度地出现一系列以自主神经系统功能紊乱为主,伴有神经心理症状的综合征,如月经紊乱、潮热、盗汗、骨关节痛、睡眠障碍和情绪障碍等,这不仅影响她们的身体健康和生活质量,也成为涉及婚姻、家庭和社会等诸多方面的重要健康问题。因此,对围绝经期女性进行健康管理,减轻或推迟某些症状所引起的干扰,预防疾病的发生,是社区护理的主要工作之一。

一、围绝经期

围绝经期(perimenopause):指绝经前一段时间,出现与绝经有关的内分泌、生物学改变及临床特征到绝经后 12 个月,是女性从性成熟期逐渐进入老年期的过渡时期,即从卵巢功能开始衰退到完全停止的阶段。

世界卫生组织人类生殖规划处于 1994 年 6 月 14 日在日内瓦会议上建议停用"更年期"这一名称,而改称为"围绝经期",并据其生理过程的改变分为:绝经过渡期(menopausal transition)、绝经期(menopause)、绝经后期(postmenopause)。

(一) 绝经过渡期

指从月经周期开始变化到最后一次月经前的时间。

(二) 绝经期

指由于卵巢功能的丧失而使月经永远停止。在临床上,要连续闭经 12 个月,同时没有明显的病理改变或其他生理原因,才认为是绝经。绝经是每位女性生命进程中必然发生的生理过程,绝经表示卵巢功能的衰退,内分泌紊乱和生殖功能的终止。绝经年龄个体差异较大,一般发生在 45~55 岁。我国城市女性平均绝经年龄为 49.5 岁,农村女性为 47.5 岁。绝经分为自然绝经和人工绝经两种。

1. **自然绝经**　是指卵巢功能丧失,月经不受任何外界因素干扰而自行停止。绝大多数妇女都是这种类型。

2. **人工绝经**　是指手术切除双侧卵巢(保留或切除子宫)或用其他停止卵巢功能的方法,如化疗或放疗等使月经停止。

(三) 绝经后期

指最后一次月经后的时期。

二、围绝经期特点

女性在绝经前后由于雌激素水平波动/下降所致而出现以自主神经系统功能紊乱为主,伴有神经心理症状的一组综合征,持续时间从绝经过渡期到绝经后 2~3 年,一般持续 5~10 年。90% 女性表现为围绝经期症状程度不等,并有明显个体差异,而且受社会环境和个性特征影响,但绝大部分女性能顺利渡过,仅有 10%~15% 影响生活工作。

(一) 卵巢衰老

卵泡是卵巢的基本结构和功能单位,卵泡不可逆地减少是绝经发生的原因。由于卵泡的逐渐消耗,至绝经时消耗殆尽,即使残留为数极少的卵泡,也因卵泡老化,已无功能。由于卵泡明显减少,卵巢体积也相应逐渐缩小,至绝经后,卵巢体积仅为育龄妇女的一半,重约3g。绝经后的卵巢,不仅体积小,质地也较硬,表面皱缩。

(二) 生殖系统改变

卵巢的功能有两方面,即生殖功能和内分泌功能。随着卵巢的衰老,卵巢的功能也随之衰退。最早衰退的是生殖功能,随着生殖功能的下降,内分泌功能也开始下降,表现为合成和分泌性激素能力衰退,先是孕激素下降,然后是雌激素,尤其是雌二醇的减少,导致更年期妇女发生一系列生理变化。

1. 月经改变　围绝经期最早的表现是月经周期的改变。表现大致分为 3 种类型:间歇性停经,即月经间歇期延长,来潮时间缩短,经量减少,然后慢慢停止;月经周期不规则,即来潮时间延长,经量增加,甚至表现为阴道大出血,有时则淋漓不断,然后逐渐减少直至完全停止;月经突然停止,以后不再来潮。前两种情况者约占 90%。

很多人认为月经停止就是绝经,其实不然。有一部分人停经,是由于雌激素水平波动导致内膜增厚而不来月经,不是真正绝经,这一类人发生子宫内膜癌的概率增加。因此,对于突然月经停止或者月经量多、月经异常等围绝经期妇女,需提醒其及时就医排除恶性疾病。

2. 生殖器官萎缩和第二性征的变化　女性生殖器官是卵巢性激素的靶器官,绝经后,随着雌激素水平的下降,生殖器官和第二性征失去性激素的支持,就会逐渐萎缩,发生退行性改变。子宫萎缩变小;子宫内膜不再增殖,开始萎缩变薄;阴道萎缩变窄,黏膜变薄,皱襞消失,穹隆变浅,阴道和宫颈分泌物减少,导致绝经后性交不适、疼痛或发生性交困难;阴道上皮细胞的糖原含量减少,使阴道酸碱度呈碱性,有利于致病菌的生长繁殖,容易引发外阴炎、阴道炎和尿道炎;雌激素水平下降,会导致盆底组织和子宫韧带的退变、缺乏张力而变得松弛,容易发生膀胱膨出和子宫脱垂。第二性征改变表现为阴毛逐渐脱落、变稀,乳房退化、松弛下垂、皮肤干皱,女性体形逐渐消失。

(三) 内分泌系统改变

随着卵巢功能的下降,体内性激素水平降低,减弱了对下丘脑和垂体的抑制作用,导致下丘脑分泌促性腺激素释放激素的功能增强,垂体对促性腺激素释放激素的反应性增强,合成和分泌促性腺激素水平提高。所以,在绝经前后卵巢功能出现衰退时,垂体分泌的促卵泡激素水平明显增加,黄体生成素虽也升高,但不如促卵泡激素升高显著。卵巢性激素的改变中,影响最大的是雌二醇,约 95% 的雌二醇来自卵泡和黄体,围绝经期卵泡大幅度减少、残留卵泡发育不全,致使雌二醇水平急剧下降,直至绝经后维持在极低水平。绝经后,雄激素的含量仅为中年妇女的一半,主要来自肾上腺。体内雄激素的下降,可加重已经发生的内分泌紊乱。

进入围绝经期后,由于雌激素等性激素水平下降,对垂体的抑制功能减弱,导致垂体分泌促甲状腺素、生长激素及促肾上腺皮质激素的增加,可能出现乳腺增生、甲状腺功能亢进等;并可促使甲状旁腺激素分泌增加、降钙素分泌下降,引起骨质丢失;β-内啡肽分泌减少,导致潮热和情绪波动。绝经还影响胰岛 β 细胞的功能,使胰岛素分泌和糖耐量均有轻度下降。

(四) 心血管系统变化

绝经后,雌激素水平下降,主要是雌二醇水平下降,引起高密度脂蛋白水平下降、低密度脂蛋白及甘油三酯水平上升,导致动脉粥样硬化及由此造成的心血管系统疾病。绝经方式对血脂的变化也有关系,绝经方式不同,血脂变化的幅度也有所不同。手术切除双侧卵巢后的绝经者,雌二醇下降幅度明显,胆固醇、低密度脂蛋白、高密度脂蛋白的变化幅度大于自然绝经者。

(五) 骨骼系统变化

妇女从绝经前期开始,骨代谢进入负平衡,骨吸收(破骨)和骨质形成(成骨)明显失衡,破骨大于成骨,其结果导致骨量丢失,这种骨代谢的失衡在绝经后的最初几年内最为明显。绝经后雌二醇水平明显下降,使成骨细胞的成骨活动减弱,骨基质形成不够,使钙盐无法沉积,造成骨质疏松。同时,雌二醇水平的下降也影响活性维生素 D 的形成,减弱肠道吸收钙的能力,从而导致骨质疏松。

绝经后雌二醇水平明显下降,减弱了对甲状旁腺的抑制作用,使甲状旁腺功能亢进,甲状旁腺素分泌增多,加快了骨质消融程度;同时又使甲状腺滤泡旁细胞产生的降钙素分泌减少,使破骨细胞活性增强,骨质消融加速,导致骨质疏松。大量骨质丢失可导致骨质疏松及由此引起的身材变矮、驼背,甚至发生骨折。

(六) 泌尿系统变化

泌尿系统和生殖系统来源于相同的胚胎来源,也是雌激素的靶器官。绝经后,雌二醇水平下降,失去雌二醇支持的泌尿道黏膜逐渐变薄,抗炎能力日益减弱,容易发生泌尿道感染。雌激素减少还会引起盆底组织松弛,引起尿道与膀胱间的夹角变钝及膀胱括约肌退变、张力下降等,常可引起压力性尿失禁。

(七) 皮肤改变

从绝经前期开始,随着雌激素水平的日益下降,真皮层细胞分裂率下降,真皮层萎缩,皮肤内结合水的容量减少,使皮肤出现皱纹,皮肤干燥、粗糙、多屑,弹性和光泽悄然消失,甚至出现瘙痒感。还会使色素细胞代谢失调,使皮肤色素沉淀,出现黑斑。

(八) 自主神经系统改变

雌激素水平下降引起自主神经功能失调,并出现与此相关的一系列症状,临床表现有潮热,出现一阵阵热浪自胸部向颈部,随之再由颈部向颜面部扩散,伴有弥散性或片状潮红,继之出汗,持续时间较短,一般 0.5~5min。轻者每日发作数次,重者达十余次,甚至更多。自主神经系统功能失调还可引起疲乏、头晕、心悸、注意力不集中、抑郁、多疑、情绪不稳、易激动、易烦恼、失眠、多梦等,严重者可表现为消沉,对生活失去信心,甚至出现精神症状。

三、健康管理内容

(一) 健康状况评估

1. **询问**　围绝经期妇女基本情况,包括年龄、现病史、既往史、月经史、生育史等,了解目前月经状况、用药情况(特别是使用激素替代疗法的妇女,应详细询问用药情况),了解职业及家庭情况。

2. **观察**　体形、皮肤、营养状况、心理、精神状态等。

3. **健康普查**　围绝经期妇女容易出现心血管、肿瘤等疾病,社区护理人员要制订检查计划,进行妇科常见病、多发病的普查。

(1)常见疾病普查:每年的常规体检主要内容包括体重、血压、胸部为 X 线检查,实验室检查主要为血脂、血糖等。

(2)恶性肿瘤的普查

1)乳腺癌检查:指导 30 岁以上女性定期对乳房进行自我检查,一般 40 岁以上女性每年做 1 次临床检查,50~59 岁女性每 1~2 年进行 1 次检查。对未哺乳、有乳腺癌家族史、乳腺小叶增生的女性应增加检查次数。

2)宫颈癌检查:指导女性从有性生活开始,每半年到 1 年进行 1 次宫颈脱落细胞涂片检查,并及时治疗宫颈炎。

(二) 健康档案管理

将健康评估结果填写在《个人健康档案》,若在健康评估中发现血压、血糖异常应嘱及时就医,确诊后应建立重点人群健康管理记录卡。

四、家庭护理指导

(一) 心理指导

社区护理人员可通过多种途径,如举办讲座、发放宣传资料、热线咨询、家庭访视等方式,在女性尚未进入围绝经期前就采取相应的保健指导。让围绝经期女性认识到围绝经期症状的出现是人体生理变化的一种自然过渡,让她们了解围绝经期可能会出现的生理和心理变化,使她们在进入围绝经期时有充分的思想准备和良好的自我保健意识。

对进入围绝经期的女性,应鼓励她们多参与社会活动,培养广泛的兴趣爱好,增加人际交往,保持乐观性格和良好的心理状态,放松思想,创造和谐的家庭氛围,不断提高生活质量。注意心理平衡,保持良好的心理状态,能使人精力充沛,提高生活质量。要注意劳逸结合,使生活张弛有度,正确对待各种矛盾,以乐观的态度对待身体上的暂时性不适。自感烦躁、焦虑、抑郁时要进行自我调节、自我宣泄、自我疏导,必要时进行心理咨询,及时排除障碍。

与围绝经期女性交往时,通过语言、表情、态度、行为等去影响妇女的认知、情绪和行为,以达到缓解症状的目的。社区护士应向其家人讲解围绝经期女性可能出现的症状,并嘱咐其家人给予该期女性一定的同情、安慰和鼓励。

（二）饮食指导

均衡的膳食结构是预防围绝经期疾病的有效措施。女性到了围绝经期,新陈代谢的变化以及雌激素水平下降,会对体内脂肪、糖代谢产生影响,因此要选用低热量、低脂肪的饮食,并注意增加钙的摄取量。具体而言,均衡膳食的原则是:适当控制总热量,供给充足的优质蛋白,适当减少脂肪的摄入量,适量的碳水化合物,保证各种无机盐和维生素的重组供给。

1. **控制热量,预防肥胖**　由于内分泌环境改变,围绝经期女性容易发胖,肥胖会导致糖、脂肪代谢异常,促使动脉硬化的形成和发展,增加心血管疾病的发病率。因此,饮食上要控制总热量,避免热量过剩引起肥胖。

2. **低脂、低胆固醇饮食**　由于围绝经期女性体内激素水平下降,容易诱发高胆固醇血症,因此饮食要清淡,减少脂肪和胆固醇的摄入。

3. **增加蔬菜、水果、豆类的摄入**　新鲜的蔬菜、水果含有丰富的维生素和纤维素,对缓解高胆固醇血症、促进铁的吸收有一定作用,因此应增加蔬菜和水果的摄入。而豆类食品含有高浓度的植物性雌激素,可以在一定程度上改善围绝经期症状,所以建议围绝经期女性多吃豆类食物。

4. **低盐饮食**　由于内分泌改变,围绝经期女性容易发生水肿、高血压等,因此适当限制食盐的摄入,控制在 3~5g/d。

5. **增加钙的摄入**　由于激素水平下降,钙质流失增加和沉积减少,因此围绝经期女性容易发生骨质疏松。建议多吃含钙质丰富的食物,如乳制品、豆类、骨头汤、虾皮等。必要时补充钙剂 1 000mg/d,加服维生素 D 以促进钙的吸收。不仅能预防骨质疏松症的发生,而且有利于缓解情绪波动。

6. **合理分配一日三餐**　围绝经期由于体内内分泌调节功能减退,可能出现暂时性胃肠功能紊乱,如消化不良、腹胀、便秘等。因此,三餐的合理搭配显得尤为重要。对于一日三餐的热量分配,认为早餐应占日所需热量的 25%~30%,中餐占 40%~50%,晚餐 25% 左右较为合理。

（三）用药指导

围绝经期女性体内性激素的波动和下降是导致一系列生理、心理变化及各种临床症状的基础。针对慢性雌激素缺乏的状况,适当补充雌激素可有效缓解各种症状;预防围绝经期疾病发生,如预防骨质疏松症、缺血性心脏病和动脉硬化等,提高绝经后的生活质量。社区护理人员应告知围绝经期女性激素替代疗法的适应证、禁忌证、治疗方案、副作用及风险性等,在知情同意前提下,科学、合理、规范地指导用药,做好定期监测,服用期间应每半年随访 1 次,以确保服用期间的安全。

1. **性激素治疗的适应证**　主要用于缓解绝经综合征的血管舒缩症状和泌尿生殖道萎缩症状,并可预防骨质疏松。

（1）人工绝经和早发绝经症状明显者。

（2）围绝经期症状严重影响到正常工作和生活,并经一般治疗无效者。

（3）有导致骨质疏松症危险因素者。

2. 性激素治疗的禁忌证

(1)绝对禁忌证:已有或可疑乳腺癌、子宫内膜癌、生殖道异常出血、近6个月内活动性血栓病、重症肝脏疾病,脑膜瘤患者禁用孕激素。

(2)相对禁忌证:心脏病、偏头痛、肝胆疾病史、血栓性疾病史、子宫内膜癌病史、乳腺良性疾病和乳腺癌家族史等。

3. 制剂与剂量 主要制剂以雌激素为主,辅以孕激素。单一雌激素制剂仅适用于子宫切除者,单一孕激素制剂适用于绝经过渡期功能失调性子宫出血。激素替代疗法的制剂与剂量选择,遵循个体化和最低有效剂量的原则。

4. 给药途径及方案

(1)口服:优点为用法简单,药物价廉,血药浓度稳定,是首选途径。缺点是对肝脏有一定损害,可刺激产生肾素底物及凝血因子。给药方案主要有雌激素 + 后半周期孕激素,模拟自然月经周期,每周期用雌激素 21~25d,后 10~14d 加用孕激素,停药 3~8d。适用于年轻的卵巢功能早衰女性。其次,有雌激素 + 孕激素,每日同时口服雌激素和孕激素,不发生撤药性出血,适用于绝经多年女性。第三,单一雌激素,适用于子宫已切除者。

(2)经阴道给药:优点能减轻肝脏负担,用药剂量小,阴道黏膜容易吸收。

(3)经皮肤给药:优点能避免肝脏首关效应,使用方便,用药剂量小。由于个体差异较大,不易控制剂量。常用药物有 17β- 雌二醇经皮贴膜,每周 1~2 次,每次 1 片。

5. 激素替代疗法时间 卵巢功能开始衰退并出现相关绝经症状后,即可开始应用,选择最低有效剂量,治疗时间为 3~5 年,用药期间定期评估,明确受益大于风险方可继续应用。停止雌激素治疗前应缓慢减量或间歇用药,逐步停药,防止症状复发。

6. 激素替代疗法的副作用及危险性

(1)子宫出血:治疗期间发生子宫异常出血,多为突破性出血,若无服药错误,应做 B 超检查子宫内膜厚度,必要时行诊断性刮宫,排除子宫内膜病变。

(2)性激素副作用:雌激素剂量过大可引起乳房胀痛、白带增多、头痛、色素沉着等,应酌情减量。孕激素可产生抑郁、易怒、乳房胀痛和水肿等副作用,极少数不能耐受者可改变孕激素种类。

(3)子宫内膜癌:长期单一应用雌激素,使子宫内膜异常增生和子宫内膜癌的危险性增加,用药时间及用药剂量与危险性的发生关系密切。目前强调子宫未切除者应雌激素、孕激素联合使用,以降低风险性。

(4)乳腺癌:有研究资料表明,雌激素、孕激素联合使用超过 5 年,可增加乳腺癌发生的风险性。

(四)运动指导

社区护理人员应指导围绝经期女性参加适宜的体育运动,运动可以减缓身体各组织器官的衰老。可根据个人爱好及具体情况选择运动方式,多做有氧运动,如散步、慢跑、骑自行车、打太极拳等,以每周 3~4 次为宜,每次不少于 30min。但避免过分剧烈的运动。

(五)性生活指导

绝经后随着雌激素分泌逐渐减少,常出现阴道黏膜萎缩、分泌物减少与阴道润滑度减弱等现象,导致性生活困难。社区护理人员应从女性个体的生理及心理考虑,指导夫妻双方了解围绝经期的生理、心理变化,丈夫的理解、尊重、支持和良好的情感交流,对于围绝经期至关重要。并指导夫妻进行适度的性生活,有助于保持生殖器官的良好状态,维持家庭的和谐与幸福。不该有"绝经即绝欲"的错误认识,如出现性冷淡、性欲减退和性交疼痛等性功能障碍,应及时就医,予以矫治。同时,应注意做好避孕,防止意外妊娠。绝经后还易发生阴道炎,应做好外阴的清洁干燥,预防感染。张力性尿失禁和子宫脱垂是绝经后女性的常见病,应经常行缩肛运动,锻炼肛提肌。

五、常见健康问题的预防和护理

(一) 围绝经期综合征

围绝经期综合征是指由内分泌改变引起的,以自主神经系统功能紊乱为主,伴有神经心理症状的综合征,包括:①血管舒缩症状:潮热、出汗、心悸等;②神经心理症状:易激动、紧张、焦虑、抑郁、多疑、失眠及皮肤蚁走感等;③一般症状:疲乏、肌肉关节疼痛等。

雌激素的补充治疗对围绝经期综合征的治疗效果显著,适当的雌激素替代疗法可以改善围绝经期妇女的相关症状。

(二) 老年性阴道炎

围绝经期妇女由于卵巢退变、萎缩,雌激素水平下降,可出现阴道黏膜变薄、阴道酸碱度变为碱性等改变,使阴道的防御能力下降,容易发生阴道炎,一般的消炎治疗后容易反复发作。围绝经期妇女除保持会阴部清洁外,可用 1% 乳酸溶液或 0.1%~0.5% 醋酸溶液冲洗阴道,每日 1 次,以增加阴道酸度,抑制细菌生长繁殖。

(三) 妇科恶性肿瘤

围绝经期妇女是妇科恶性肿瘤的好发人群,常见的恶性肿瘤有宫颈癌、子宫内膜癌、卵巢癌及乳腺癌。早期的恶性肿瘤常无症状,所以对恶性肿瘤做到早发现十分重要,其重要措施为定期进行健康普查。

妇科恶性肿瘤的预防:定期组织围绝经期妇女参加健康普查;合理膳食,改变"三高"饮食,适当锻炼,预防肥胖;宣传落实晚婚、晚育,注意性卫生和外生殖器卫生;重视早期信号——性交后出血、血性白带,及时就诊。

(四) 骨质疏松

骨质疏松症是绝经后妇女的常见病,与雌激素水平下降有关,累及全身所有骨骼。骨质疏松后,迄今尚未发现安全、有效的重建骨质方法,药物治疗只能缓解或中止骨质丢失,因此要注重预防:从青少年时期就应保证有足够的钙摄入,努力提高骨量峰值,绝经后妇女应摄入钙 1 000~1 500mg/d,除从食物中补充外,还可补充钙制剂和维生素 D;适当运动可改善骨骼血液供应,有利于骨量的增加;适当的日光浴有利于皮肤合成活性维生素 D,促进肠道吸收钙质;日常生活中,注意自我保护,防止跌跤、碰撞导致骨折。

附：实践教学案例——围绝经期健康管理

案例信息（供讲师）

【情景说明】

李女士舅妈，女性，50岁，停经6个月，伴潮热、多汗，每日发作十余次，夜间难入睡，早醒，偶有心慌、乏力、注意力不集中，影响生活，情绪易激动，易哭，多疑，性欲减退，曾经在内科就诊，检查无明显阳性体征，考虑自主神经功能紊乱，给予镇静、调节自主神经功能等治疗，症状无明显改善。

【案例相关信息】

李女士舅妈，女性，50岁，育有一子24岁（即将出国留学），既往体健，原为公司职员，后因家庭需要辞职在家照顾家庭。丈夫为外企高管，平时工作非常忙，很少关心患者。儿子近期忙于出国前准备，忽略了对母亲的关心与照顾。

患者停经6个月，伴潮热、多汗，每日发作十余次，夜间难入睡，早醒，偶有心慌、乏力、注意力不集中，影响生活，情绪易激动，易哭，多疑，性欲减退，曾于半年前在内科就诊，检查无明显阳性体征，考虑自主神经功能紊乱，给予镇静、调节自主神经功能等治疗，症状无明显改善。既往无特殊病史，月经规则。体格检查：无阳性体征。B超：子宫附件未见明显异常；心电图：正常；血常规：正常；红细胞沉降率：正常；肝肾功能、血脂、血糖、甲状腺功能检测均正常。初步诊断为围绝经期综合征。医生建议使用激素替代疗法。

【教学目标】

1. 评估患者对围绝经期的认知状况。

2. 为患者及家属进行围绝经期知识宣教，尤其是针对家属进行宣教，使家属理解患者这一时期的特殊性，与家人共同努力帮助、理解、支持患者。

3. 为患者进行围绝经期保健指导，尤其是激素替代疗法的指导。

【评价】

详见附表5-4~附表5-6。

附表5-4　授课者对学习者的评价

学习者姓名：_____

项目		非常好(10)	比较好(8)	一般(6)	较差(4)	备注(可将表现特别好/不好的方面写在此处)
对实施学生的评价	1. 家庭访视前的准备工作充分					
	2. 准确评估患者对围绝经期综合征的认知					
	3. 为患者进行围绝经期健康保健指导					

续表

项目		非常好 (10)	比较好 (8)	一般 (6)	较差 (4)	备注(可将表现特别好/ 不好的方面写在此处)
对实施学 生的评价	4. 语气、语调、肢体语言的应用恰当(如目光、坐姿等)					
	5. 为患者介绍激素替代疗法的相关知识					
	6. 家庭访视时间安排合理,并为下次的家庭访视做好准备					
	个人得分					满分60分
对小组观 察者的总 体评价	1. 观察过程中纪律					
	2. 观察后的反馈参与度,评价方式是否恰当					
	小组得分					满分10分
总得分						满分70分

注:在相应的框里打"√"。

评价老师签名:_____

附表 5-5　SP 对学习者的评价

学习者姓名:_____

项目	非常好 (10)	比较好 (8)	一般 (3)	较差 (2)	备注(请将你认为更 好的做法写在此处)
1. 关注我的情绪变化,与我平等对话,保护我的隐私					
2. 宣教的知识我能掌握					
请将你直接面对实施者的反馈写在此处(注意:按照反馈的要求)					
总得分					满分10分

注:在相应的框里打"√"。

SP 签名:_____

附表 5-6　观察者对学习者的评价

学习者姓名:_____

项目	非常好 (10)	比较好 (8)	一般 (6)	较差 (4)	备注(请将你认为更 好的做法写在此处)
1. 评估患者的围绝经期认知情况					
2. 家庭访视的技巧与注意事项					
3. 应对患者情绪变化					

续表

项目	非常好(10)	比较好(8)	一般(6)	较差(4)	备注(请将你认为更好的做法写在此处)
4. 围绝经期健康保健的健康宣教					
5. 反馈技巧的自我评价					
请将你直接面对实施者的反馈写在此处(注意:按照反馈的要求)					
总得分					满分20分

注:在相应的框里打"√"。

观察者签名:_____

学习任务单

【情景说明】

你是一名社区护士,你所分管的辖区内有一位围绝经期综合征患者。患者,50岁,家庭主妇,丈夫为外企高管,平时工作很忙。育有一子,近期在准备出国留学相关事宜。你要对该患者进行一次家庭访视。

【学习任务】

请评估患者及其家庭主要成员对围绝经期综合征的认知状况,对患者及其家庭主要成员进行围绝经期综合征知识介绍,使患者家人在这特殊时期理解、支持患者,并共同帮助患者顺利渡过该时期,向患者介绍激素替代疗法相关知识。

【实施要求】

请用8~10min对患者和/或家属进行病情告知并进行相应宣教。

【知识储备】

1. 围绝经期患者的典型表现。

2. 家庭访视的相关知识及注意事项。

3. 围绝经期患者健康保健知识(尤其是激素替代疗法的相关知识)。

标准化病人信息

【情景说明】

你是一位50岁的女性。既往体健,近几日在社区就诊,被初步诊断为"围绝经期综合征",建议使用激素替代疗法,但是你对激素替代疗法知之甚少,存在诸多顾虑,没有同意。对于围绝经期的其他保健知识也不甚了解。社区为你安排了一次家庭访视,社区护士会到您的家中对您进行相关评估与健康宣教。

【对话时的性格和表现】

你的性格比较优柔寡断,学历为大专,职业为家庭主妇,对"围绝经期综合征"了解不多,通过网络了解到一些激素替代疗法会增加罹患乳腺癌概率的知识,担心后果,不愿采取"激素替代疗法"。但是由于围绝经期的相关症状已严重影响到了你的日常生活,使你非常苦恼,情绪容易暴躁。你很想向亲属或朋友倾诉你的苦恼,但是由于你长期在家照顾家庭,社交范围较小,丈夫与儿子很忙,所以你一直没有倾诉的对象,感觉非常孤独。你总是担心自己得了什么不好的病,经常担心得无法入睡。

【主要症状】

半年前绝经,停经后伴潮热、多汗,每日发作十余次,夜间难入睡,早醒,偶有心慌、乏力、注意力不集中,影响生活,情绪易激动,易哭,多疑,性欲减退,曾于半年前在内科就诊,检查无明显阳性体征,考虑自主神经功能紊乱,给予镇静、调节自主神经功能等治疗,症状无明显改善。既往无特殊病史,月经规则。体格检查:无阳性体征。B超:子宫附件未见明显异常;心电图:正常;血常规:正常;红细胞沉降率:正常;肝肾功能、血脂、血糖、甲状腺功能检测均正常。初步诊断为围绝经期综合征。建议使用激素替代疗法。

【个人简介】

李女士舅妈,50岁,育有一子24岁(即将出国留学),既往体健,原为公司职员,后因家庭需要辞职在家照顾家庭。丈夫为外企高管,平时工作非常忙,很少关心患者。儿子近期忙于出国前准备,忽略了对母亲的关心与照顾。

【疾病史】

既往史:既往体健,不吸烟、不饮酒。

月经史:15岁初潮,周期28d,49岁停经。

【SP引导性问题】

1. 与护士对话时,你可以主动询问:"护士,我这个病有什么不用激素就能治好的办法吗?"

2. 当护士向你介绍围绝经期综合征时,你可以主动问护士:"护士,这个病要紧吗?",可以倾诉:"我总是感到非常烦躁,感到无人倾诉,很孤单,总觉得自己得了不好的病,担心得无法入睡,我的丈夫和儿子都很忙,我儿子要出国留学,就要离开我了,他从来没有离开过我独立生活,我非常担心。"

3. 当护士进行宣教,涉及激素替代疗法时,你可以问:"护士,这个药需要吃多久?""会不会有什么副作用?如果不吃会怎样?"

第六章

家庭生活周期——老年期

第一节　老年人健康管理

随着社会经济和医疗保健事业的进步,人们生活及健康水平不断提高,老年人口不断增多是社会发展的必然趋势。当前,我国老年人口规模持续扩大,正处于人口老龄化快速发展阶段,截至 2018 年底,60 岁及以上老年人口达 2.5 亿,2018 年我国人均预期寿命为 77 岁。健康是保障老年人独立自主和参与社会的基础,推进健康老龄化是积极应对人口老龄化的长久之计,老年人健康管理是国家基本公共卫生服务项目的重点内容之一。2019 年 11 月,国家卫生健康委员会、国家发展和改革委员会等 8 部门联合发布《关于建立完善老年健康服务体系的指导意见》,要求将老年人健康管理作为基本公共卫生服务项目绩效评价的重要内容,建立完善符合我国国情的老年健康服务体系,满足老年人日益增长的健康服务需求。

一、基本概念

(一) 老年人

目前对老年人年龄的划分世界各国尚无统一标准,且随着社会不断发展,人们的期望寿命不断延长,老年人年龄的标准也是不断变化的。2000 年 WHO 提出的老年人划分标准为:60~74 岁为年轻老年人(the young old),75~89 岁为老年人(the old),90 岁以上为长寿老人(the longevous)。发达国家普遍以 65 岁为进入老年期的标准,而发展中国家普遍认为 60 岁以上者为老年人。2013 年我国颁布的《中华人民共和国老年人权益保障法》第二条规定:老年人的年龄起点标准是 60 周岁。现阶段,我国划分老年人期的标准为:45~59 岁为老年前期(pre-aged period),即中老年人;60~89 岁为老年期(elderly period),即老年人;90 岁以上为长寿期(longevity period)。

(二) 人口老龄化

人口老龄化(population aging)又称人口老化,是指老年人占社会总人口的比例(老年人口系数)不断增长的一种发展趋势。人口老龄化包括两层含义:一是指老年人口相对增多,在总人口中所占比例不断上升,这是因年轻人口数量减少、年长人口数量增加而导致的;二是指社会人口结构呈现老年状态,进入老龄化社会。

(三) 老龄化社会

老龄化社会(aging society)是指老年人口占总人口达到或超过一定比例的人口结构模

型。根据 1956 年联合国《人口老龄化及其社会经济后果》的划分标准和 1982 年维也纳老龄问题世界大会的定义,当一个国家或地区 60 岁及以上人口占总人口的比重超过 10%,或 65 岁及以上人口占总人口的比重超过 7% 时,即意味着这个国家或地区的人口处于老龄化社会。我国已于 1999 年 10 月正式宣布进入老龄化社会。

二、养老及养老模式

(一) 养老

老有所养是《中华人民共和国老年人权益保障法》中关于"五个老有"规定的内容之一。它具有两种含义,其一是指奉养老人,指经济供养、生活照顾、精神慰藉 3 方面的结合;另一种含义则是指年老闲居休养的状态,这层含义之下,老年人是状态的主体,养老是对老年人生活状态的一种描述。一般来讲,在我国养老的含义通常是前一种。

(二) 养老模式

养老模式是指一切有利于老年人生活和满足老年人需求的方法、途径、形式和手段。目前,家庭养老、机构养老和社区居家养老是我国 3 种最基本的养老模式,同时很多新型养老模式也在不断发展进行中。我国城乡老年人正在由居家养老、社区养老向多种养老方式并存转变,未来养老不只是依靠养老保障和子女赡养的传统养老方式,更多地需要社会参与其中,从家庭、社区、组织机构 3 个层面出发,实现多种医疗资源的整合。

1. **家庭养老**　是我国最传统的养老方式。家庭养老模式以血缘关系为纽带,由子女、配偶或其他直系亲属为老年人提供经济、生活和精神照顾,以保障老年人基本生活。然而,随着当代社会家庭养老人力成本的剧增,"421 型"家庭和"空巢家庭"增多等一系列问题的出现,传统居家养老已不能很好地提高老年人的生活质量。新时代的居家养老服务是指以家庭为核心、以社区为依托、以专业化服务为依靠,为居住在家的老年人提供以解决日常生活困难为主要内容的社会化服务。

2. **机构养老**　是与家庭养老相对应的一种养老模式,是指以各种养老机构为载体(不包括社区中养老居所),依靠国家资助、亲属承担或老年人自助并由养老机构提供养老照料的养老模式。常见的养老机构包括福利院、养老院、托老所、老年公寓、临终关怀医院等,将老人集中起来,进行全方位的照顾,提供饮食起居、清洁卫生、生活护理、健康管理和文体娱乐活动等一系列综合性服务。机构养老是一种专业化、效率化、规模化的养老模式,符合规模经济原理,实现多方共赢。然而我国机构养老产业发展参差不齐,服务水平高低不一,收费标准不明确。专业护理型的养老机构需求量最大,但目前市场上的养老服务机构大都不具有这种服务条件。养老机构也存在养老护理人员不足、养老护理员业务水平普遍低下、机构无法满足老年人对其晚年生活多样化的要求等。

3. **社区居家养老**　是老年人在家庭居住与社会化上门服务相结合的一种养老模式,以家庭为核心,以社区为依托,以老年人日间照料、生活护理、家政服务和精神慰藉为主要内容,以上门服务和社区日托为主要形式,并引入养老机构专业化服务方式的居家养老服务体系。社区居家养老不仅满足了老年人喜爱居家养老的心理,并且为老年人提供了更加价廉、优质的专业服务。老年人可以在不出社区的情况下,接受专业人员提供的包括物质、设施、衣食住行以及生活照料、医疗护理、心理保健、文化教育、体育娱乐、法律咨询等方面的服务。社区养老在国外起步较早，各项制度和法律比较健全，发展较成熟。我国与发达国家相比，存在基础设施差、养老设施使用率低、专业化水平低、服务内容过于简单等问题。

4. 医养结合　是指通过整合社会医疗资源与养老资源，达到医疗养老资源优化配置的目的，以满足不同年龄层次和健康状况的老年人在养老过程中对养老医疗服务不同层次的需求。医养结合即将生活照顾、娱乐消遣、精神慰藉等日常服务与卫生管理、医疗服务、健康护理、临终关怀等医疗卫生服务相结合，实现"赡养"和"医疗"资源的一体化整合，为社区老年人提供全面的日常生活服务和医疗服务。医养结合以各层次老龄群体为服务对象，根据老年人身体功能状况划分"养"层次的服务，主要针对完全自理、基本自理两类；"医"的服务主要针对失能和半失能两类老人。通过提供医养结合养老服务，逐步实现全社会"老有所医、老有所养"的目标。医养结合社区居家养老模式从理论上能够兼有居家养老和机构养老长处，有效弥补家庭和机构养老资源供给不足的弊端。但从现实的发展状况来看，还存在一些亟待解决的问题，如缺乏专业的护理人才、资金投入不足等。

5. "互联网+"智慧养老　是一种利用"互联网+"技术来构建一个信息服务平台，从而为居家老人、社区、养老机构提供实时信息，帮助老年人获得更加高效、便捷的养老服务。智慧社区养老离不开"互联网+"技术，只有通过互联网相关技术应用，才能全面有效整合资源，打造一个完善的养老服务平台，让老人可以享受到智慧养老的便捷与舒适。工信部、民政部和国家卫生和计划生育委员会共同印发的《智慧健康养老产业发展行动计划（2017—2020）》提出，到2020年，健康管理、居家养老等智慧健康养老服务基本普及，智慧健康养老服务质量效率显著提升。国务院印发《积极推进"互联网+"行动的指导意见》提出，依托现有互联网资源和社会力量，以社区为基础，搭建养老信息服务网络平台，提供护理看护、健康管理、康复照料等居家养老服务。由此可见，国家和社会在密切关注将"互联网+"和养老服务进行的有机融合，并致力于推动社区智慧养老服务建设，以有效应对银发危机并提供全新的可行方案。目前我国智慧居家养老平台的构建取得进展，各地试点充分结合当地实际，积极开发养老服务平台，目前较为完善的平台有一键通服务平台、家庭服务平台、医疗保健平台和紧急求助平台。智慧居家养老服务内容更加多元化，相比传统的居家养老，该模式在养老服务上不仅更加高效，也更具有个性化和多元化。

6. 其他养老模式　如以房养老、乡村养老、农村社会互助养老、旅游养老等，也可供不同情况的老年人选择，此外还有租房入院养老、基地养老、合居养老、钟点托老、遗赠扶养、招租养老、货币化养老等十几种新兴的养老模式。

总之，可供我国老年人选择的养老方式不断增加，中国需要建立"三位一体"的中国式养老模式，即"居家养老＋社区养老服务＋社区医疗服务"，与此同时，建立多渠道、多元化、多层次的养老保障体系迫在眉睫。

三、健康老龄化

(一) 定义

人口老龄化和人均预期寿命的延长是社会的重要进步，但预期寿命的延长并不意味着健康的延长。虽然寿命是评价个体生命质量的重要指标,但是长寿并不能充分反映健康状况。健康老龄化是指个人在进入老年期时躯体、心理、智力、社会和经济 5 方面的功能仍保持完好的状态。世界银行(World Bank)在 1990 年提出健康老龄化的战略目标,即指老年人群达到身体、心理与社会功能的完美状态。WHO 把"健康老龄化"作为应对人口老龄化的一项发展战略,并提出了"积极老龄化"的概念,是指老年人不仅保持身体的活动能力或参加体力活动,而且不断参与社会、经济、文化精神和公民事务,尽可能获得最佳健康、获得参与和保障机会的过程。2016 年,世界卫生组织《关于老龄化与健康的全球报告》将健康老龄化定义为"发展和维护老年健康生活所需的功能发挥的过程"。功能发挥是指个体能够按照自身观念和偏好来生活和行动的健康相关因素,它由个人内在能力与相关环境特征以及两者之间的相互作用构成。该定义强调健康老龄化并非由功能或健康的某一水平或阈值来界定,而是一个因每个老龄个体而具体不同的过程,因为每个个体的轨迹都会受到不同经历的影响。对于患病的老年人,若能有可负担的医疗卫生服务帮助改善他们的能力,或能从周围环境获得支持,其健康老龄化轨迹就能得到相应的改善,健康水平就能得到提升。由此可见,健康老龄化的核心要义在于延长老人的自理期,降低老人陷入失能、半失能风险的概率。

(二) 健康老年人标准

《中国健康老年人标准(2013)》由中华医学会老年医学分会制定,这是响应我国政府长期积极推进"健康老龄化"的重要工作之一。

1. 健康老年人标准基本内容

(1)重要脏器的增龄性改变未导致功能异常,无重大疾病,相关高危因素控制在与年龄相适应的达标范围内,具有一定的抗病能力。

(2)认知功能基本正常,能适应环境,处事乐观积极,自我满意或自我评价好。

(3)能恰当处理家庭和社会人际关系,积极参与家庭和社会活动。

(4)日常生活活动正常,生活自理或基本自理。

(5)营养状况良好,体重适中,保持良好生活方式。

2. 本标准的特点

(1)强调了重要脏器的增龄性改变而非病理性病变,并且强调了功能而非器质性改变,同时强调相关高危因素控制应在与老年人年龄相适应的达标范围内,突出了老年人机体与其他阶段年龄者不同,在具体应用时要考虑到老年人的特点。

(2)将认知功能放在第二位,强调了认知变化在老年人健康中的重要性,自我满意或自我评价融入了国际上较新的老年人健康概念。

(3)突出了积极老龄化的概念,鼓励老年人积极参与社会活动,积极融入家庭和社会,让他们意识到其整个生命过程中体力、精神状态及社会参与的潜力,即使高龄,仍能发挥对家庭、同行、社会及国家的贡献,增加幸福感和归属感。

(4)强调了即使老年人有疾病,只要能维持基本日常生活,也可视为健康老年人。

(5)倡导老年人养成健康的生活习惯,积极预防疾病。

(三) 老年人的健康需求

社区护理工作人员应该了解老年人的健康需求,并根据健康需求进行科学、合理的健康

指导,提高老年人生存质量。老年人的健康需求主要集中在以下几方面:

1. **自我保健需求**　老年人文化程度普遍偏低,年龄偏大,他们希望护理人员能提供自我保健方面的专业知识,以提高自我保健的能力。老年人的自我保健应侧重于提高自我心理调适,以提高社会心理素质和社会适应能力;建立身体、心理和社会的全面健康意识与健康行为;消除不良的个人卫生习惯和生活方式,预防致病因子出现。自我保健指导的内容包括饮食营养、合理运动、休息睡眠、清洁舒适、安全用药、定期体检、防病基本知识、简易急救技术等方面。

2. **日常照顾需求**　由于年龄增高而引起的退行性疾病容易导致老年人活动受限甚至残疾,半失能及失能老年人由于生活自理能力衰退或丧失,常需要人(特别是专业护理人员)对其进行日常生活的照料,以减少自理能力缺陷对机体的影响,提高生活质量。老年人日常照顾需求主要包括居家日常照护需求和外出陪伴照护需求两方面。居家日常照护需求包括个体自身日常照护和日常家务的照料需求,前者如个人卫生、饮食照料、起居穿衣等,后者如衣物清洗、居室清扫、维护和修理家用物品等。外出陪伴照护需求主要分为户外活动和外出购物两种,除户外活动、户外锻炼陪伴外,还包括陪伴或代购各类生活用品、代领退休金、代缴各类公共事业费用等。

3. **疾病护理需求**　老年人常有多种慢性疾病,是医疗资源需求最大的对象。老年人对疾病预防和康复护理方面的需求包括饮食指导、康复锻炼、日常生活能力评估、心理护理等方面。家庭疾病护理方面的需求包括生命体征测量、测血糖、输液、换药等。

4. **安全需求**　老年人随年龄的增长常出现感觉器官功能低下,如视物不清、听力下降、行动不便、不协调、记忆力减退及应变能力降低,容易发生如跌倒、坠床或抑郁自杀等各种意外,应引起高度重视。

5. **精神慰藉需求**　老年人由于社会角色改变,社会活动逐渐减少,生活单调、枯燥、乏味,加之空巢老年人、失独老年人、失能老年人、丧偶老年人等特殊老年群体的数量剧增,会导致一定的心理问题,如失落感、多余感、抑郁、自卑、丧失生活信心甚至自杀等。社区护理人员应了解老年人的心理变化和心理需求,提供一定的心理护理支持,指导老年人科学地安排生活,培养新兴趣,学习新知识,鼓励老年人积极参加集体活动,多与其他人交流沟通,充实老年期的生活。

6. **经济保障需求**　在当今社会,我国老年人的经济供养责任主体不再是单一地由子女及共同生活的亲属承担,而是多方、多元、多途径的,包括家庭、政府、社会和其他非政府组织或机构。目前我国老年人可以用医疗保险金支付医疗费用,可以用养老金购买居家养老服务,不足部分可由政府或者子女、亲属补助。对有特别困难的老年人,政府将提供最低生活保障和补助金发放。老年人的经济保障问题已成为社会关注的重点。

四、老年人身体健康评估

世界卫生组织(WHO)曾于 20 世纪中期提出健康的定义,指个体不仅没有疾病和衰弱,并且在身体、精神和社会上都呈现完满状态。WHO 对老年人健康的标准还提出了多维评价,包括精神健康、躯体健康、日常生活能力、社会健康和经济状况。近年来,WHO 指出老年人健康最好的测量指标是功能,身体功能的适应能力可能比病理改变程度更能衡量老年人对于健康照护的需求量。由于老龄化社会的影响,老年人口的比例在不断增加,在我国现有的以居家(社区)养老为主的养老方式下,应建立符合我国国情和文化的老年人健康评估标准,这是提高老年人生活质量的重要前提。此外,养老机构养老的存在与发展也显示了老龄化社会的需求,老年人在入住养老机构前均应接受完整的健康评估。2018 年中国老年保健医学研究会老龄健康服务与标准化分会制定了《居家(养护)老年人身体健康评估服务标准(草案)》,突出了积极健康老龄化的概念,通过评估确定居家养护老年人的健康水平,保证评估结果准确与普遍认同,使其可以得到更适宜的养老与护理服务。

（一）评估对象

居家(包括社区)养老或机构养老的老年人,年龄 ≥60 岁。

（二）评估人员

多学科整合评估,评估人员包含社区医生(全科医生)、专科医生、护士、康复师、营养师、心理医生(心理咨询师)、社会工作者、养老护理员、护工、本人及家属等。

（三）评估内容及评估工具

1. **生理健康评估**　依据是《中国健康老年人标准(2013)》中提出健康老年人的第一项标准:重要脏器的增龄性改变未导致功能异常;无重大疾病;相关高危因素控制在与其年龄相适应的达标范围内;具有一定的抗病能力。评估工具为健康体检。根据中华医学会健康管理学分会 2014 年制订的健康体检基本项目主要内容,通过健康体检自测问卷、体格检查、实验室检查、辅助检查 4 部分来完成,对老年人的心、脑、肝、肾等重要器官功能,视觉、视力、听力、手、足功能,血压、血糖、血脂水平以及营养状态(体重指数)进行评估。健康标准中所说的相关高危因素指心、脑血管疾病的相关危险因素,主要有高血压、糖尿病、血脂紊乱。健康老年人并不是一定没有高血压、糖尿病等慢性非传染性疾病,而是应该将以上危险因素控制在要求的范围内。①老年人血压范围:血压正常为<140/90mmHg,其中高龄老年人应不低于 120/60mmHg;高血压(除年龄外无其他危险因素和病史)患者降压目标值<150/90mmHg,其中高龄老年人应不低于 130/60mmHg;②老年人糖化血红蛋白(HbA1c)范围:血糖正常者 5.0%~6.5%;糖尿病(无糖尿病慢性并发症)患者 6.0%~7.0%;③老年人血脂范围:总胆固醇(total cholesterol,TC)3.1~6.2mmol/L,低密度脂蛋白胆固醇(LDL-C)1.8~3.9mmol/L,高密度脂蛋白胆固醇(HDL-C)>1.0mmol/L,甘油三酯(TG)0.8~2.3mmol/L。以上健康体检内容若评定结果未见心、脑、肝、肾等重要器官功能异常,视觉、视力、听力基本正常,手、足功能基本正常,则躯体状况良好。健康体检结果的解读通常由社区医生(全科医生)、专科医生、护士来完成。

2. **营养健康评估**　通常由营养师来完成。微型营养评估法(mini-nutritional assessment,MNA)是社区常用的营养评估工具,完整版有 18 个问题,主要适用于养老院和社区老人,总分 ≥24 分,表明营养状态良好。MNA 简版主要用于营养风险筛查,有营养不良风险的再进行营养评估,总分 14 分,结果分为:营养正常(≥12 分)、营养不良风险(8~12 分)和营养不良(<7 分)。体重指数(BMI)被公认为是反映蛋白质、营养不良以及肥胖的可靠指标,《中国健康老年人标准(2013)》中 BMI 为 20~25kg/m^2。

3. **心理健康评估**　通常由心理医生(心理咨询师)来完成。老年人心理健康应该体现在处事乐观积极,自我满意或自我评价好。而抑郁情绪则是老年人常见的情绪问题,建议年龄超过 60 岁的所有个体均应定期使用简版老年抑郁量表(simple geriatric depression scale, SGDS)进行抑郁筛查。老年抑郁量表(geriatric depression scale,GDS)的简版(SGDS)包含 15 个是非题,既可以由老人自评,也可通过口头提问的形式完成,操作仅需 5min。使用该量表可将受试老人分为正常、轻度抑郁及重度抑郁 3 档,评为正常者表明心理健康。

4. **认知功能评估**　通常由神经内科专科医生或心理医生来完成。认知功能包括感知、思维、注意、智能、自知能力等。简易智能精神状态评估量表(mini-mental status examination, MMSE)所涵盖的范围包括定向力、注意力、计算力、即刻及短期记忆、语言及听从简单口头/书面指令的能力,最高分 30 分,最低分为 0 分;对于诊断痴呆而言,≤23 分具有较高的敏感性及特异性。该量表评分受到年龄、教育程度等因素影响。简易智力状态评估量表(mini cog)比 MMSE 简单易记,使用方便,不需要辅助器具,不受文化程度影响,通过名词回忆复述和画钟实验进行测试,总分 5 分,得分 0~2 分为试验阳性,3~5 分为试验阴性。

5. **日常生活活动能力**　由神经内科专科医生、护士、养老护理员、护工、本人及家属等来评估。老年人基本生活所需的自我照顾能力,如穿衣、移动、洗漱、沐浴、如厕和进食等,以及老年人独立在家中生活所需具备的能力,如煮饭、购物、洗衣、做家务、使用交通工具、处理财务、打电话、自行服药等。基本日常生活活动(basic activity of daily living,BADL)为维持基本生活所需的自我照顾能力,如吃饭、大小便控制、上厕所、移位、穿衣、沐浴等。一般最早丧失的功能为沐浴能力,进食能力最后丧失。因此初筛提问为"你是否可以自己洗澡?",若回答为否定,则使用巴氏日常生活活动能力量表(Barthel 指数)进行评估,总分为 100 分,得分越高依赖性越小(表 6-1)。对于日常生活活动(activity of daily living,ADL)完全无依赖的老年人,可进一步进行工具性日常生活活动(instrumental activity of daily living,IADL)评估。初筛可提问"你是否需要别人帮忙购物和理财?",若回答肯定则一般采用 Lawton 量表进行评估。评估内容为独立生活于社区所需具备的能力,如做饭、打电话、服药、处理财务、使用交通工具(旅行)、购物、洗衣、做家务等,总分为 8 分,每项 1 分,分数越高表示越独立。

表 6-1　Barthel 指数评定内容

ADL 项目	自理	稍依赖	较大依赖	完全依赖
进食	10	5	0	0
洗澡	5	0	0	0
修饰(洗脸、梳头、刷牙、剃须)	5	0	0	0
穿衣(系鞋带等)	10	5	0	0
控制大便	10	5	0	0
控制小便	10	5	0	0
上厕所(拭净、整理衣裤、冲水)	10	5	0	0

续表

ADL 项目	自理	稍依赖	较大依赖	完全依赖
床椅转移	15	10	5（需轮椅）	0
平地行走 45m	15	10	5	0
上下楼梯	10	5	0	0

注：Barthel 指数评定总分 100 分，60 分以上者虽有轻度功能障碍，但是生活基本能自理；40~60 分者为中度功能障碍，生活需要帮助；20~40 分者为重度功能障碍，生活依赖明显；20 分以下者为完全残疾，生活完全依赖。

6. 环境适应力　主要由社会工作者、养老护理员、护工、本人及家属等来进行评估。包括适老环境（家庭、机构、社区）、与其他人员（家庭成员、养老护理员、医生、护士、邻居等）的相处能力，主要从居家环境、家庭功能和社会支持 3 项来进行评估。

（1）居家环境评估：老年人的生活环境，应注意尽量祛除妨碍生活行为的因素，或调节环境使其能够补偿机体缺损的功能，促进生活功能的提高。HOME FAST 是一个较短的 25 条目的标准化评估表，如果对所有危险因素的答案均为"否"，说明居室环境安全。

（2）家庭功能评估：家庭功能评估的目的是了解老年人家庭对其健康的影响，以便制订有益于老年人疾病康复和健康促进的护理措施。家庭评估的内容主要包括家庭成员基本资料、家庭类型与结构、家庭成员的关系、家庭功能与资源以及家庭压力等方面。常用于家庭功能评估的量表为 APGAR 家庭功能评估量表，涵盖了家庭功能的 5 个重要部分：适应度 A（adaptation）、合作度 P（partnership）、成长度 G（growth）、情感度 A（affection）和亲密度 R（resolve），通过评分可以了解老年人有无家庭功能障碍及其障碍的程度，7 分以上为目前无家庭功能问题（详见第一章第二节家庭医生签约服务）。

（3）社会支持评估：社会关系和社会支持评估是评估老年人是否有支持性的社会关系网络，如家庭关系是否稳定，家庭成员是否相关尊重，与邻里、老同事之间是否相处和谐，可联系的专业人员以及可获得的支持性服务等。社会支持评定量表（social support rate score，SSRS）共 10 个问题，总分即 10 个条目计分之和，总分越高表示社会支持度越高，一般认为总分<20 分为获得社会支持较少，20~30 分为具有一般社会支持度，30~40 分为具有满意的社会支持度。

7. 社会经济地位的评估　社会经济地位是一个综合反映个人或群体社会地位的指标，通常用教育、职业、收入以及居住地区等来衡量，主要由社会工作者、本人及家属等来进行评估。社会经济地位是影响老年人健康的重要因素，社会经济地位不同，健康状况及卫生服务利用也往往存在巨大差异。

五、老年人保健指导

WHO 老年卫生规划项目指出，老年保健（health care in elderly）是指在平等享用卫生资源的基础上，充分利用现有人力、物力，以维持和促进老年人健康为目的，发展老年保健事业，使老年人得到基本的医疗、康复、保健、护理等服务。近年来，为实现"健康老龄化""积极老龄化"，世界各国先后建立并完善老年保健服务体系，为老年人提供满意和适宜的保健服务,帮助老年人实现健康长寿和延长生活自理的年限,提高老年人生活质量。联合国大会于 1991 年 12 月 16 日通过《联合国老年人原则》(第 46/91 号决议),提出了 5 条原则,即独立、参与、照顾、自我充实和尊严。我国老年保健原则包括全面性原则、区域化原则、费用分担原则、功能分化原则。

(一) 日常生活

1. 饮食与营养

(1)营养平衡:老年人生理功能下降,影响其对营养的摄入及吸收,同时活动量减少、机体内脂肪组织增加,应适当控制热量的摄入,避免高糖、高脂肪食物摄入,使体重维持在标准体重 ±10%,以降低高血压、心血管疾病、糖尿病等的发生率。在条件许可的情况下,应增加优质蛋白的摄入,如瘦肉、蛋、鱼、奶、大豆等。控制动物性脂肪的摄入,提倡多食用植物油,其中饱和脂肪酸 / 单不饱和脂肪酸 / 多不饱和脂肪酸的比例以 1:1:1 为宜。保证各种无机盐、微量元素、维生素的摄入,摄入奶及奶制品以补充钙,摄入富含锌、硒、铬等元素的海产品、肉类、豆类等。每日食用至少 5 种蔬菜、500g 薯类、100g 水果以满足老年人对维生素和膳食纤维的需要。提倡低盐饮食以预防高血压,食盐量不超过 5g/d。鼓励多饮水,保证饮水量在 1 500mL/d 左右。

(2)合理烹调:为适应老年人消化功能和咀嚼功能减退,食物加工应松软、细烂,可做成菜汁、菜泥、肉末等,同时掌握适当的烹调时间,避免食物对人体有益的营养成分损失;烹调宜采用蒸、煮、炖、煨等方式,避免煎炸、油腻、过黏的食物;注意食物的色、香、味,可适当加酸味及香辛调味品以提高老年人的食欲。

(3)科学进食:饮食规律,定时定量、少食多餐、有节制、不偏食、不暴饮暴食,不食过冷、过热及辛辣刺激性食物,细嚼慢咽。三次主餐不可偏废,主餐之间可加两次零食。主餐食量合理分配,一般早餐多食富含蛋白质的食物,午餐食物种类应丰富,晚餐以清淡食物为佳、不宜过饱。根据老年人身体状况选择恰当的进餐方式,能自理的老年人鼓励其自行进餐;进餐困难者可用一些特殊的辅助餐具,尽量维持老年人自己进餐的能力;完全不能自己进餐者应喂食;不能经口进食者可在专业人员的帮助下,通过鼻饲、肠内营养、肠外营养等方法为老年人输送食物和营养,但要注意管路的维护。鼓励老年人与家人或亲友共同进餐,让老年人充分享受进餐的乐趣。

(4)饮食卫生:老年人抵抗力弱,特别要注意病从口入。食物要新鲜,注意食物保质期,避免食用过期、变质、霉变的食物,食用蔬菜、水果之前应清洗干净。保持餐具的清洁卫生,定期消毒,就餐前清洁双手。

2. 活动与锻炼

科学地进行体育锻炼可以防止老年性疾病,调节老年人的心理状态,提高老年人生活质量,延缓衰老的过程。

(1)运动的种类:日常的生活活动是最基本的活动,可促进老年人各系统保持良好的功能状态,同时也可提高老年人的自信心和自我认同感。除了基础活动外,可根据其个人兴趣和自身状况,鼓励有运动能力的老年人适当参加锻炼,如散步、慢跑、太极拳、棋类、门球、做操、书画等文体活动。

(2)运动时间和场所:老年人运动的时间宜选择在清晨或傍晚,避免空腹锻炼,一般在饭后 1~2h 进行,时间 30min 左右,一日运动时间不超过 2h 为宜。运动场所一般选在污染和噪声较少、空气清新、安静的公园或操场等。选用轻便、合体、舒适的运动衣及舒适、通气、防滑的运动鞋。

(3)运动量:老年人运动量要适宜,运动达标心率为:年龄 + 心率 ≈ 170 次 /min,以老年人可以耐受为度。有条件的老年人应有运动前后脉搏监测记录,活动前测 1 次,活动完毕立即测 1 次,5min 后再测 1 次,直到恢复到活动前记录。当老年人运动结束后 3min 心率恢复到运动前水平,表明运动量较小;3~5min 恢复到运动前水平,表明运动量适宜;10min 以上才恢复,应视为活动过度。活动适宜时有轻度疲劳感,食欲及睡眠良好。运动中若出现不适感,应立即中止运动,并根据自身情况调整运动计划。

(4)运动处方:老年人参加运动前要先做健康检查,由医生开出运动处方,运动处方包括:运动目的、运动项目、运动强度、运动密度、持续时间、注意事项。按运动处方进行锻炼可以达到安全和有效的目的。处于疾病恢复期的老年人应在医护人员的指导下进行运动。

3. **休息与睡眠**　随着人体老化,老年人的睡眠时间及质量也在逐渐下降,良好的休息和睡眠可缓解疲劳,减少精神压力,因此有必要对老年人休息和睡眠进行指导,以促进其健康,提高其生活质量。

(1)适当休息:老年人应适当安排每日的休息时间,从事某一活动的时间不可太长。要注意经常变换体位,改变体位时应防止直立性低血压或跌倒的发生,如起床时应先在床上休息片刻,活动肢体后再起床。

(2)合理睡眠:部分老年人因睡眠质量下降,为补充睡眠而日间卧床休息,导致睡眠过多,产生头晕、四肢无力、食欲下降等症状。因此,老年人睡眠要有规律,养成良好的睡眠习惯,顺应四时季节的变化,合理安排老年人日常生活,劳逸结合,减少浅睡眠时间。一般老年人每日总睡眠时间应保证 7~8h,晚间 9—10 时入睡,早晨 5—6 时起床。睡前可进食有助于睡眠的食物,如温牛奶、大枣等,不宜饮浓茶、咖啡、大量水等。睡前可进行温水浴、温水泡脚等帮助入睡,避免看电影、电视、书、报纸等。保持床单的清洁、干燥、无异味,最好选择舒适的、对老年人皮肤无刺激的棉质床单。

4. **清洁与舒适**　是老年人的基本生活需求,在维护皮肤与黏膜功能、维持正常的体温调节与感觉功能、预防皮肤病和压疮、满足其自尊的需要等方面具有重要作用。

(1)皮肤与头发清洁:冬季可每周洗澡 2 次,夏季可每日用温水清洗,浴室的温度一般在 22~26℃,水温 40~45℃,沐浴 10~15min 为宜。皮肤清洁时,老年人应特别注意皱褶部位,如腋下、肛门、外阴和乳房下,但不能过分用力,防止皮肤破损。皮脂分泌较多的老年人应定期使用温水及针对油性头发的洗发水或中性肥皂洗头,头发干燥的老年人则清洁次数不宜过多,使用中性或针对干性头发的洗发水洗头。洗发后可用木梳或牛角梳梳理头发,帮助头部通经活络,促进血液循环,减少头发脱落。

(2)日常穿着:无论是外衣还是内衣均要选择通气性、吸水性、保暖性较好的面料,避免选用对皮肤造成刺激的化纤织物。衣着应考虑老年人实际生理特点和需求,美观大方,衣裤及鞋不宜过于长大,衣服需要勤换洗。

(3)居室环境:老年人的居室环境应考虑舒适性、便利性、安全性及健康性。室内温度夏季 26~28℃,冬季 20~22℃,室内相对湿度在 50% 左右。根据老年人生活的需要,家具摆设与选择着重使用的方便性和安全性,室内布置去除不必要的障碍物,物品摆放整齐。室内需采光充分,夜间有照明设施。定时开窗通风,保持室内空气新鲜、流通。经常打扫室内卫生,减少老年人呼吸道感染发生的机会。

（二）安全与防护

1. 预防意外伤害　老年人随着年龄增长,身体协调能力也在不断下降,容易出现跌倒、坠床、噎食等安全问题,尤其是高龄老人更要注意这些方面的预防。应全面评估老年人身体状况如视力、平衡能力、活动能力、疾病、用药及居住环境中的影响因素,如照明不良、地面不平或有障碍物、桌椅家具不稳、设施缺陷等,根据具体情况采取相应措施。高龄老人外出要有人陪伴,记忆力减退的老人外出应携带能表明其身份的证件,以保证安全。改善家庭设施以保证老年人家庭生活安全,为行动困难的老人提供生活的辅助工具,如助听器、拐杖等。

2. 安全用药　老年人随年龄增长易患多种慢性疾病,需要长期服药治疗。由于老年人的各器官功能和形态都在发生不同程度的衰变,大量及长期服药极易造成药物的蓄积中毒和导致不良反应的发生。把握好老年人的用药原则,正确指导用药,才能保证老年人用药的合理、有效和安全。

（1）不滥用药:老年人很多不适可以通过生活调理来消除,不必急于求助药物,除急症或器质性病变外,一般尽量少用药物。应先就医再用药,必须选用疗效肯定的药物,避免滥用药、多用药而发生不良反应。患急性病的老年人,病情好转后要及时停药,不要长期用药。如需长期用药,应定期检查肝、肾功能,以便及时减量或停用。对于一些慢性病,治疗指标只要控制在一定范围内即可,不必要求使其恢复正常。

（2）用最小有效剂量:一般 60~79 岁的老年人使用剂量为成人量的 1/2~2/3 ;80 岁以上老年人用成人量的 1/3~1/2。一般来说,老年人初始用药应从小剂量开始,逐渐增加到合适的剂量,每次增加剂量前至少要间隔 3 个半衰期。为避免药物在体内蓄积中毒,可减少每次给药剂量或延长给药时间,也可两者同时改变。对有肝、肾功能减退或疾病者,需因人而异谨慎用药。

（3）用药种类宜少:老年人用药种类最好不超过 3~4 种,最多 5 种。特别是患慢性器质性疾病的老年人用药种类应尽量减少,用药种类越多,不良反应的发生率就越高。

（4）选药恰当:老年人吞咽片剂或胶囊有困难时,宜选用液体剂型、颗粒或口服液,必要时改为注射给药。老年人用缓释剂型药物应慎重,由于老年人胃肠功能减低,影响药物的吸收,或因排空变慢、肠动减弱,可使药物释放时间延长,吸收量增加,使药物浓度大,而产生不良反应。老年人应选择对肝、肾毒性小的药物,选择适当的剂量。

（5）用法简单易行:药物服用方法复杂,老年人可能会因记忆力和依从性差而不愿意坚持。服药最好采用每日晨服 1 次,或饭后各 1 次的方法。

（6）用药指导:药物服用的方法、时间、剂量等不正确会影响药物的治疗效果,因此,护理人员应对老年患者进行耐心细致地指导、健康宣教,提高其依从性,并对老年人的家属进行服药方案的指导,帮助督促老年人服药。老年人用药易出现不良反应,护士应指导老年人、家属及护理者除观察疗效外,还需观察并及时发现用药后的不良反应,以便随时调整药物种类及剂量。指导老年人注意服药安全,如服用药物种类较多时可分次服下,以免误咽而引起窒息;粉剂应装成胶囊或加水成糊状再服用;足量温水服药,帮助药片顺利咽下,避免因药片粘在食管壁刺激局部黏膜而影响吸收;服药时尽量避免采取卧位,应取站立位、坐位、半坐位,以免发生呛咳,同时便于药物顺利进入胃内;使用镇静类药物最好上床后服用,以防药物在老年人上床前发挥药效而引起跌倒;服药期间禁止吸烟饮酒,并注意药物与食物间的相互作用。

(三) 疾病防治与护理

1. 定期健康检查　老年人常罹患高血压、冠心病、糖尿病等慢性疾病,但因对症状常常反应迟钝,极易延误诊断及治疗,因此通过健康体检可做到疾病早发现、早诊断、早治疗。老年人体检应把内科、神经内科作为必查项目,同时接受血压、身高、体重、B 超、心电图、血、尿、粪便常规及血糖等一系列检查。然后再根据医生临床观察,视情况增加 CT 等相关检查项目。2013 年,国家卫生和计划生育委员会、全国老龄工作委员会办公室共同编印的《中国老年人健康指南》(2013)指出,老年人应每年至少体检 1 次,并注意追踪检查结果,及时采取有效措施。常规性检验项目最好每季度查 1 次,要注意保管好体检记录和化验单,以便进行比较。

2. 增进自我保健能力　老年自我保健(self-health care in elderly)是指健康或罹患某些疾病的老年人,利用自己所掌握的医学知识、科学的养生保健方法和简单易行的治疗、护理和康复手段,依靠自己、家庭或周围的资源进行自我观察、预防、诊断、治疗和护理等活动。社区医务工作者应指导老年人充分利用先进的科技手段及社区卫生服务资源,尽可能地提升生活自理和保健能力,逐步养成良好的生活习惯,建立起一套适合自身健康状况的养生方法,以防病治病、增进健康、推迟衰老,做到病而不残、残而不废。

3. 预防直立性低血压、皮肤瘙痒、压疮

(1)直立性低血压的预防:导致老年人直立性低血压的因素很多,如长期卧床、环境温度过高、饱餐饮酒后、突然变换体位等,易引发跌倒意外。因此,老年人宜缓慢起床及改变体位,少食多餐,坚持适当的体育锻炼。

(2)皮肤瘙痒的预防:老年人因皮肤老化、皮脂分泌减少、皮肤含水量减少,常常会出现皮肤瘙痒。老年人要避免洗澡过勤、热水烫洗、寒冷干燥气候及各种不良的理化刺激,注意保持皮肤湿润,如涂擦润肤乳或霜。

(3)压疮的预防:每日检查压疮易发部位的皮肤,并做出判断以及时应对;避免身体任何部位尤其是易发部位持续受压,定时翻身,一般间隔 2h 或更短;掌握进行体位改变时的方法和技巧;使用有效的减压装置如减压床垫、轮椅坐垫、枕头等进行压力再分布;增加蛋白质及部分微量元素的摄入。

4. 疾病自我控制及护理　随身携带医保卡、自制急救卡和急救盒;急救卡应写明姓名、住址、联系人、联系电话、定点医院、病案号、血型、主要疾病诊断和用药、急救盒放置位置;急救盒应备有阿司匹林、硝酸甘油、速效救心丸等;糖尿病患者外出带点糖果,以备发生低血糖时食用。学会自我监测脉搏、体温、血压等;自备电子血压计,高血压患者每日至少自测 3 次血压(早、中、晚各 1 次);糖尿病患者须自备电子血糖仪,适时自测血糖,血糖稳定时,每周抽查 1~2 次血糖。生病后,一定要到正规医疗机构诊治,遵医嘱治疗,不贪图便宜和听信传言乱投医,也不要自行用药、停药,不要瞒着医生采用多种治疗方案,忌用"偏方""验方""秘方"。老年患者因神经反应迟钝,常缺乏典型症状和体征,加之对痛不敏感,很容易延误诊治,应掌握老年人发病的一般规律,还要学会注意观察细微的病情变化,及时做出正确的判断和处理。

（四）精神与心理

1. 帮助适应角色转变 离退休综合征是老年人离退休后常出现的一种适应性心理障碍。社区护士应给予离退休老年人更多的关爱,积极、耐心地引导老年人成功实现离退休的社会角色转换。指导老年人不要把离退休当成人生的终点,而要将其看作是人生的新起点,充分发挥自身的余热,并且要对自己的健康负责,培养各种兴趣爱好,陶冶情操,扩大社交范围,排解寂寞。空巢老人要学会自立,充分理解子女,热爱生活,能用正确的方式和积极的心态面对发生在自己身边的突发事件。入住养老机构的老年人,工作人员要鼓励老年人在身体和精力尚可时做一些力所能及的事情,告知他们应量力而行,保持适度的活动和计划,不宜给自己太多的负担。

2. 情感支持指导 指导老年人科学安排离退休后的家庭生活,养成良好的起居生活习惯,培养老年人的兴趣爱好,充实生活。社会支持是很多老年人的实际需要,鼓励老年人积极适当地参加体育活动、社区活动和社会活动,不断扩大人际沟通的范围,宣泄烦恼,分享快乐,减少老年人的孤独感和失落感。对于空巢、失能或独居的老年人,在本就孤独的情况下,加之听力、视力的明显下降和障碍,其内心也会越发冷淡和寂寞。护理人员应采取相应措施,相应地改善他们的听觉、视觉功能,并经常和他们谈心,鼓励他们走出个人世界,重建生活信心,融入正常的人际交往中。

3. 鼓励家人陪伴 呼吁家庭和社会多关心老年人,鼓励及促进家庭成员多与老年人进行交流。对于入住养老机构的老年人,护理人员应营造良好的休养环境,创造老年人与子女团聚的机会,部分养老机构还可推行特殊政策激励亲人多探视老年人,如实施"亲情探视协议"。

4. 开展老年生命教育 老年生命教育是通过良好的教育方式、内容与途径,积极唤醒老年人的生命意识,激发他们的活力与潜能,构建科学的生活方式,全面提升老年人生命质量的一种教育活动。内容包括:帮助老年人回顾过去,肯定自身价值和各方面的成就及贡献;推行"宽命"教育,帮助老年人认识到人的生命不仅有长度,更有宽度;帮助老年人认识死亡是生命的一部分,澄清误解,加强对死亡的正确理解。通过这些教育活动让老年人能够认识死亡的本质,减少无谓的恐惧情结,使之能积极把握余下的生命,集中精力发展个人潜能,这对老年人如何看待生命会起到积极、正面的作用。同时通过临终关怀的接触,让老年人能够较为从容地面对自己及他人的临终与死亡。

（五）老年人保健服务流程

老年人保健服务流程,见图 6-1。

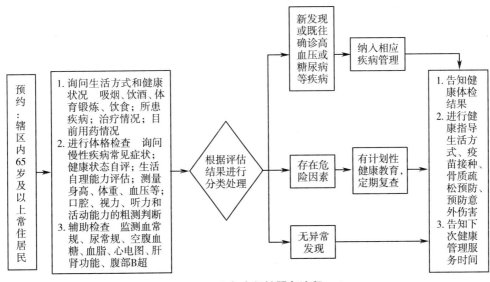

图 6-1　老年人保健服务流程

六、老年人特殊急危情况应对

(一) 老年人跌倒

跌倒(fall)是指突发、不自主的、非故意的体位改变,倒在地上或更低的平面上。跌倒包括以下两类:从一个平面至另一个平面的跌落;同一平面的跌倒。老年人跌倒发生率高,跌倒死亡率随年龄的增加而上升。跌倒除了导致老年人因脑血管意外等原因而直接死亡外,还会因骨折或其他损伤而导致残疾与长期卧床,并发肺部感染、压疮等严重后果,跌倒后数个月内死亡的老年人占跌倒老年人的 20% 左右。

1. 常见原因

(1)生理因素:随着年龄的增长,老年人步态的稳定性下降,平衡功能受损,视觉、听觉、触觉等感觉减退,中枢神经系统退行性变,骨骼、关节、肌肉功能退化,这些因素都会使跌倒的概率增加。

(2)病理因素:凡是能导致老年人步态不稳、平衡功能失调、虚弱、眩晕、视觉或意识障碍的急、慢性疾病均可能诱发跌倒,如直立性低血压、痴呆、骨质疏松症、白内障、偏瘫等。

(3)药物因素:很多药物可以影响人的神志、精神、视觉、步态、平衡等,从而引起跌倒,如抗抑郁药、镇静催眠药、抗高血压药、血管扩张药、降糖药等。

(4)心理因素:沮丧、抑郁、焦虑、情绪不佳及其导致的与社会的隔离,会削弱老年人的注意力,导致其对环境危险因素的感知和反应能力下降,从而使跌倒的危险增加。此外,跌倒后的恐惧心理可降低老年人的活动能力,使其行动受到限制,活动范围受限,从而影响步态和平衡能力。

(5)环境因素:地面潮湿、不平、过道有障碍物等;室内光线过暗或过强;家具设施不合理,如楼梯缺少扶手、台阶高度不合适、座椅或床高度不合适、坐便器过低且无扶手等;着装不合适,如衣裤过长、鞋袜不合脚、鞋底不防滑等;拐杖等辅助用具不合适。室外的危险因素包括台阶和人行道缺乏修缮,雨雪天气、拥挤等,都可能引起老年人跌倒。

(6)社会因素:老年人的教育和收入水平、卫生保健水平、享受社会服务和卫生服务的途径、室外环境的安全设计,以及老年人是否独居、与社会的交往和联系程度都会影响其跌倒的发生率。

2. 紧急处理

(1)评估:发现老年人跌倒,不要急于扶起,不要随便搬动,以免加重病情。要全面进行护理评估,首先检查其意识和生命体征,随后进行全身检查,包括头部、胸部、腹部、脊柱、四肢和骨盆、皮肤及神经系统,尤其应重点检查着地部位、受伤部位。根据情况酌情处理,并及时安慰老年人,给予心理支持。

(2)意识不清的老年人处理:若老年人跌倒后意识不清,应立即拨打急救电话。如有外伤、出血,立即止血、包扎。呕吐者将其头部偏向一侧,并清理口、鼻腔呕吐物,保证呼吸通畅。抽搐者应将其移至平整地面,在身体下垫软物,以防碰擦伤,有舌咬伤的危险则在齿间垫牙垫,如没有牙垫可用被子角、较厚的衣服等代替,不要硬掰抽搐的肢体,避免肌肉、骨骼损伤。呼吸、心跳停止者必须立即进行胸外心脏按压、口对口人工呼吸等急救措施。如需搬动,保证平稳,尽量平卧。

(3)意识清楚的老年人处理:对于意识清楚的跌倒老年人,应先经评估排除脑血管意外、骨折等可能,如无法判断,则不要随便搬动,以免加重病情。查看有无肢体疼痛、畸形、关节异常、肢体位置异常等提示骨折情形;有无腰、背部疼痛,双腿活动或感觉异常及大小便失禁等提示腰椎损害情形;询问老年人跌倒情况及对跌倒过程是否有记忆,如不能记起跌倒过程,出现记忆丧失、头痛等情况,可能为晕厥甚至脑血管意外;询问有无剧烈头痛或口角歪斜、言语不利、手脚无力等提示脑卒中的情况。若老年人跌倒后虽意识清醒,但初步判断情况较严重,应立即拨打急救电话。若受伤程度较轻,可协助老年人缓慢起立,搀扶或用轮椅将其送回床上,嘱其卧床休息并观察,确认无碍后方可离开。对于皮肤出现瘀斑者进行局部冷敷,皮肤擦伤渗血者给予包扎。

3. 预防措施

(1)改善环境

1)坚持无障碍观念,合理安排室内家具高度和位置,家具的摆放位置不要经常变动,日用品固定摆放在方便取放的位置。

2)居室内地面设计应防滑,保持地面平整、干燥,过道应安装扶手。

3)卫生间的地面应防滑,可放置防滑橡胶垫,保持干燥,最好使用坐厕,浴缸旁和马桶旁安装扶手。

4)照明光亮柔和,床边应放置容易伸手摸到的台灯。

5)关注社区公共环境安全,及时消除可能导致老年人跌倒的环境危险因素。小区道路要平整,地面应铺设防滑砖,保持社区内地面的卫生。路灯要亮,路灯损坏应及时维修。在台阶处安装扶手,保持楼道扶手干净,及时清理楼道内堆放的杂物及垃圾。雨、雪天注意及时清理路面,根据情况设立预防跌倒警示牌。加强社区养犬户的登记及管理。

(2)日常生活指导

1)指导老年人做到"3个半分钟"以防止跌倒:睡醒后应在床上躺半分钟,然后缓慢坐起半分钟,再双腿下垂半分钟。

2)浴室安装扶手,如厕、洗澡时应有人照料,排尿排便不宜过久,起身要缓慢,建议晚上在床旁使用便器。

3)老年人服饰要合体,裤腿防止过长,避免穿高跟鞋、拖鞋及易滑倒的鞋。

4)指导老年人调整生活方式,上下楼梯、如厕时尽可能用扶手,走路保持步态平稳,尽量慢走,避免去人多湿滑的地方等。

5)身体状况允许时,坚持功能锻炼且有家人陪伴,活动时如感觉身体不适应立即停止,静坐或躺卧休息。

6)选择适当的行走辅助工具,如助行器、拐杖,有视听障碍者使用助听器、老花镜等补偿设施,根据医嘱合理用药。

7)加强膳食营养,低盐、低脂、低糖、低胆固醇、高钙、高维生素及蛋白质饮食,预防骨质疏松。

(3)心理护理:家人应多关心老年人,多与老年人交流,保持家庭和睦,给老年人创造和谐快乐的生活状态,避免情绪有大的波动。帮助老年人消除如跌倒恐惧症等心理障碍。

(4)建立跌倒防护方案:全面准确评估社区老年人跌倒危险因素,常用的关于跌倒评估的方法包括平衡功能量表、坐立或站立功能量表,体能测评工具等。针对不同类型危险因素建立跌倒防护方案,采取综合预防措施,进行连续性、综合性、个性化的护理指导。有跌倒史的老年居民,视为跌倒重点防护对象,给予心理疏导,增强家庭、社会支持。服用镇静安眠类药物、血管活性药物、降糖药物、利尿药、激素类和抗过敏类药物者,给予安全用药指导。无陪护的老年人,可建立社区居民之间一对一"平安出行"互助组织。加强社区跌倒健康教育,如开设健康讲座、制作宣传资料,对社区卫生服务人员及管理人员加强老年人跌倒预防相关技能的培训。

(二)老年人异物卡喉

喉头或气管异物(异物卡喉)简称气道异物,老年人常出现该情况。一旦发生气道异物,极易造成老年人严重呼吸困难或窒息,甚至因严重缺氧而危及生命,因此必须在数分钟内紧急清除进入喉头或气管的异物,恢复呼吸道通畅。

1. 常见原因

(1)抢食和暴食者:多见于精神障碍患者、中至重度阿尔茨海默病患者。其原因多是服用抗精神病药物发生锥体外系不良反应,出现吞咽肌运动不协调而使食物卡住咽喉甚至误入气管。

(2)药物不良反应或癫痫:进食时抽搐发作或药物反应致咽喉肌运动失调所致。

(3)边讲话嬉笑边进食:尤其是坚果、果仁、糖块、甜果冻等坚韧、细小或光滑的食物,在说笑时,常通过开放的会厌软骨处滑入喉头甚至气管。

2. 异物卡喉的识别 异物卡住喉头甚至进入气管后,如果部分堵塞气道,可出现突然呛咳、不能发音、喘鸣、呼吸困难、面色口唇发绀等。患者常常双眼圆睁、双手掐住喉部,表情痛苦、恐惧,伴有濒死感。异物进入气道后,严重者可完全堵塞气道,迅速出现窒息,导致意识丧失,甚至呼吸、心搏骤停。

3. 紧急处理 无论是异物卡喉还是呕吐物误吸或痰液堵塞,都会造成老年人严重呼吸困难甚至窒息,进而威胁生命。当异物进入气道时,应立即采用海姆立克急救法(Heimlich Maneuver),也称为海氏手技、海氏冲击法进行抢救,紧急排出进入气道的异物,保持呼吸道通畅。海姆立克急救法的原理是:救护者环抱老年人,向其上腹部快速施压,造成膈肌突然上升,胸腔压力骤然增加,由于胸腔是密闭的,只有气管一个开口,故气管和肺内的大量气体(450~500mL)就会突然涌向气管,将异物冲出,恢复气道通畅(图 6-2)。我们可以将人的肺部设想成一个气球,气管就是气球的气嘴儿,假如气嘴儿被阻塞,可以用手快速捏挤气球,气球受压,球内空气上移,从而将出口的阻塞物冲出。海姆立克急救法又被称为"生命的拥抱"或"人工咳嗽",但不如让老年人主动咳嗽有效。具体的实施方法如下。

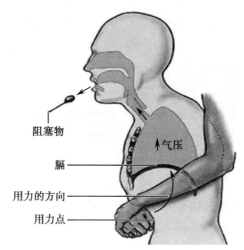

图 6-2 海姆立克急救法的原理

(1)评估:评估老年人身体情况、有无意识不清、是否能够站立或坐起。安慰清醒的老年人不必恐慌,务必积极配合急救。

(2)清醒老年人的操作:首先让老年人咳嗽或者救护人员用手指抠出等方法排出异物,在无效且情况紧急时,才采取海姆立克急救法,帮助老年人去除气道异物。老年人取站立位或坐位,倾身向前,头部略低、张嘴。护理人员站在老年人身后,双臂分别从两腋下前伸并环抱老年人,一手握拳置于脐上方、上腹部中央,另一手从前方握住手腕,形成"合围"之势,突然用力收紧双臂,双手向后、向上快速用力挤压,迫使老年人上腹部下陷,反复实施,直至阻塞物排出为止。在平时的健康教育中可告知老年人,若发生噎食且身边无人时,可用力咳嗽,也可自己实施腹部冲击(手法同海姆立克急救法),或将上腹部压向任何坚硬、突出的物体上如椅背,并且反复实施(图 6-3)。因老年人胸腹部组织的弹性及顺应性差,在实施海姆立克急救法时易致腹部或胸腔内脏破裂及出血、肋骨骨折等,故需严格把握冲击力度。

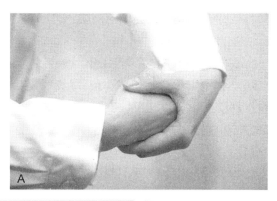

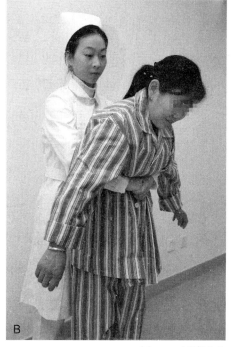
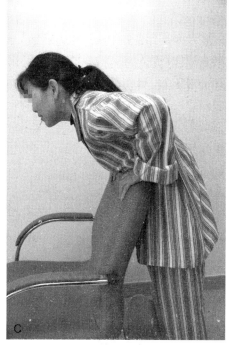

图 6-3　清醒老年人海姆立克急救法

（3）意识不清老年人的操作：意识不清、不能站立的老年人，就地仰卧。护理人员两腿分开跪于其大腿外侧，双手叠放并用手掌根顶住腹部（脐上 2 横指），快速向内、向上有节奏地挤压腹部，反复实施，然后打开老年人下颌，如异物已被冲出，迅速掏出清理（图 6-4）。对于极度肥胖的噎食老年人，应采用胸部冲击法，姿势不变，将左手的虎口贴在胸骨下端，不要偏离胸骨，以免造成肋骨骨折。若老年人已经发生心搏骤停，清除气道异物后应立即实施心肺复苏。

（4）操作后观察：询问老年人有无不适，检

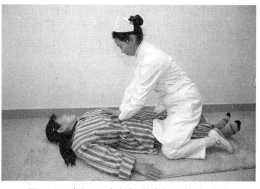

图 6-4　意识不清老年人海姆立克急救法

查有无并发症发生,必要时转送医院继续诊治。

4. 预防措施

(1)提醒老年人进食时一定要细嚼慢咽,避免进食和饮水时说笑、走路或做其他运动。

(2)对不能自行进食者,必须把固体食物切成小块,喂饭时确认上一口已经完全咽下才能喂下一口,切不可操之过急。

(3)吃汤圆、水饺、年糕等滑溜或黏性食物时要特别注意,千万不要整个放在老年人口中,老年人最好不吃此类食物。

(4)不要口含小、圆、滑的物品,如果核、干果、糖块、弹球等。

(三) 烫伤

由热力(火焰、热液、蒸汽及高温固体)、电能、放射线、化学腐蚀剂等致伤因子作用于人体引起皮肤及深层组织的损伤,称为烧伤。而烫伤是指由高温液体(沸汤、沸水、热油)、高温蒸汽或高温固体(烧热的金属等)所致的损伤,是烧伤中最常见的类型。由于老年人的生理、病理及环境等因素,烫伤是老年人最常见的意外损伤之一,可引起剧烈疼痛,甚至可导致休克、感染及自我形象受损等严重后果。而且老年人常身患糖尿病等多种慢性病,一旦烫伤,愈合难度更大。对于老年人烫伤,重点在于如何预防烫伤,关键在于烫伤后如何立即采取正确的应急处理方法。

1. 常见原因

(1)生理因素:老年人因神经系统及皮肤组织老化而导致痛、温觉减退,若使用热水袋或洗澡等温度和时间不当,一旦感觉皮肤疼痛或者有烧灼感时,往往已经造成皮肤烫伤。另外,老年人行动不便或者视力减退,日常生活中不小心碰倒热水杯或热水瓶等,很容易被烫伤。

(2)病理因素:患有糖尿病、脉管炎、心血管疾病的老年人周围神经病变,痛觉减退,沐浴或泡脚时很容易烫伤。

(3)环境因素:老年人黑色素细胞减少,对紫外线等有害射线的抵抗力降低,若在烈日下暴晒很容易被晒伤。此外,因热水器、取暖设备、煤气使用不当,也会导致烫伤。

(4)治疗因素:老年人常采用一些治疗手段,如拔罐、艾灸、理疗、热敷等,温度过高或者操作技术不当都会造成烫伤。

2. 烫伤程度的判断　烫伤程度取决于其面积和深度。

(1)烫伤面积估算:①手掌法:五指并拢的一只手为体表面积的1%,用于估算小面积烫伤;②新九分法:适用于成年人(包括老年人),Ⅰ度烫伤不计入其中(表6-2)。

表6-2　烫伤面积估算(新九分法)

部位	成人各部位面积
头面颈部	共计 1 个 9%(头发部 3%、面部 3%、颈部 3%)
双上肢	2 个 9%,共计 18%(双手 5%、双前臂 6%、双上臂 7%)
双下肢	5 个 9% 加 1%,共计 46%(双臀 5%、双足 7%、双小腿 13%、双大腿 21%)
躯干	3 个 9%,共计 27%(腹侧 13%、背侧 13%、会阴 1%)

(2)烫伤深度估计:常用三度四分法评估烫伤深度。烫伤深度,由轻到重、由浅至深分为三度:Ⅰ度烫伤、Ⅱ度(又分为浅Ⅱ度和深Ⅱ度)烫伤、Ⅲ度烫伤(表6-3)。

表6-3　烫伤的表现与预后

烫伤分度	局部症状、体征	损伤深度及预后
Ⅰ度烫伤	局部红、肿、热、痛、烧灼感,无水疱	仅伤及表皮生发层,3~5d愈合,不留瘢痕
Ⅱ度烫伤		
浅Ⅱ度烫伤	水疱较大,创面底部肿胀发红,感觉过敏、剧痛	伤及真皮的乳头层,2周可愈合,不留瘢痕
深Ⅱ度烫伤	水疱较小,皮温稍低,创面呈浅红或红白相间,感觉迟钝、微痛	伤及真皮深层,3~4周愈合,留有瘢痕
Ⅲ度烫伤	形成焦痂,创面无水疱、蜡白或焦黄,皮温低,感觉消失	伤及皮肤全层,达皮下、肌肉、骨等,2~4周焦痂分离,肉芽组织生长,形成瘢痕

3. 紧急处理

(1)迅速脱离热源:老年人烫伤后应迅速脱离热源,离开危险现场,取舒适体位,以免继续损伤。护士了解伤情,判断烫伤部位和程度,安抚伤者,稳定其情绪。

(2)Ⅰ度烫伤的处理:立即将伤处浸在凉水中进行冷却治疗,冷却超过30min,如有冰块,把冰块敷于伤处效果更佳。冷却治疗有降温、减轻余热损伤、减轻肿胀、止痛、防止起疱等作用。冷却治疗在烫伤后要立即进行,浸泡时间越早、水温越低,效果越好,但注意水温不能低于5℃,以免冻伤,同时冬天需注意身体其他部位的保暖。若烫伤部位不是手、足,不能将伤处浸泡在冷水中冷却治疗时,则可将受伤部位用毛巾包好,再在毛巾上浇水,或用冰块敷效果更佳。随后用烫伤膏涂于烫伤部位,3~5d便可自愈。告知患者切勿使用酱油、牙膏、肥皂等"民间土方"涂抹伤处,以免贻误病情甚至导致感染等不良后果。

(3)Ⅱ度烫伤的处理:冷却治疗的基础上,保护水疱,避免水疱破裂,迅速就医。若伤处水疱已破,不可浸泡,以防感染,可用无菌纱布或干净手帕包裹冰块,冷敷伤处周围。若穿着衣服或鞋袜部位被烫伤,切勿急忙脱去被烫部位的鞋袜或衣裤,以免造成表皮拉脱。特别是对于黏附在创面上的衣物应先冷却,降温后再慢慢去除。

(4)Ⅲ度烫伤的处理:立即用无菌或清洁敷料覆盖创面,避免污染和再次损伤,创面不要涂擦药物,保持清洁,迅速就医。如发现老年人出现面色苍白、神志不清甚至昏迷,应及时拨打"120"急救电话。

(5)操作后记录:整理用物,洗手,记录老年人烫伤的原因、伤处的面积、程度及处理要点。

4. 护理

(1)保持创面敷料清洁干燥,如有渗出应及时更换。

(2)注意观察创面是否有感染,若发现敷料浸湿、有臭味,创面疼痛加剧、伴高热、血常规白细胞计数增高等,均表明创面有感染,应报告医生及时处理。

（3）包扎疗法应抬高患肢,注意保持肢体在功能位,观察肢体末端感觉、运动和血供情况,若发现指(趾)末端皮肤发凉、发绀、麻木等情况,应立即放松绷带。

（4）改善营养状况,给予烫伤后老年人高蛋白、高热量及高维生素易消化饮食。依据不同病情选择经口进食、鼻饲、胃肠外营养,以保证烫伤老年人的营养需要,促进其创面修复及其身体功能恢复。

（5）健康指导:告知老年人创面愈合后一段时间内,可能会出现皮肤干燥、瘙痒等情况,应避免使用刺激性强的肥皂和接触过热的水,不要抓挠初愈的皮肤,可在已愈的创面上涂擦润滑剂,穿纯棉内衣。为减轻瘢痕挛缩、肌肉萎缩等情况的出现,指导老年人进行正确的功能锻炼。鼓励烫伤老年人参与家庭、社会活动,促进烫伤老年人的身心健康。

5. 预防措施

（1）指导老年人安全使用生活设施。洗澡时先开冷水再开热水,结束时先关热水后关冷水;热水瓶放在固定处或者房间的角落等不易碰倒处;使用电器时,反复告知注意事项,并定期检查电器是否完好。

（2）喝热汤或热水时,提前给老年人放至温凉,必要时向老年人说明。

（3）为老年人实施烤灯、湿热敷、热水坐浴等热疗法时方法正确,尤其老年人有感觉、运动缺失等功能障碍时,更要高度关注。告知老年人切忌自己随意调节热疗法的设施和仪器。

附:实践教学案例——老年人跌倒

案例信息(供讲师)

【情景说明】

现有一社区居家独居老人,居住在无电梯的老房子4楼,昨日上午在家做家务时不小心跌倒,入院检查,有轻微头皮损伤。家人担心老人在家再发生意外,申请社区家庭护士对居家环境及身心状况进行评估和指导。

【案例相关信息】

李女士母亲,62岁,事业单位退休,丧偶,育有一女。有高血压史10余年,糖尿病病史5年,昨日上午发生过1次跌倒,有轻微头皮损伤。

【教学目标】

1. 评估老人的居住环境。

2. 评估老人身心状况(包括肢体障碍、吞咽功能、语言表达、用药情况等)。

3. 疏导心理焦虑的情绪。

4. 为独居老人进行居家照护指导,尤其是安全与防护。

【评价】

详见附表6-1~附表6-3。

附表 6-1 授课者对学习者的评价

学习者姓名：_____

项目		非常好(10)	比较好(8)	一般(6)	较差(4)	备注(可将表现特别好/不好的方面写在此处)
对实施学生的评价	1. 评估患者的身体状况(语言表达、用药情况等)					
	2. 评估患者的心理状况(心理情绪的反应等)					
	3. 评估家庭环境中导致跌倒的危险因素,并告知患者家属					
	4. 语气、语调、肢体语言的应用恰当					
	5. 应对患者/家属情绪变化(是否有同理心等)					
	6. 健康指导的有效性(老人是否记住了保证安全的措施)					
	个人得分					满分60分
对小组观察者的总体评价	1. 观察过程中纪律					
	2. 观察后的反馈参与度,评价方式是否恰当					
	小组得分					满分10分
总得分						满分70分

注:在相应的框里打"√"。

评价老师签名：_____

附表 6-2 SP 对学习者的评价

学习者姓名：_____

项目	非常好(10)	比较好(8)	一般(3)	较差(2)	备注(请将你认为更好的做法写在此处)
1. 关注我的情绪变化,与我平等对话,保护我的隐私					
2. 宣教的方法我能学会					
请将你直接面对实施者的反馈写在此处(注意:按照反馈的要求)					
总得分					满分10分

注:在相应的框里打"√"。

SP 签名：_____

附表 6-3　观察者对学习者的评价

学习者姓名：_____

项目	非常好(10)	比较好(8)	一般(6)	较差(4)	备注(请将你认为更好的做法写在此处)
1. 评估患者的身体状况					
2. 评估家庭环境中导致跌倒的危险因素					
3. 应对患者／家属情绪变化					
4. 安全与防护的宣教					
5. 反馈技巧的自我评价					
请将你直接面对实施者的反馈写在此处(注意：按照反馈的要求)					
总得分				满分20分	

注：在相应的框里打"√"。

观察者签名：_____

学习任务单

【情景说明】

你是一名社区家庭访视护士，上门为独居老年人进行身心评估和居家照护指导。该独居老人患有高血压病 10 余年，糖尿病 5 年，昨日上午曾发生跌倒，经入院检查有轻微头皮损伤。

【学习任务】

请你评估老年人的身心健康状况，并对社区独居老人进行保健指导，尤其是安全与防护方面的指导。

【实施要求】

请用 8~10min 对老年人身心健康状况进行评估及相关知识的宣教。

【知识储备】

1. 老年人身体健康评估的内容及方法。

2. 老年人健康保健的内容与方法。

3. 老年人安全与防护的评估及干预方法。

标准化病人信息

【情景说明】

你是一位 62 岁女性，事业单位退休，有高血压史 10 余年，糖尿病病史 5 年。昨日上午早饭后服用了降压药物，在家做家务时不小心跌倒在厨房，头皮擦伤，自行呼叫救护车去医院，经检查有轻微头皮损伤。晚上跟女儿聊天说起，女儿担心你再次发生意外，申请社区访视护士来家中做健康方面的评估和指导,你现在居家休息。

【对话时的性格和表现】

你性格比较强势,退休前是一事业单位中层领导,独自一人居住,平时不喜欢出去参加老年人的社交活动和锻炼,喜欢在家看电视。昨日上午发生跌倒后,虽无大碍,但你心态变化比较大,觉得自己身体状况变差,心情沮丧,不愿意出门,更担心给女儿女婿带来困扰。女儿打电话时,社区护士正敲门来家中访视,你觉得女儿大惊小怪,不愿意接受社区护士来访,碍于情面,请社区护士进门。

【主要症状】

昨日上午服用降压药物后,跌倒在厨房,造成右侧额头部位有头皮擦伤,目前覆盖着纱布。

【个人简介】

62 岁,事业单位退休,丈夫 8 年前因突发心脏病去世。育有一女,1989 年出生,本科毕业,企业白领,女婿是外地人,现就职于某 500 强公司,家庭收入稳定,现定居上海。女儿、女婿懂事孝顺。有一 80 岁母亲,父亲已病故。

【疾病史】

既往史:高血压史 10 余年,糖尿病病史 5 年。

月经史:14 岁初潮,周期 28d。现已绝经。

【SP 引导性问题】

1. 当护士问你身体状况时,你觉得自己身体挺好:"我没什么事的,女儿太大惊小怪了。"

2. 当护士问你服用什么药物时,可以拿出降压药的药盒告知:"吃的是这种药物。"

3. 当护士建议出去参加一些锻炼时,你可以说:"我以前不愿意出门,不知道可以参加什么活动。"

4. 当护士提出一些你比较满意的答复时,你说"谢谢你。"

第二节　老年长期照护

进入老年期后,特别是高龄老年期,人的日常生活自理能力就会有所减退,高龄老人的带病期和生活不能自理期都较其他人群长。随着全球老龄化的加剧,高龄老人数量急剧增长,必然导致失能人口总量的增加,进而刺激了对长期照护服务的需求。长期照护是为日常生活活动需要帮助的老年人提供一系列健康护理、个人照料和社会服务项目的照护。不断发展并完善老年人长期照护服务,以满足老年人多元化、多层次的护理需求,已成为社会关注的重点。

一、概述

(一) 定义

1. **长期照护**　长期照护(long-term care)起源于西方发达国家,又称为长期护理、看护护理、长期健康护理、长期介护、长期养护、养老护理等。美国国家卫生统计中心(National

Center for Health Statistics,NCHS)在其 2016 年的长期照护服务调查报告中将长期照护概括为：因慢性疾病、伤病、身体残疾、认知或精神残疾，或其他身体条件而导致自我照顾能力有限的老年人和其他成年人提供的包括健康管理、个人护理和支持服务在内的一系列服务；长期照护可以在家、社区进行，也可以由养老机构提供。我国现阶段对长期照护的概念一般倾向于：为失能或失智者提供不同程度的健康护理、个人照料和社会服务，使其尽可能独立、自主，具有自尊和享受有品质的生活。

2. **老年长期照护** 长期照护的服务对象为慢性病患者和残障人士，其中绝大多数为老年人。老年长期照护是涵盖老年人日常生活服务和医疗服务的一种照料服务，具体是指老年人由于生理或心理受损，生活不能完全自理，因而在一定时间内甚至终身都需要别人在日常生活中给予广泛帮助，包括日常生活照料、医疗护理和社会服务。老年长期照护的团队包括医生、护理人员、个案管理师、社会工作者、康复师、营养师、药学师和志愿者等多学科成员。

（二）照护对象

老年长期照护的对象是失能老人。国际上通常把失能老人定义为因年迈虚弱、残疾、生病、智障等而需要外部的帮助才能完成如吃饭、穿衣、洗澡、上厕所等日常活动的老人，即失去独立日常生活自理能力而需要他人帮助的老人。按照国际通行标准日常生活活动（ADL）能力量表评定，包括吃饭、穿衣、上下床、上厕所、室内走动、洗澡 6 项指标，1~2 项"做不了"的定义为"轻度失能"，3~4 项"做不了"的定义为"中度失能"，5~6 项"做不了"的定义为"重度失能"。在通常的工作中，一般将失能分为部分失能和完全失能两种，部分失能老人可以实施居家照护或社区照护，而完全失能的老人则应尽可能实施机构照护。

（三）照护内容

1. **医学护理服务** 主要包括对各种慢性病的护理、常见留置管道的护理、其他必要的康复护理等。

2. **日常生活照护服务** 包括基本日常生活活动能力的照护（如进食、穿衣、如厕、洗澡等）和复杂日常生活活动能力的照护（如购物、家务、备餐、服药等）。

3. **社会服务** 协助老人参加一些集体社会活动，这些社会活动可由国家和政府开展，也可由志愿者、慈善机构和福利机构提供。

（四）照护模式

按照照护场所可以分为以下 3 类。

1. **居家长期照护** 是指以单个家庭作为长期照护的基本单元，老年人居住在自己的家中，由家庭内、外的照护资源提供照护的一种服务模式。鉴于我国传统养老观念，该模式是目前我国老年长期照护的基本模式，既可以节约照护服务费用，又符合老年人的心理或社会需求。一般半失能的老年人，只需为其提供日常生活方面的照护，且家中有亲属或保姆等提供照护者，应选择居家长期照护。

2. **机构长期照护** 是指由专门的老年护理院、专科或综合性老年医院、养老院等提供的长期照护服务模式。需要注意的是，由于养老服务和长期照护服务属于不同的社会保障范围，所以应明确界定养老或长期照护的服务内容和服务范围。机构式养老可以减轻老年人的家庭负担,且有能力提供专业化、科学、及时的护理,但政府和社会财政负担重,而且有些老年人不愿远离自己居住的家庭和社区。完全失能的老人或需要提供比较密集医疗照护的半失能老人,如严重痴呆、无法吞咽进食而采取鼻饲、气管切开等,均可选择以机构为主的长期照护。

3. **社区长期照护**　社区老年长期照护服务具有两层含义,一是由社区卫生服务机构对居家的老年失能患者进行管理,由其医护人员提供定期的上门服务或特殊情况下的随诊服务;二是在社区卫生服务机构设置老年长期照护病床,为住院的老年失能患者提供服务。该模式使老年人可以不离开居住的家庭和熟悉的社区,就能得到相对专业化、全方位、较完整的养老照护服务,覆盖面广,稳定持续,能有效缓解家庭长期照护的困难,减少政府和社会的投资,因此越来越受到人们的推崇。部分社区老年人虽然有一定的活动能力,但不具备独立生活能力,希望每日见到自己的子女亲友,家中又无人可提供足够的照顾,这样的老人应选择以社区为主的长期照护。

(五)老年长期照护的展望

1. **满足照护需求,构建合理的长期照护模式**　《中国老龄事业发展报告(2013)》指出,预计到 2050 年 60 岁及以上老年人将达到 4.8 亿人,80 岁及以上老年人将超过 1 亿人。在这样的背景下,老年人长期照护人数将持续增长,预计到 2050 年需要为 4 300 万老年人提供长期照护服务。《国务院关于加快发展养老服务业的若干意见》明确提出中国养老服务业的发展目标,到 2020 年,全面建成以居家为基础、社区为依托、机构为支撑的,功能完善、规模适度、覆盖城乡的养老服务体系。但很显然,这一服务体系在很多方面都不能与当前失能老人长期照护的需求和未来发展相匹配,构建合理、完善、覆盖中国城镇所有居民的长期照护服务模式是我国的长远目标。

2. **发展老龄产业,培养优质长期照护人才**　老龄产业是为老年人提供商品和服务的产业,长期照料护理是老龄产业的重中之重。未来我国要逐步建立老年长期照护服务机构,完善失能老年人的宜居环境建设,规范老龄市场,制定统一的产业标准和分级管理制度,发展老年人医疗保健事业,加大高素质的长期照护人才培养。

3. **健全法律法规,构建长期照护保险制度**　在社会保障制度不断完善的前提下,我国将会出台长期照护的法律和制度,全面推进老年照护方面的人才培养、家庭成员照护政策支持、老年照护和服务的科学研究、老年照护需求与服务的评估等工作。失能老年人照护需求得不到满足的一个重要原因是长期照护费用的居高不下以及失能老年人群体的支付能力有限,构建有中国特色的长期护理保险制度势在必行。2016 年中国开始在全国部分地区试点长期护理保险制度,目前 15 个国家级长期护理保险制度试点城市已全部启动实施。对于我国长期照护保险制度的构建还需在很多方面继续深化研究,比如确保长期护理保险制度能够长期保持低门槛、广覆盖;科学制定标准,加强目标人群的测算;探索不同城市的差异化标准;建立长期护理保险专业体系;创新长期护理的服务模式等。

二、长期照护评估

精准、全面的评估是老年人获得长期照护服务的重要依据,也关系到长期照护服务内容的设置与服务质量的评价,确保资源配置的公平性与合理性。

（一）评估内容

老年人是非常复杂的群体,应依据生物-心理-社会-环境的医学模式,对老年人做出综合性评价。评估主要包括以下内容。

1. **一般医学评估** 即通常所说的医学诊断。

2. **躯体功能评估** 重点是进行日常生活活动能力的评估,包括基本日常生活活动能力评估(如进食、洗漱、穿衣、如厕、大小便控制等)和工具性日常生活活动能力评估(如服药、家务、购物等)。

3. **精神心理评估** 包括认知功能和情绪状态等的评估。

4. **社会评估** 包括老年人社会适应能力、社会支持、经济状况等方面的评估。

5. **环境评估** 是对老年人生存的物理、社会、精神、文化等环境的评估,其中居家安全评估最为重要。

6. **生活质量评估** 可衡量老年人的幸福度。

7. **常见老年综合征和老年照护问题的评估** 即对老年人跌倒、痴呆、尿失禁、帕金森综合征、抑郁等情况的评估。

（二）评估工具

纵观国际上关于老年人长期照护的评估指标,可大体划分为单一指标和复合指标两大类。

1. **单一指标** 通常已开发多年,在各国翻译为不同版本并得以推广,其信度效度得到充分的检验。单一指标主要分为两大类:①日常生活活动能力评估,如 Barthel 指数、Katz 指数等;②失智评估,如简易智能精神状态评估量表(MMSE)等。

2. **复合指标** 复合指标专门为长期照护计划实施而设计,依据各国长期照护的政策目的,立法界定长期照护需求,准确筛选出受益人群。与使用单一量表相比,在长期照护受益人群的等级评估时通常兼容了不同量表的部分,使得评估更为客观、准确。2013 年我国民政部发布了民政行业标准《老年人能力评估》(MZ/T 039-2013),为老年人能力评估提供了统一、规范和可操作的评估工具,科学划分老年人能力等级,作为政府制定养老政策及为老年人提供适宜养老服务的依据。该行业标准一级指标共 4 个,包括日常生活活动、精神状态、感知觉与沟通、社会参与;二级指标共 22 个,日常生活活动包括 10 个二级指标,精神状态包括 3 个二级指标,感知觉与沟通包括 4 个二级指标,社会参与包括 5 个二级指标。综合4 个一级指标的分级,将老年人能力划分为 4 个等级,即 0 级能力完好;1 级轻度失能;2 级中度失能;3 级重度失能。

从已经实施长期照护保险制度的国家来看,对复合指标的开发并不足够,还需要与照护服务相对接,即需要测算出老年人整体身体状态所帮助的程度,对"身体状态-照护服务"衔接复合指标进行开发研究。从目前实行长期护理保险的试点城市的政策来看,我国对长期照护等级的评估工具主要以测量日常基本生活活动能力的 Barthel 指数为主,各试点地区在实践探索中又参考了病种、病情及中文简易智能精神状态评估量表(MMSE)等进行辅助判断。这种 Barthel 指数加上医疗护理需求评估的方法作为长期照护对象的选定标准,容易存在单一量表对老年人失能状态判断不足,而多种量表组合的方式易导致评估工作的碎片化和资源浪费等问题;容易误导长期照护概念,使其与医疗服务的边界划分不明;照护服务内容与指标评价存在一定程度的脱节。长期照护评估工具是制度的核心枢纽,如何设置评估工具各项目的权重以及如何与能够提供的照护服务对接,使其更客观、准确、简易、可操作,是我们今后要努力的方向。

三、长期照护常用方法及技术

(一)照护环境改造

1. **原则** 老年长期照护的对象是失能老人,照护的场所和环境应有别于普通的居室或病房,应符合无障碍设施的标准和条件,一切都应与失能老人的生理、心理、病理和特殊需求相适应。对失能老人居住环境的改造,既要考虑到生活场所的细节设计和安全设备的配置,又要考虑到要为其提供稳定的物理环境和安全监控设施,还要考虑到照料和护理的方便以及为失能老人的活动和交流创造条件等这些因素。

2. **居家环境** 老年人居家环境设计和改造中,应形成科学、合理且符合老年人生活特点的户型平面;在功能分区和空间划分上要力求简洁、流畅,减少竖向交通,避免曲折多变的交通路线和空间布置;老年人活动范围的地面材料应平整、防滑、耐磨,地面高度应保持同一水平;应有步行和使用轮椅的空间。

3. **设施** 失能老人日常居家环境的设施总体要求安全、简单、舒适、整洁。家具简单、实用、牢固、靠墙摆放;失能老人卧室尽可能靠近卫生间;马桶和脸池旁尽量安置扶手;卫生用品放在老人易取之处,淋浴间安置扶手,并配置浴凳,供失能老人坐着洗浴;室内灯光明亮、柔和,但光线不要直射失能老人头面部,夜晚可在卧室和卫生间开启小夜灯,方便如厕。

(二)体位摆放及转换

体位摆放及转换是预防失能老人因卧床而引起的坠积性肺炎、压疮、肌肉萎缩、关节挛缩和深静脉血栓等并发症的重要护理措施。

1. **良肢位** 又称抗痉挛体位,是为了保持患者肢体的良好功能而将其摆放成一种体位或姿势,是从治疗护理的角度出发而设计的一种临时性体位。良肢位的摆放使偏瘫后的关节相对稳固,可以有效预防上肢屈肌、下肢伸肌的典型痉挛模式,同时也是预防以后出现病理性运动模式的方法之一,适用于脑血管意外患者的早期康复护理。

(1)仰卧位:患侧的肩胛和上肢下垫一长枕,手指伸展位,平放于枕头上;长枕或长浴巾卷起垫于患肢大腿外侧,防止下肢外展、外旋;膝下垫毛巾卷,保持伸展微屈;头稍偏向患侧防止误吸(图6-5)。

(2)健侧卧位:健侧在下,患侧在上。患侧上肢放于胸前枕头上,前臂伸直,掌心向下,后期患者如肌张力较高,手指屈曲,掌心

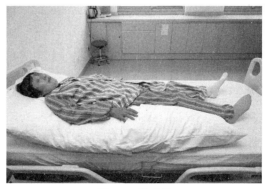

图6-5 仰卧位

向下握毛巾卷,保持腕背伸;患侧下肢轻度屈曲位放于体前长枕上;背部可用枕头轻塞靠住(图 6-6)。

(3)患侧卧位:患侧在下,健侧在上。患侧上肢伸展位,掌心向上,如肌张力过高则掌心向下握毛巾卷以保持腕背伸,肩关节拉出以防受压;健侧上肢放松,置于躯干上;患侧下肢稍屈曲放于健腿后,健侧下肢稍屈曲置于体前枕头上呈迈步位;后背可用枕头轻塞靠住(图 6-7)。

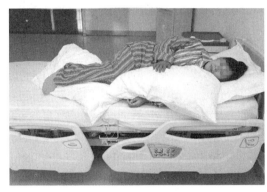

图 6-6　健侧卧位

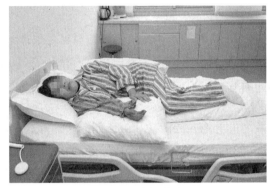

图 6-7　患侧卧位

2. 床上翻身　不能活动的失能老人一般交替采取仰卧位和侧卧位,最长间隔 2h 就要协助其变换 1 次卧位。偏瘫失能老人尽可能少用仰卧位,多用侧卧位。

(1)协助患者向健侧翻身:先旋转上半部躯干,再旋转下半部躯干。护士一手置于患者颈部下方,一手置于患侧肩胛骨周围,将患者头部及上半部躯干转为健侧卧位;一手置于患侧骨盆将其转向前方,另一手置于患侧膝关节后方,将患侧下肢旋转并摆放于自然半屈位。

(2)协助患者向患侧翻身:护士帮助患者将患侧上肢外展置于 90° 体位,患者自行将身体转向患侧。若患者完成有困难,护士可参照向健侧翻身的方法,帮助患者完成动作。

(3)协助患者侧卧位变换为仰卧位:以右侧卧位为例,先将失能老人背后垫的软枕取出,护士两手分别扶住老人左肩部和左髋部,向左侧翻转,使老人身体平卧。

(4)主动翻身训练:如患者肢体活动能力许可,应鼓励其主动翻身。①主动向患侧翻身训练:又称伸肘摆动翻身法,首先指导患者双手十指交叉,患手拇指压在健手拇指上方(即 Bobath 式握手);在健侧上肢的帮助下,双上肢伸肘,肩关节前屈、上举;足踩在床面上,屈膝;健侧上肢带动偏瘫侧上肢摆向健侧,再反向摆向患侧,利用摆动惯性向患侧翻身(图 6-8)。②主动向健侧翻身法:指导患者屈肘,健手前臂托住患肘;健腿插入患腿下方;旋转身体,同时以健腿带动患腿、健肘带动患肘翻向健侧(图 6-9)。

3. 坐立　长期卧床的偏瘫患者坐起时,可能发生直立性低血压,因此宜先从半坐位开始。可先抬高床头 30°,耐受后逐步过渡到坐位,直至能够站立。

(1)坐位平衡训练:当患者不能保持静态坐位平衡时,有时会向患侧倾倒,需要护士协助及保护。患者在护士扶持下,背部无支持,坐在床边,健侧手握住床架,两足着地,或两足踩在床前小凳上；护士双手扶住患者两肩，保持此姿势，每次 20~30min，3~5 次 /d；逐渐过渡到护士可以放开双手，患者自己能扶床坐稳；直到患者能完全自行坐稳（图 6-10）。患者坐稳后，可针对性地进行左右或前后平衡训练。左右平衡训练时，护士置身于患者患侧，一手置于腋下，另一手置于健侧腰部；嘱患者身体重心先移向患侧再移向健侧，反复进行。前后平衡训练时，护士协助患者身体重心前后倾斜，然后慢慢恢复中立位，反复进行。

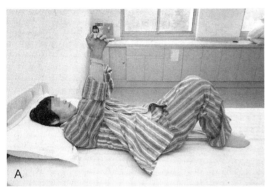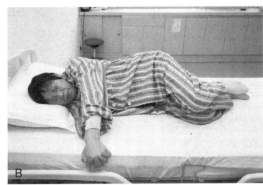

图 6-8　伸肘摆动翻身法

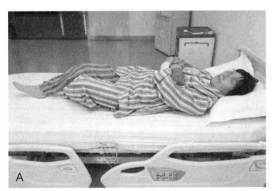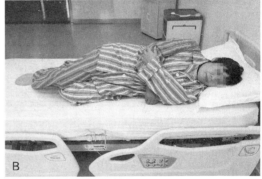

图 6-9　主动向健侧翻身法

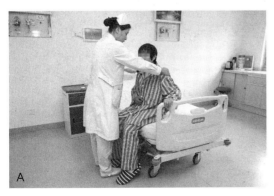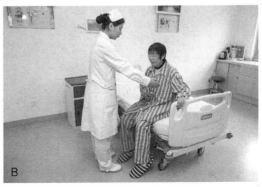

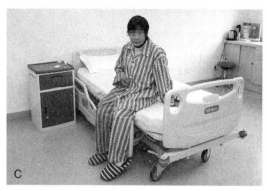
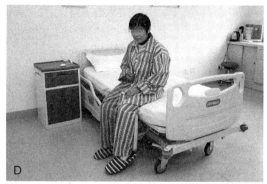

图6-10　静态坐位平衡训练

（2）坐起训练：如患者有能力自行坐起，可指导其先翻身至健侧卧位，将健腿插入患腿下，并钩住患腿将其逐渐移至床边，患膝自然屈曲；将双脚放于床边后，健臂肘关节支撑上身抬离床面，健手辅助支撑，完成坐起动作（图6-11）。如患者无法独立自行坐起，护士可一手环绕患者头部和床侧肩膀，另一手放在身侧骨盆处，协助其坐起，注意千万不能拉患侧上肢（图6-12）。

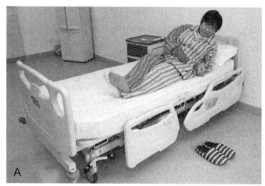
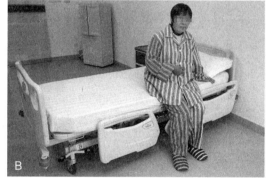

图6-11　独自坐起训练

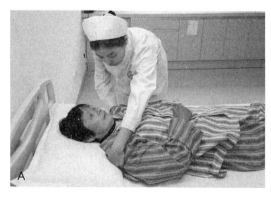
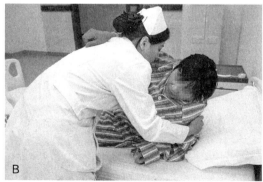

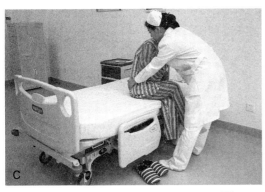
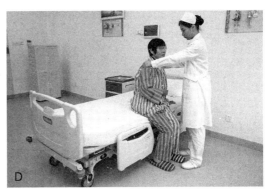

图 6-12　协助坐起

4. 站立

（1）站起训练：如患者可独立站起，可指导其臀部向前移坐至椅子边缘，双足着地，膝盖位置超过脚跟（即膝关节小于 90°）；双手交叉，双上肢向前充分伸展，身体前倾；当双肩超过膝关节位置时，借助前倾力立即抬臀，大腿离开椅子，膝关节伸直，躯干紧接着挺直（图 6-13）。如患者能力不足以自己独立站起，护士可给予必要的协助，如协助患者脚固定在正确位置、抓住患者腰带等，其他大致步骤同患者自行站起一致。

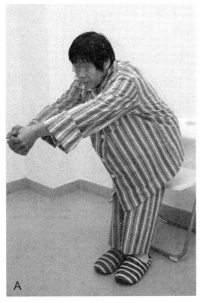
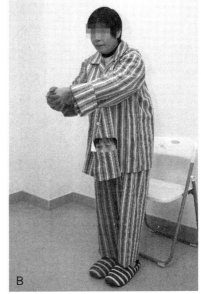

图 6-13　独立站起

（2）立位平衡训练：双足分开一足宽，双腿垂直站立；双肩垂直于双髋，双髋在双踝之前，髋、膝伸展，躯干直立；双肩水平位，头中立位。站立时，不仅应练习平静站立，还应早期练习使身体向前后、左右摇动，上半身向左右转动。可依次协助患者进行扶站、平行杠内站立、独立站立以及单足交替站立。

（三）日常生活活动能力

1. **饮食护理**　失能老人因为生活自理能力的丧失，在进食过程中存在着不同程度的障碍,除了要保证食物营养搭配合理,还要协助其进食,避免意外的发生。

(1)鼓励患者自行进餐:应该让老人尽可能自己吃饭,可以和家人、同伴一起坐到桌旁进餐,以促进老人的食欲。进餐时间充裕,不要因失能老人动作迟缓加以催促。指导患者在用餐时要细嚼慢咽,尽量不要说话,以免呛咳。注意观察患者进食情况,防止误吸。进餐过程中,护理人员或家属不应离开患者,以防意外发生。

(2)进餐的姿势:进餐时宜选择坐位或半坐位,避免身体后仰。注意维持坐位平衡,可在协助老人坐好后,在背后及周围用枕头或棉被帮助支撑好身体再进餐。不能坐起的老人,应指导其采取健侧在下的侧卧位。进餐完毕后不要立即平卧,保持进餐时的体位30min,以免食物反流。

(3)喂饭及协助饮水:做好喂饭前准备工作,如摆好体位、围好餐巾等。喂饭前应该先让老人看清食物,并调节好食物的温度。用汤匙喂饭时,每次喂食量为汤匙的1/3。喂饭时先喂饮料或汤,每种食物轮流喂。进食少的老人,应先喂营养丰富的食物。餐具尽量不要和牙齿接触,食物应放在舌的中间,偏瘫老人的食物要放在健侧。喂饭速度不要太快,要等老人充分咀嚼和吞咽后再喂第二口,注意观察食物是否积存在口腔中。如果老人出现呛咳,要暂停喂饭,轻叩其背部,防止食物误入气管。鼓励能自己饮水的老人手持水杯或借助吸管饮水,老人要身体坐直或稍向前倾,头要低垂,小口饮水,速度宜慢,避免呛咳,不要用高深的杯子,宜选择矮的杯子。自己不能饮水的老人,可用汤匙喂水,水量为汤匙的1/3~1/2;也可借助吸管协助老人饮水,吸管一端从嘴角伸入以免误吸,另一端伸到容器的底部,避免老人吸入过多空气腹胀。饮水后不要立即平卧,防止反流。

(4)身体麻痹者饮食护理:发掘老人的残存功能,对于丧失抓握能力、协调性差或关节活动范围受限的老人,应将餐具进行改良,如特制碗、碟,特制横把或长把匙、刀、叉等,并根据情况进行必要的固定。饭前要给老人围好餐巾,即便发生食物撒落、弄脏衣服的情况,也不要粗暴指责,应耐心鼓励老人继续进食。指导患者进行进食动作的训练,如将餐具及食物放在便于患者使用的位置,指导患者用健手把食物放在患手中,再由患手将食物放入口中,以训练两侧手功能的转换。

(5)视物障碍者饮食护理:引导老人的手去触摸,帮助他们确认食物的位置,最好每次摆放食物的位置能固定。告诉老人食物的种类,热汤、开水要事先提醒注意。视力不佳者可先用食物碰触嘴唇,刺激知觉后再放入。

(6)痴呆者饮食护理:尽可能让老人独立进食,必要时协助,切不可为图省事一切包办,这样会加速痴呆的发展。护士可用手握住老人的手,协助其进食一两口,然后再让老人重温进食方法自行进食。每次只给一种食物,进食完毕再给下一种。喂饭时动作轻柔,注意观察,口唇不能紧闭、面颊肌肉收缩无力者,可以将食物直接放在舌根附近。痴呆晚期的老人丧失吞咽能力时,可轻压其喉头或嘴唇,提醒吞咽。如果老人的精力无法集中到进食完毕,可以稍微休息后继续进食,嗜睡者一定要在其完全清醒的状态下进食。对于痴呆老人,食物的选择上应采用高纤维、低脂肪的饮食,多吃对痴呆有防治功效的食物,如核桃、红枣等,避免容易引起哽噎的食物。使用简单餐具,不要使用筷子这类复杂餐具,以不易破裂的不锈钢材质为宜,以免出现意外。避免在老人进食过程中突然出现声响,如呼喊老人、用力关门等,这样会分散老人的注意力,引起呛咳等意外。对暴饮暴食者,每餐要把关;食量少者,要鼓励和诱导其进食。对于严重痴呆的老人,应每日分次定时喂水,以免脱水。

(7)吞咽障碍者饮食护理:食物应剔骨去刺,加工得软烂,必要时可以打成糊状,避免进食圆形、滑溜或带黏性的食物,如汤圆、年糕等。指导患者进食前进行吞咽动作训练,在确定无误吞危险并能顺利喝水后,可试行自己进食。遵循逐渐过渡的原则,从流质饮食逐步过渡到半流质饮食、普食,从少量过渡到正常,一般先尝试少量稀液体(1~4mL),然后酌情增加。将食物放在健侧舌后部或健侧颊部以利于吞咽,并可在食物送入口中时适当增加汤匙下压舌部的力量以刺激感觉。进餐前要喝适量水润滑口腔,每次给一口量的食物,一口量大概等于液体 1~20mL,果酱或布丁 5~7mL,浓稠泥状食 3~5mL,肉团平均为 2mL。调整合适的进食速度,吞咽完成后再进食下一口,避免 2 次食物重叠在口腔。对于吞咽延迟或咽缩肌无力的患者,常需 2~3 次吞咽才能将食团吞下,指导患者反复多次吞咽,直至将所有食物咽下。

2. 个人清洁卫生护理　清洁是人的基本生理需要,失能老人因活动能力下降或丧失,无法维持自身的清洁状况,护理人员应协助其做好个人清洁卫生,减少并发症出现,提高其生活质量。个人清洁卫生的护理主要有以下几方面内容:①头发清洁护理,包括梳发、洗发;②口腔清洁,包括刷牙、义齿护理、口腔护理;③皮肤护理,包括洗脸、会阴部清洁、足部清洁、指甲修剪、沐浴、床上擦浴、压力性损伤护理。鼓励并指导患者进行个人卫生训练,训练其移到洗漱处、开关水龙头、洗脸、洗手、刷牙等一系列活动。洗漱用品应放在便于患者取用的位置;根据患者情况设计辅助清洁器具,如加粗手柄直径的漱口杯,方便握持的电动牙刷等;指导患者个人清洁技巧,如拧毛巾时可将毛巾绕到水龙头、毛巾架或患肢前臂,再用健手拧干等。

3. 穿衣护理　为失能老人穿脱衣服时,护理人员应遵循穿衣时先近侧后远侧,先患侧后健侧;脱衣时先远侧后近侧,先健侧后患侧的原则。

(1)卧床失能老人:穿圆领衣服时,先分别将老人的两手臂穿好,再将衣服向上拉,领口套于老人的头上,将衣服整理平整。脱衣时将衣服向上拉至胸部后,先脱出双臂,再向上脱出领口。穿裤时先将失能老人的裤腿套于手臂上,一手拿住老人的脚,另一手将裤子穿于其腿上,协助老人抬高臀部,向上拉平裤腰,系好裤带。脱裤时先松开腰带,协助老人抬高臀部,向下拉出即可。

(2)能保持坐位平衡的失能老人:可指导其进行穿脱衣服、鞋袜等训练,大部分患者完全可以用单手完成穿脱衣服的动作。

1)穿脱开襟上衣:患者取坐位,用健侧手找到衣领,将衣领铺平在双膝上;将患侧袖子垂直在双腿中间,患侧手伸入袖内;将衣领拉到肩上,健手转身到身后将另一侧的衣袖拉到健侧的斜上方,穿入健侧上肢,系好扣子(图 6-14)。脱上衣时,用健侧的手解开扣子,将患侧的衣服脱至肩下,拉起健侧的衣领到肩上,两侧自然下滑脱出健肢,再脱患肢(图 6-15)。

2)穿脱裤子:穿裤子时,老年人取坐位,患腿屈曲跷于健腿上,用健手抓住裤腰并使患腿套入相应的裤管,直到患脚露出;放下患腿,将健腿伸入另一裤管直至脚露出;将裤子向上拉,尽可能拉到臀部附近;站立,用健手将裤子拉过臀部,提上、穿好(图 6-16)。若不能站立,可让老年人躺下,抬高臀部,再将裤子拉至腰部。脱裤子时,先脱健侧,再脱患侧,动作与穿裤子时相反。

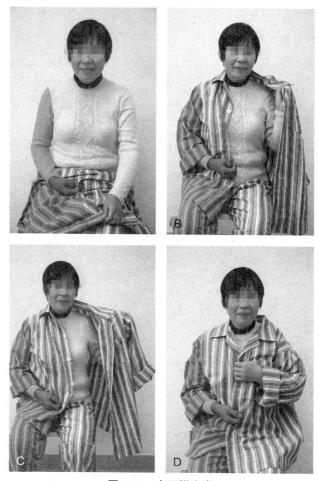

图 6-14 穿开襟上衣

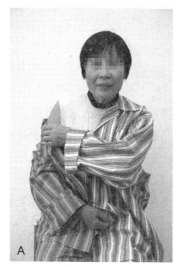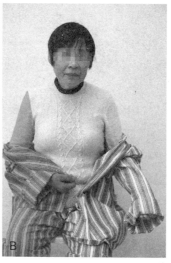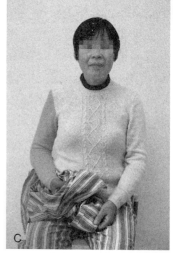

图 6-15 脱开襟上衣

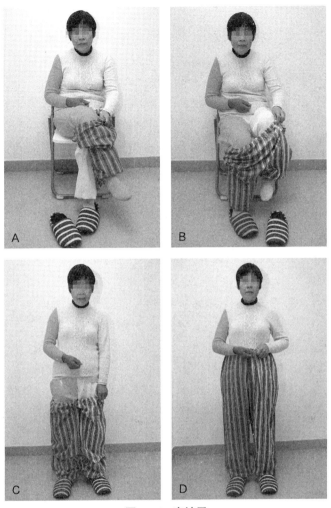

图 6-16 穿裤子

3）穿脱鞋袜：患者取坐位，双手将患肢抬起放在健肢上，用健手为患足穿袜子或鞋。将患肢放回原地，脚掌完全着地，再将健肢放在患肢上，穿好健肢的袜子和鞋子。脱鞋袜的顺序与穿鞋袜相反。也可以借助穿鞋或穿袜辅助器，使老年人自己能轻松完成。

4. 排泄护理

（1）使用便器：适用于病情较重或长期卧床的失能老人。对于能配合的老人，护理人员一手托起老人的腰骶部，同时嘱其抬高臀部；另一手将便器放于臀下，便器宽边朝向老人头部。对于无法配合的老人，护理人员先帮助老人侧卧，放置便器后，一手扶住便器，另一手帮助老人恢复平卧位，或两人分别站在床的两侧，协力抬起其臀部放置便器。排便完毕后，嘱老人双腿用力将臀部抬高，护理人员一手抬高老人的腰骶部，一手取出便器。老人如不习惯躺卧排便，病情允许时可抬高床头。

（2）协助如厕：使用轮椅推行或搀扶老年人进入卫生间，协助其转身面对护理人员，双手扶住坐便器旁的扶手。护理人员一手搂抱老人腋下（或腰部），另一手协助老人脱下裤子，然后双手环抱其腋下,协助老人缓慢坐于坐便器上,双手扶稳扶手进行排便。排便完毕后,自行或由护理人员协助完成擦净肛门、起身、穿好裤子、冲厕一系列动作。

(3)排尿护理:定时提醒卧床老人排尿,特别应注意认知功能受损者,一般2~3h要协助患者排尿1次。对于尿量较多、有尿失禁的失能老人,建议使用纸尿布或者纸尿裤,为避免床褥被打湿污染,可使用尿垫。尿布及尿垫应选用透气、吸水性强、质地柔软且为棉质表层的,一经污染要立即更换,还要随时更换污染的衣物被单。

(4)排泄功能训练:包括排尿功能训练和排便功能训练。排尿功能训练可针对尿失禁及尿潴留,早期进行有助于恢复排尿反射,重建排尿规律,预防泌尿系统感染,常见的方法有盆底肌训练、排尿习惯训练、诱发排尿反射、屏气法、手压法等。排便功能训练可针对便秘、腹泻、失禁等失能老人,帮助患者建立正常排便规律,消除及减少排便异常,常见的方法有调整饮食结构、定时排便训练、腹部按摩、肛门刺激法等。

5. **移动护理**　护理人员应帮助患者及家属学会移动时所需的各种动作,并持之以恒才会取得良好效果。可针对失能老人的平地行走、上下楼梯、辅具使用等方面展开一系列的训练,训练时要注意保护,防止摔倒、骨折等事故发生,如患者在训练中发生头晕、恶心等症状,应减少训练量。

(1)床椅转移训练:椅子放在患者健侧,且与床沿靠近,椅面尽量与床面保持同等高度;臀部前移至床边,双足着地;健侧手抓住椅子远侧扶手,身体持续前倾,臀部离开床面;以双足为支点慢慢转身坐至椅上(图6-17)。如患者能力不足以独立完成床椅转移,护理人员应站在患者患侧,给予必要的协助,可一手引导患者的健侧手去抓握椅子远侧扶手,另一手抓住患者腰带,协助患者站起、转身、坐下。

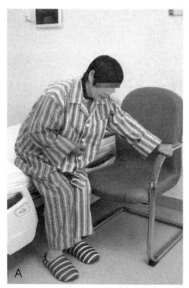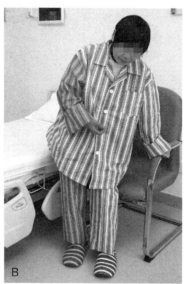

图6-17　独立床椅转移训练

(2)平地步行训练

1)平行杠内步行训练:平行杠是练习站立和行走的主要工具,患者可以借助平行杠练习健肢与患肢交替支持体重,矫正步态,改善行走姿势。首先将平行杠高度调节在与患者股骨大转子相同的位置。步行模式一般采用两点支撑步行。患者立于平行杠内,健手握住平行杠,患侧下肢迈出小步,利用健手、患足两点支撑,然后健侧下肢跟上。

2)侧方辅助行走训练:为了改善患侧上肢的屈肌紧张,训练时护士站在患者的患侧,一手放在患侧腋下,以支持肩胛带向上,另一手握住患侧手使之保持腕肘伸展位,帮助患者进行缓慢行走并且纠正步态(图6-18)。

3)后方辅助行走训练:护理人员站在患者的后方,握住患者的髋关节,帮助患者平稳行走并纠正髋关节的前倾和后倾(图6-19)。

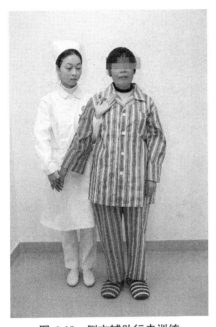

图6-18　侧方辅助行走训练

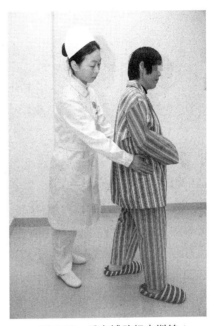

图6-19　后方辅助行走训练

4)其他步行训练方法:此外还可以根据患者情况,通过后方握住双臂、后方控制肩部、后方控制骨盆、前方借助行走等方法,对患者进行针对性的步行训练。一旦患者的错误步态形成,纠正起来就会既费时又费力,因此在训练时要特别注意及时纠正患者的错误步态。

(3)上下楼梯训练:遵循健足先上,患足先下的原则。上楼梯时,患者健手抓住扶手;健足上台阶;利用健手与健足将身体重心引向上一层台阶;患侧下肢尽量以内收内旋的状态上抬,与健足站到同一层台阶上;护理人员在患者侧后方予以保护(图6-20)。下楼梯时,患者健手握住前下方的扶手;利用健侧手足支撑身体,患足先下一层台阶;再将健足下到与患足同一层台阶上,护理人员在患者侧前方予以保护。以上为两足一阶法,当患者熟练掌握后,或为了练习重心转移、患侧支撑,可训练一足一阶法,方法同上,区别是患足不与健足站在同一层台阶上,护理人员的辅助重点是协助身体重心向患肢转移及患肢支撑的稳定性。

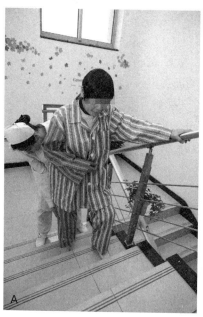
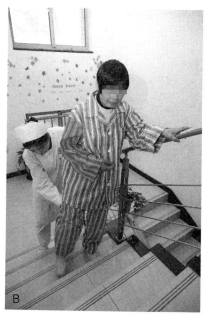

图 6-20　上楼梯训练

（4）步行辅具的使用：辅助人体支撑体重、保持平衡和行走的工具称为步行辅具，常用于下肢无力、步态异常等步态不稳的老人。应依据老人的失能程度和发生障碍的部位选择适当的步行辅具，常用的步行辅具有手杖、四脚拐、腋下拐、助行器等。进行步行辅具训练前应先锻炼双侧上臂、腰背部及腹部的肌力，并训练坐起和立位平衡，完成上述训练后方可进行。

1）拄拐步行训练：只有平衡功能良好，步行稳定的患者才能转为拄拐步行训练。手杖是高龄老人基本行动的辅助根据，常用的手杖根据稳定性从大到小依次分为肘拐、四脚拐、单拐 3 种。手杖的合适长度为穿平底鞋站于平地，两手自然下垂，取立正姿势，手腕部皮肤横纹至地面的距离。拄拐步行时可采取三点步行法，即健臂持杖，按照杖→患足→健足的顺序行走（图 6-21）。也可以采取两点步行法，让患者把手杖和患肢作为一支点，健肢为另一支点，两者交替前进。护士可站在患者的身后保护，以免患者失衡导致身体前倾或者后倾。

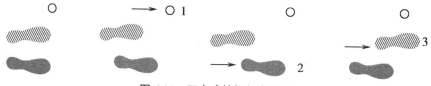

图 6-21　三点式拄拐行走训练

2）拄拐上下楼梯训练：健臂持杖，遵循健足先上，患足先下的原则。上楼梯时，手杖和健足先放在上一级台阶上，伸直健腿，患肢跟上与健肢并行；下楼梯时，手杖和患足先放在下一阶台阶上，重心向患腿转移，健腿迈下台阶。

3）助行器行走训练：辅助人体支撑体重，保持平衡和行走的器具为助行器，常见的助行器分为固定式助行器、前轮式助行器、四轮助行器等，适用于步行平稳性非常差的患者或长期卧床引起下肢肌力减弱的老人等。因其移动容易但步行姿势差,故只在短期内应用。使用时,调节助行器高度,身体直立,肘关节屈曲30°持握助行器,助行器高度与大转子高度水平;双手握紧助行器站稳,先将助行器向前推一小步距离;患侧腿先迈出,足跟落在助行器后腿位置;双臂伸直支撑身体重量,健肢跟上;交替重复(图6-22)。助行器基本步态模式为助行器→患足→健足→助行器(图6-23)。

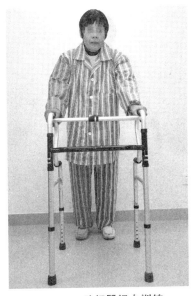

图6-22　助行器行走训练

6. 轮椅使用　轮椅是增强失能或有功能障碍者生活自理能力、帮助克服生理功能障碍和加强社会参与性的好帮手。使用者必须学会适应各种不同的情形,如上下坡、有高度落差的地面、路面凹凸不平和转位(移至床上或车上),并能在不同情形下都能很好地控制身体和轮椅的平衡,避免跌倒。

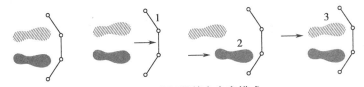

图6-23　助行器基本步态模式

(1)轮椅处方:轮椅座位的宽度是两臂或两侧股骨大转子之间的最大距离加上5cm;座位深度为后臀部至小腿腓肠肌后缘之间的水平距离减去5~7cm。座位太深,会压迫腘窝部,影响血液循环;座位太浅,身体重心靠前,局部受压过重,轮椅平衡难以掌握。座位高度为足跟至腘窝的距离加上5cm,放置脚踏板时,板面距地面至少5cm,坐垫应选择透气性好的材料;轮椅靠背高度要求尽可能低,为坐面至腋窝的距离减去10cm,但颈椎高位损伤者应选用高靠背,高度为坐面至肩部的距离。

(2)从床移动到轮椅:轮椅置于患者健侧,面向床尾,与床呈30°~45°角,关好轮椅闸;患者按照床上体位训练方法坐起;用健手抓住床档并支撑身体,将身体大部分重量放在健腿上;健手扶住轮椅远侧扶手,以健腿为轴心旋转身体,缓慢而平稳地坐在轮椅上;调整位置,用健足抬起患足,用健手将患腿放在脚踏板上,松开轮椅闸,轮椅后退离床(图6-24)。

(3)从轮椅移到床上:移动轮椅到床边,轮椅朝向床头,健侧靠近床边,与床呈45°角,关好轮椅闸;患者用健手提起患足,将脚踏板移向一边,身体向前倾斜并向下撑而移至轮椅前缘,双足下垂,使健足略后于患足;健手支撑轮椅扶手,用健侧上、下肢支撑身体站起;健手抓住床扶手或支撑床面,身体前移,转向坐到床边,推开轮椅,将双足收回床上(图6-25)。

(4)轮椅与厕所便器间的转移:坐便器一般高于地面50cm,且两侧必须安装扶手。先将轮椅靠近坐便器,关好轮椅闸,脚离开脚踏板并将脚踏板旋开,解开裤子,用健手扶轮椅扶手站起,然后握住墙上的扶手,转身坐于坐便器上。

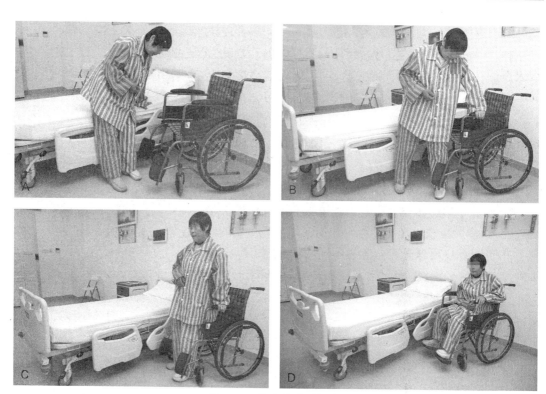

图 6-24　从床移动到轮椅

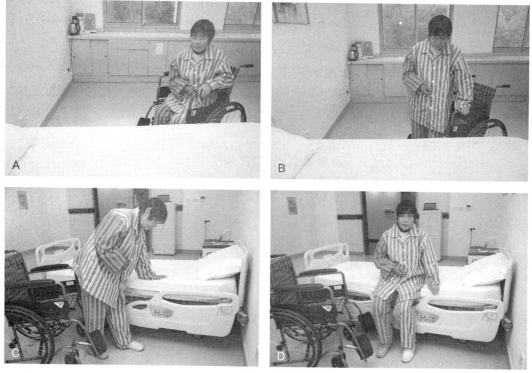

图 6-25　从轮椅移到床上

附:实践教学案例——偏瘫失能老人长期照护

案例信息(供讲师)

【情景说明】

现有一社区居家老人,左侧肢体瘫痪。行动不便,进食时有吞咽障碍,曾因发生噎食而住院处理,昨日保姆扶着老人在床边活动时不小心跌倒,无大碍,并未入院检查治疗。现仍有吞咽困难,口齿不清,睡眠不佳,心情沮丧等症状,很担心再次跌倒,不愿与保姆和家属沟通。

【案例相关信息】

李女士母亲,62 岁,事业单位退休,丧偶,育有一女。老人有高血压史 10 余年,糖尿病病史 5 年,半年前突发脑梗死,经过积极抢救后老人病情稳定,但左侧肢体出现瘫痪,口齿不清,吞咽困难,曾因发生噎食而住院治疗,昨日发生过 1 次跌倒,无大碍。

【教学目标】

1. 评估老人的身心状况(包括肢体障碍、吞咽功能,语言表达、用药情况等)。

2. 疏导老人焦虑的情绪。

3. 为脑梗死后偏瘫失能老人进行居家照护指导,尤其是体位摆放和转换的指导。

【评价】

详见附表 6-4~附表 6-6。

附表 6-4　授课者对学习者的评价

学习者姓名:_____

	项目	非常好(10)	比较好(8)	一般(6)	较差(4)	备注(可将表现特别好/不好的方面写在此处)
对实施学生的评价	1. 评估老人的身体状况(肢体障碍、吞咽功能、语言表达、用药情况等)					
	2. 评估老人的心理状况(心理情绪的反应等)					
	3. 传授体位摆放和转换的方法					
	4. 语气、语调、肢体语言的应用恰当					
	5. 应对老人/家属情绪变化(是否有同理心等)					
	6. 失能老人健康宣教的有效性(家属是否学会体位摆放和转换的方法)					
	个人得分					满分60分

续表

项目		非常好 (10)	比较好 (8)	一般 (6)	较差 (4)	备注(可将表现特别好/ 不好的方面写在此处)
对小组 观察者 的总体 评价	1. 观察过程中纪律					
	2. 观察后的反馈参与度,评价方式 是否恰当					
	小组得分					满分 10 分
总得分						满分 70 分

注:在相应的框里打"√"。

评价老师签名:＿＿＿＿＿＿

附表 6-5　SP 对学习者的评价

学习者姓名:＿＿＿＿＿＿

项目	非常好 (10)	比较好 (8)	一般 (3)	较差 (2)	备注(请将你认为更 好的做法写在此处)
1. 关注我的情绪变化,与我平等对话,保护我 的隐私					
2. 宣教的方法我能学会					
请将你直接面对实施者的反馈写在此处(注意:按照反馈的要求)					
总得分					满分 10 分

注:在相应的框里打"√"。

SP 签名:＿＿＿＿＿＿

附表 6-6　观察者对学习者的评价

学习者姓名:＿＿＿＿＿＿

项目	非常好 (10)	比较好 (8)	一般 (6)	较差 (4)	备注(请将你认为更 好的做法写在此处)
1. 评估老人的身心状况					
2. 传授体位摆放和转换的方法					
3. 应对老人/家属情绪变化					
4. 失能照护的健康宣教					
5. 反馈技巧的自我评价					
请将你直接面对实施者的反馈写在此处(注意:按照反馈的要求)					
总得分					满分 20 分

注:在相应的框里打"√"。

观察者签名:＿＿＿＿＿＿

学习任务单

【情景说明】

你是一名社区家庭访视护士，上门为老人进行身心评估和居家失能老人健康指导。该老人半年前出现脑梗死，经过积极抢救后老人病情稳定，但左侧肢体出现瘫痪，口齿不清，吞咽困难，曾因发生噎食而住院，昨日下午曾发生跌倒，未入院检查治疗。

【学习任务】

请你评估老人的身体和心理状况，以及家庭支持情况，并对老人及其照护者进行失能老人长期照护的方法及技术指导，尤其是体位摆放和转换的指导。

【实施要求】

请用8~10min对老人及其照护者进行评估、护理干预以及相关知识宣教。

【知识储备】

1. 失能老人长期照护评估的内容和方法。

2. 脑梗死后老人的心理反应和应对策略。

3. 失能老人长期照护的方法及技术，尤其是体位摆放和转换的指导。

标准化病人信息

【情景说明】

你是一位62岁的女性，事业单位退休，有高血压史10余年，糖尿病病史5年。半年前突发跌倒，脑梗死发作，后并发左侧肢体瘫痪，吞咽障碍，口齿不清，因女儿、女婿工作繁忙，现家中雇佣一保姆长期照顾。曾因噎食住院紧急处理，昨日下午休息后想起床活动，虽然有保姆协助，但还是跌倒在床边，未去医院检查和治疗。现半卧于床上，不愿意说话，也不愿意吃饭，眉头紧皱，心事重重。

【对话时的性格和表现】

你性格比较强势，生病前是一事业单位领导，因突发脑梗死不得不卧床在家而提前办理了病退。你得病之后积极配合治疗和康复锻炼，生病后一直挂念自己86岁的老母亲，也怕给女儿、女婿造成负担。女儿很孝顺，但工作繁忙，所以雇佣一个住家保姆照顾你。你的右手和右下肢可以适当活动，也可以在保姆的协助下坐在床边休息。你神志清醒，但是因疾病原因，语言表达有些吃力，所以多数时间不愿意说话求助别人帮忙。前几日你因为吃饭时噎食进行了住院紧急处理，昨日下午发生跌倒，

照顾者表现

保姆：北方人，40岁，很朴实，自李母患病以来一直由你照顾，你对李母的情况比较了解。初中毕业，有一定的表达能力，对护士进行的宣教大部分能理解，但对心理疏导方面有点欠缺，也不清楚如何协助老人摆放和转换体位，因此很耐心地倾听护士的讲解。

之后你心态变化比较大，觉得自己活着就是累赘，现在躺在家里的床上，心情沮丧，不愿意进食。于是保姆打电话给女儿，女儿紧急联系了社区医院家庭访视护士上门指导，女儿也正在回来的路上。

【主要症状】

半年前突发跌倒,脑梗死发作,后并发左侧肢体瘫痪,吞咽障碍,口齿不清。昨日下午休息后想起床活动,跌倒在床边。

【个人简介】

62 岁,事业单位病退,丈夫 8 年前因突发心脏病去世。育有一女,1989 年出生,本科毕业,企业白领,女婿是外地人,现就职于某 500 强公司,家庭收入稳定,现定居上海。女儿、女婿懂事孝顺。有一 86 岁母亲,父亲已病故。

【疾病史】

既往史:高血压史 10 余年,糖尿病病史 5 年。

月经史:14 岁初潮,周期 28d。现已绝经。

【SP 引导性问题】

1. 当护士进行评估时,你说话很慢,很困难,急得掉眼泪,你吃力地表达:"我不想活了……"。

2. 当老人无法表述清楚自己的情况时,保姆可以说:"这方面我比较了解,我来回答吧。"

3. 当保姆讲到老人不愿意吃饭时,可以着急地说:"怕噎着……"。

4. 当护士建议可以在保姆协助下下床活动时,保姆可以说:"我不知道怎么样给她摆放体位。"

第三节　安宁疗护

随着人类社会对生命质量的重视不断提高,当人们面对疾病不能被治愈的事实或即将到来的死亡时,实施治疗的根本目的已不再是延长生命,而是使生命保持尽可能的舒适和有意义,追求生命的广度和深度,安宁疗护则是一种能够达到这一目标的有效方式。安宁疗护是以团队形式满足患者及家庭的需要,旨在预防和减轻给患者带来明显痛苦的症状,强调以患者及家庭为中心,给予支持,优化其生活质量。安宁疗护不仅是一种生命关怀的理念,同时也是提供照护的一种高度结构化、有组织的系统。

一、概述

(一) 定义

安宁疗护在世界各地均有不同的提法,如缓和医疗、舒缓疗护、安宁照顾、安宁缓和医疗、善终服务、姑息照顾等。WHO 对安宁疗护的定义为:通过早期识别、积极评估、控制疼痛和缓解其他躯体、社会心理症状,来预防和缓解身心痛苦,从而改善面临威胁生命疾病的患者及其家庭生活质量的一种支持性照护方法。2017 年 2 月 9 日国家卫生和计划生育委员会办公厅发布的《安宁疗护实践指南(试行)》开篇指出:安宁疗护实践以临终患者和家属为中心,以多学科协作模式进行,主要内容包括疼痛及其他症状控制,舒适照护,心理、精神及社会支持等。综上所述,安宁疗护的定义强调了以下几点:①治疗和照护应该通过多学科团队的共同协作来实现;②旨在提高患者及其家庭的生活质量,同时可对整个疾病过程产生积极影响;③主要服务内容为疼痛和其他症状(包括躯体、社会心理等全方位)的控制和缓解,并且更加重视预防;④服务方式是积极的,从疾病的早期就适用,可以单独实施,也可以和治愈性的医疗措施或延长生命的措施同时实施。

(二) 理念

安宁疗护的工作范围、结构、组织形式各地多有不同,但其理念上均遵循全人、全家、全程和全队的"四全"照顾理念。

1. **全人照顾**　是从患者身、心、社、灵四个层面上给予全方位的照顾,减轻身体疼痛不适,满足终末期患者心愿,使其坦然面对绝症和死亡,消除恐惧,并在这一过程中促进患者的自主选择权。

2. **全家照顾**　是指除了照顾患者外,也要照顾患者的家属。照顾家庭成员的需要,为患者家属提供持续性支持,以便营造最佳照顾环境,同时帮助他们正视亲属即将离去的现实,减轻悲伤,并解决因亲属即将离去所带来的体力、心理和精神等问题。安宁疗护尊重每一位患者及其家庭的独特性,强调以患者及家庭为中心的护理。家庭的范畴主要包括未成年人或没有决策能力者的代理人、主要照顾者、家庭资源系统成员以及为患者提供支持和与患者有重要关系的人。

3. **全程照顾**　贯穿疾病始终,从患者接受安宁疗护开始一直到患者死亡,乃至家属的哀伤辅导过程。

4. **全队照顾**　是由一组训练有素的工作团队成员分工合作,共同照顾病患及家属,这些成员包括医生、护士、营养师、心理师、志愿者等。

(三) 服务对象

传统意义上,安宁疗护的服务对象为身患绝症且身心极度痛苦的患者,也包括其家属在内。美国国立卫生研究院的 Ann.M.Berger 认为,这种方法也适用于慢性非传染性疾病患者。随着安宁疗护的不断发展,在临床工作中其服务对象范畴已扩展至任何年龄、任何需要这种特殊关怀的人群,既不限于癌症患者,也不限于是否处于临终状态。目前,安宁疗护的服务对象包括:

1. 身患严重疾病或绝症、不大可能恢复或痊愈的患者,如癌症晚期、终末期老年痴呆症等。

2. 患有慢性进行性疾病者,如周围性血管性疾病、恶性肿瘤、进展性心脏病或肺疾病、慢性肾病、肝衰竭等。

3. 有先天性疾病或日常活动需要依赖他人提供生命支持或需要长期照护的儿童和成年人。

4. 任何年龄的患有急性、严重危及生命的疾病者,如白血病患者、严重创伤者、急性脑卒中患者等。

5. 承受意外事故或其他创伤引起的慢性疾病患者和生活受限的伤痛患者。

(四) 服务模式

总体上,根据患者接受安宁疗护的地点,通常可分为居家照护和住院照护两大类。居家照护指终末期患者住在家里,由家属提供基本生活照顾,由医疗机构工作人员定期巡诊,提供帮助。居家照护模式满足了一部分患者希望最后的时间能和家属在一起的愿望,且费用低,又能够缓解医院床位紧张的状况。住院照护指终末期患者住在医疗机构接受安宁疗护。在国家推进"安宁疗护试点工作"的背景下,全国各省市相继发布了"安宁疗护试点工作"通知及相关要求,探索适合中国国情的专业化安宁疗护模式。目前我国安宁疗护有多种服务模式。

1. **综合性医院服务模式** 综合性医院由于设备先进、医疗技术高超等多种原因,成为广大患者就医的首要选择。目前中国实施安宁疗护服务的综合性医院还为数不多,因此综合性医院设立安宁疗护病房或中心成为迫切的需求。通过构建综合性医院安宁疗护服务模式,明确组织构架和职责,制定工作制度,开展安宁疗护相关服务知识培训,确立患者准入条件、服务原则、流程和内容,监控服务质量并予以实施,不仅可以使临终患者及家属得到了全方位的照护,临终患者需求的满足程度及患者家属满意度明显提高,而且使医疗团队成员的整体能力得以提高,提升了医院的服务品牌,完善了综合性医院的功能。与此同时,基于国际医疗卫生机构认证联合委员会(JCI)标准对安宁疗护的要求,在安宁疗护中开展多学科团队协作模式,成立安宁疗护团队和病房,建立系统、完整的安宁疗护工作流程,制定并落实适于晚期恶性肿瘤患者的评估、临终关怀制度。运用多学科团队的协作模式对临终患者实施安宁疗护服务,减轻了患者的痛苦,增加了舒适度,并减少了并发症的发生,能最大限度地保证患者安全。目前多学科团队协作模式应用于安宁疗护服务中才刚刚起步,仍需后续逐步完善。

2. **宁养院服务模式** 宁养院又称安宁疗护机构,属于居家安宁疗护。1998年汕头大学第一附属医院建立了全国首家免费宁养院,开启了国内宁养医疗服务,继而在2001年全国宁养医疗服务计划付诸实施,目前我国有120多家安宁疗护机构。宁养院模式是一种适合中国国情的服务模式。宁养项目的服务对象是贫困晚期癌痛患者,帮助无经济能力的患者获取所需的止痛药,申请者需要提供生活困难证明、疾病证明书等相关证明。服务内容包括患者服务、家属服务、社区服务3部分:①患者服务包括镇痛治疗、舒适护理、社会、心理、灵性照顾;②家属层面的核心服务内容包括家属的心理疏导、哀伤辅导及团体活动支持;③社区服务层面的主要内容包括开展社区安宁疗护理念宣传与生命教育活动。居家探访、电话咨询、门诊服务是宁养院三大服务方式。全国宁养医疗服务计划办公室则以第三方的视角,通过电话调查和现场评估对宁养院的服务品质进行监督管理。宁养院服务模式仍存在一些问题尚待解决,如需要加大政策的支持、建立相对完善的服务体系、开展人员专业培训等。

3. **社区型安宁疗护模式** 该模式以社区医疗机构为主体开展安宁疗护,服务内容主要包括基础护理、心理护理、疼痛护理(药物治疗和非药物治疗)以及对患者和家属进行死亡教育。但是社区安宁疗护模式的开展仍存在许多问题,社区方面仍需加强相关体制及机制的建设,明确服务内容,同时加强对专业人员的培训教育。

4. **家庭型安宁疗护模式** 老年居家临终关怀是现阶段我国应用较多且最易被大众接受的一种临终关怀形式。该模式可帮助照顾者对在照顾过程中出现的问题进行研究分析并及时解决,可以增加照顾者的积极感受,提高其照护能力,从而改善临终患者的生活质量。基础护理是对临终患者的基本尊重,护理中应尽量帮助患者完成基本的生理需求,促进其舒适感。护理内容包括饮食护理、睡眠护理、口腔护理及皮肤护理等。而相比于其他照护模式，家庭型照护在患者饮食、睡眠方面均有很强的优势。

5. 综合型服务模式　我国地域广、人口多、医护人员配比低，在现有体制和医疗条件下，各地经济发展不平衡，医疗资源差别大，民俗民风不同，制订一种模式并不现实。依据安宁疗护试点项目所形成的有价值的实践经验，我国逐步构建省、市、县、社区多层次服务体系，形成居家、社区、医养结合、医院和远程服务5种模式相结合的服务体系，建立机构和居家相结合的工作机制，机构与机构、居家之间通畅合理的转介机制，逐步将安宁疗护构建成多层次5种模式立体交叉服务产业链。

2020年6月1日实施的《中华人民共和国基本医疗卫生与健康促进法》第三十六条：各级各类医疗卫生机构应当分工合作，为公民提供预防、保健、治疗、护理、康复、安宁疗护等全方位全周期的医疗卫生服务。目前较为公认的综合型安宁疗护服务模式有PDS模式，即"1个中心(one-point)、3个方位(three-direction)、9个结合体系(nine-subject)"，以解除患者的病痛为中心；在服务层面上，坚持临终关怀医院、社区临终关怀服务与家庭临终关怀相结合；在服务主体上，坚持国家、集体与民营相结合；在费用上，坚持国家、集体与社会相结合。另外，还有建立家庭、社区与专业医护人员相结合的模式，主张由社区医疗机构或综合医院临终关怀中心提供医务人员进行临终关怀服务，同时由家庭或社区志愿者参与照料，缓解医疗资源的配备不足，形成家庭-社区-医护人员相结合的新模式。建立以政府为主导、全社会广泛参与、家庭为核心、社区为半径、临终关怀专科机构为依托、综合医院为指导的"六位一体"临终关怀医疗服务模式，整合各方资源，有机联动各级机构，才能促进我国安宁疗护服务有效、稳步、健康发展。

（五）服务内容

我国《安宁疗护实践指南（试行）》明确指出，安宁疗护实践主要内容包括疼痛及其他症状控制，舒适照护，心理、精神及社会支持等。指南分为三大方面，共计36个项目，分别从评估观察、治疗原则、护理要点、注意事项进行详尽阐述（表6-4）。

表6-4　《安宁疗护实践指南（试行）》要点

内容	项目			
症状控制	1. 疼痛	5. 恶心、呕吐	9. 发热	13. 谵妄
	2. 呼吸困难	6. 呕血、便血	10. 厌食/恶病质	
	3. 咳嗽、咳痰	7. 腹胀	11. 口干	
	4. 咯血	8. 水肿	12. 睡眠/觉醒障碍（失眠）	
舒适照护	1. 病室环境管理	5. 肠外营养护理	9. 协助沐浴和床上擦浴	13. 排便异常的护理
	2. 床单位管理	6. 静脉导管维护	10. 床上洗头	14. 卧位护理
	3. 口腔护理	7. 留置导尿管护理	11. 协助进食和饮水	15. 体位转换
	4. 肠内营养护理	8. 会阴护理	12. 排尿异常的护理	16. 轮椅与平车使用
心理人文支持关怀	1. 心理社会评估		5. 社会支持系统	
	2. 医患沟通		6. 死亡教育	
	3. 帮助患者应对情绪反应		7. 哀伤辅导	
	4. 尊重患者权利			

二、躯体症状护理

(一)疼痛

疼痛是临终患者最常见和难以忍受的躯体症状,如果不能得到及时、有效的控制,患者往往感到极度不适,还可能会引起或加重其焦虑、抑郁、乏力、失眠以及食欲减退等症状,显著影响患者的日常活动、自理能力、社会交往等方面,因此,能否有效控制临终患者的疼痛将直接关系到患者及其家属的整体生活质量。在安宁疗护过程中,镇痛具有重要作用,对于疼痛的患者应当进行常规筛查、规范评估和有效控制疼痛,强调全方位和全程管理,还应当做好患者及其家属的宣教。

1. **评估**　疼痛评估是合理、有效进行止痛治疗的前提,《癌症疼痛诊疗规范(2018年版)》提出疼痛评估应当遵循“常规、量化、全面、动态”的原则。对于有疼痛症状的患者,应当将疼痛评估列入护理常规监测和记录的内容。评估患者疼痛的部位、性质、程度、发生及持续时间,疼痛的诱发因素、伴随症状,既往史及患者的心理反应。对疼痛强度的评估必须量化,这是国内外疼痛评估的公认原则,应根据患者的认知能力和疼痛评估的目的,选择合适的疼痛评估工具,帮助患者准确地表达自己的疼痛及用药后疼痛的缓解情况。量化评估疼痛时,应当重点评估最近24h内患者最严重和最轻的疼痛程度,以及平常情况的疼痛程度。常使用的疼痛评估工具包括数字分级法(numerical rating scale,NRS)、面部表情评估量表法、主诉疼痛程度分级法(5-point verbal rating scale,VRS)、文字描述评分量表(verbal descriptors scale,VDS)、视觉模拟评分法(visual analogue scale,VAS)以及专门针对儿童的指距评分法(finger span scale,FSS)等。其中,前3种是《癌症疼痛诊疗规范(2018年版)》推荐使用的定量评估疼痛的方法。患者疼痛的评价依赖于安宁护士的观察、评估和记录,护士主动询问患者有无疼痛并相信患者关于疼痛感受的叙述尤为重要,应当重视和鼓励患者表达对止痛治疗的需求和顾虑,并且根据患者病情和意愿,制订患者功能和生活质量最优化目标,进行个体化的疼痛治疗。护士应对患者的疼痛进行动态的连续评估并记录疼痛控制情况,注意把握好评估的时机:发生疼痛随时评估;疼痛干预后30min再次评估;疼痛较重或接受疼痛治疗,在清醒状态下至少每2~4h评估1次。

2. **护理**

(1)药物干预:药物干预三阶梯方法是癌性疼痛最常使用的药物干预方法。根据世界卫生组织癌痛三阶梯止痛治疗指南,药物止痛治疗5项基本原则为:①口服给药;②按阶梯用药;③按时用药;④个体化给药;⑤注意具体细节。安宁护士在给药过程中应熟悉“三阶梯止痛原则”,核对医嘱,按时、正确给药,做好疼痛观察与记录,严密观察药物疗效及不良反应,及时、有效地预防和处理药物引起的便秘、恶心与呕吐等副作用。

(2)非药物干预:疼痛的非药物干预是指对引起疼痛的非躯体因素进行干预。包括舒适护理(卧位、环境等)、针刺治疗(经皮神经电刺激)、认知 - 行为干预、支持 - 表达干预、教育性干预等。

1)认知 - 行为干预:即通过向患者提供学习和应对疼痛的有效策略及解决问题的技巧,帮助其建立正确的疼痛认知方法,教会其自我行为训练的程序与方法,指导患者进行疼痛自我管理,帮助其改变对疼痛的不正确认知、不良止痛行为,具体方法包括放松训练、认知疗法、生物反馈、暗示疗法等。

2)支持-表达干预:通过为疼痛患者提供讨论的场所和机会,鼓励患者主动向医护人员描述疼痛的程度,以及由于疼痛所致的负性情绪,利用积极的心理情感,减轻疼痛的影响。

3)教育性干预:指的是通过健康教育等途径对患者及家属进行干预,内容包括如何应用疼痛评估工具、如何表达疼痛,澄清其对于害怕成瘾、强忍疼痛、担心不良反应等的错误认识,向其介绍疼痛的应对方式。

(3)患者和家属宣教随访:疼痛治疗过程中,患者及其家属的理解和配合至关重要,应当有针对性地开展止痛知识宣传教育。重点宣教以下内容:①鼓励患者主动向医护人员如实描述疼痛的情况;②止痛治疗是安宁疗护治疗的重要部分,忍痛对患者有害无益;③多数疼痛可以通过药物治疗有效控制,患者应在医务人员指导下进行止痛治疗,规律用药,不宜自行调整剂量和方案;④很多患者和家属认为使用止痛药物会产生依赖和成瘾,因此对镇痛药的使用有恐惧甚至拒绝,应向患者及家属解释服用止痛药不会产生成瘾性,阿片类药物医学应用导致成瘾罕见,疼痛病因得到控制及疼痛消失,随时可安全停用阿片类药;⑤确保药物妥善放置,保证安全;⑥止痛治疗时要密切观察、记录疗效和药物的不良反应,及时与医务人员沟通交流,调整治疗目标及治疗措施。

对于接受疼痛规范化治疗的患者,还应当建立健全随访制度,进行定期的随访、疼痛评估并记录用药情况,开展患者教育和指导,使其获得持续、合理、安全、有效的治疗。

(二) 恶心、呕吐

恶心与呕吐是临终患者常见的症状之一,引发此症状的原因常是多重的,包括:疾病因素(如胃肠道梗阻、肿瘤、感染、代谢异常等)、治疗因素(如抗癌治疗细胞毒性药物、疼痛管理强阿片类药物等)、患者自身因素(如焦虑、抑郁等)。

1. **评估**　护士需对患者恶心与呕吐发生的时间、频率、原因或诱因、呕吐的特点、呕吐物的性状、伴随症状、加重或缓解因素等进行综合评估。此外,应注意因为恶心或呕吐临床表现不同,两者有时分开评估,亦可使用一些评估工具作为辅助评估参考,如症状窘迫评估表、罗德氏指标、莫洛评估表等。

2. **护理**

(1)药物干预:寻找引发症状的诱因及病因,如消化、代谢、中枢神经系统疾病、药物不良反应等,有针对性地治疗,这是针对恶心、呕吐的主要治疗原则。当消除病因困难时,止吐药的使用是控制恶心与呕吐的主要措施。在使用止吐药时需加强病情观察并及时反馈医生。注意掌握合适的给药时机,如对于化疗药物导致的恶心与呕吐,应尽可能在患者餐后3~4h或睡眠中给药,因为餐后3~4h胃充盈度较小,胃内压力较低,而在睡眠时胃肠蠕动减慢,发生恶心与呕吐的概率相对较小。注重预防性给药,使患者在恶心、呕吐发生前止吐药物在血液中浓度达到最高值,发挥最佳疗效。

(2)饮食护理:发挥多学科协作,与营养师、患者及家属共同制订合理膳食。指导患者调整饮食习惯,患者空腹状态下会使恶心、呕吐加重,因此要指导患者避免空腹,少量多餐,但又要避免饱食感。饮食应以温的、清淡易消化的高维生素、高营养食物为主,选择糖类食物,如面包、饼干、包子等,便于快速通过胃。避免大量饮水,餐前不喝水、喝汤,餐后 1h 内尽量不要平卧。由于清晨不容易发生恶心与呕吐,应尽可能安排患者清晨 7 时之前进食早餐,以便在化学治疗前胃基本排空,并摄入全天所需的大部分营养。指导患者在化疗前 24h 及化疗后 72h 避免饮用咖啡和食用香浓、辛辣、油腻的食物。剧烈呕吐时暂禁饮食,同时注意患者水、电解质平衡状况,待呕吐减轻时可给予流质或半流质饮食,或遵医嘱补充水分和电解质。

(3) 舒适护理:出现前驱症状时协助患者取坐位或侧卧位,预防误吸。呕吐发生时应将患者头偏向一侧或取坐位,呕吐物可用深色袋子装,以免引起患者不适。消除一切引起恶心、呕吐的视、听、嗅觉刺激,保持患者居住环境安静、清新,避免食物或其他气味过重、室内物品过多等。呕吐后及时清理呕吐物,协助漱口,开窗通风。

(4) 心理支持及健康指导:使患者心情愉快,可通过听音乐、看电视等方式分散患者注意力。催眠法有助于帮助患者摆脱治疗中的不良感受,音乐疗法则可增加宁静感,结合止吐药使用可明显改善症状。主动与患者及家属沟通,耐心解释,消除其紧张情绪。对于化疗患者,应告知化疗时可能出现的反应,使其有充分的心理准备。告知患者及家属恶心与呕吐发生的危险因素及紧急护理措施,指导非药物治疗及放松技巧。

(三) 睡眠障碍

由于各种因素影响而出现睡眠时长不正常、睡眠质量的改变,或是睡眠过程中出现异常行为,均称为睡眠障碍。临终患者的睡眠障碍一般是继发的,疾病、药物本身及药物不良反应等因素都可以引发继发性失眠。临终患者睡眠障碍产生的原因主要包括以下方面。①身心疾病:疾病本身的症状(心悸、呼吸困难、疼痛等)及因病痛引发的不良心理反应(抑郁、焦虑、恐惧等)。②药物因素:β 受体拮抗剂、甲基多巴、氨茶碱、某些抗抑郁药等常会引起睡眠障碍,为了治疗睡眠障碍而使用的药物尤其是苯二氮䓬类药物,可以产生日间遗留效应。③环境因素:房间温湿度不适宜、噪声过大、床的软硬度不适、护士进房间操作等,容易导致对环境变化较为敏感的患者失眠。④个体因素:多见于老年人,老年人自身生物节律的改变(睡眠能力减退,睡眠时相提前,唤醒阈值降低等)及身体可能同时出现多种病痛(活动受限、皮肤瘙痒等),均可产生睡眠障碍。

1. **评估**　评估的内容主要包括患者性别、年龄、既往失眠史;药物及环境因素;有无不良的睡眠卫生习惯及生活方式;有无谵妄、抑郁或焦虑状态等精神障碍。有一些工具可以用于睡眠的监测与评估,其中客观评估工具有多导睡眠仪、活动记录仪,主观评价工具有睡眠日记、睡眠量表,量表包括匹兹堡睡眠质量指数量表、睡眠损害量表、里兹睡眠评估问卷、睡眠信念和态度量表、睡眠意识和习惯量表、睡眠状况自评量表等。睡眠日记作为一种经济、实用的睡眠评估方法,可推荐给患者使用,常用于睡眠的连续性评估,主要记录在床上的时间、自估的睡眠时间、睡眠过程中的觉醒次数(起床次数)、清晨起床后精神状况、夜间发生的相关症状,以及日间饮用浓茶、酒精、咖啡情况和入睡前 1h 活动情况等。

2. **护理**

(1) 药物干预:睡眠障碍的常用药物包括苯二氮䓬类、非苯二氮䓬类、抗抑郁类药物、抗精神病药物及其他镇静药等,尽量选择吸收快、作用时间短、体内清除快、毒副作用小的药物。临终患者的睡眠障碍常伴有其他临床症状,应给予相应的治疗和控制,如因疼痛而引起的失眠,夜间给予止痛药物控制疼痛,保证睡眠。使用药物时应注意短期给药,不超过 3~4 周;间隔给药,每周 2~4 次;停药时逐渐停药,监测撤药反应,避免出现戒断反应。

(2)睡眠环境:减少外界灯光、噪声等不良刺激;调整睡眠环境的温度、湿度;保持室内清洁及空气清新,床铺、枕头宜软不宜硬。

(3)心理护理:与患者建立相互信任关系,耐心倾听主诉,消除患者的精神紧张和不安,指导患者学习放松技巧,如渐进性肌肉放松、冥想、自我暗示、听音乐等,以增加放松与舒适感,利于入睡。

(4)认知 - 行为疗法

1)刺激控制法:通过训练让患者把入睡与床、卧室等建立联系,使床成为诱导睡眠的信号,并减弱床和睡眠不相关的联系,限制卧床时间,减少卧床的非睡眠时间,从而诱导患者容易入睡。包括日间控制和睡眠时间控制,日间控制强调要做到清晨固定时间起床(无论夜间睡眠时间长短)、减少日间小憩次数、保持日间环境明亮等;睡眠时间控制强调建立并保持良好的睡眠行为习惯,如睡前定时喝杯热牛奶、放窗帘、定点洗漱、睡前如厕、不要在床上看电视等。

2)认知疗法:运用认知理论探求改变患者对睡眠不合理的信念和态度,纠正患者对失眠的信念和态度偏差而改善睡眠。

3)渐进性放松训练:让患者感知肌肉紧张并渐渐使之放松,以促使自律神经活动朝着有利于睡眠的方向转化,并促使警觉水平下降,从而诱导睡眠。

(5)中医疗法:中医可根据辨证分型对失眠予以辨证施治,通过中药、针灸、推拿按摩、耳穴贴压等综合疗法来调整人体脏腑气血功能以改善睡眠状况,且具有便捷、无痛苦、不良反应小等优点而更容易为患者所接受,其临床疗效也得到专家验证。

三、心理支持及人文关怀护理

(一) 临终患者的心理关怀

从治疗无望、逐渐衰竭的临终状态,到生命活动停止,患者在承受生理痛苦的同时,往往心理上经历着更为剧烈的痛苦和波动,出现一系列非常复杂的心理反应,需要医护人员给予特殊的心理关怀。人在临终时刻,大多数的心理表现是焦虑和恐惧,这是患者对死亡本身及死亡时间的恐惧、死亡境况的想象、死亡时躯体及心理痛苦的恐惧、个体消失的忧虑等因素导致的。库伯勒·罗斯指出临终患者的心理过程可概念化为 5 个阶段,即否认期、愤怒期、协议期、抑郁期、接受期。帕蒂森(E. M. Pattison)将临终患者的心理反应划分为急性危机期和慢性生存 - 濒死期。其中,急性危机期的心理反应以焦虑为主,慢性生存 - 濒死期的患者焦虑水平逐渐降低,并学会面对恐惧,接受濒死的事实。

临终患者的心理需求通常包括以下方面。①生活舒适需求:这是临终患者的基本生理需求。患者对躯体疼痛等折磨感到畏惧、恐慌和烦恼比对死亡本身的惧怕更加明显,如得不到有效控制,再好的心理安慰也是枉然。②社会关系的需求:临终患者希望维护自身的社会地位和权利,疾病本身使他们的生命无安全感,又要担心自己的医疗费用能否得到保障、身边是否经常有人、会不会在沉睡中死去等。③关怀与慰藉的需要：临终患者面对死亡的来临，经受着严酷的身心痛苦，总是希望得到他人的关怀和慰藉。④自尊或自我价值的需求：患者希望在生命的最后阶段人们能尊重他们的生活方式，要求参与治疗和护理方案的制订，要求有拒绝治疗的权利、有选择死亡方式的权利等。⑤自我实现的需求：对家庭、国家的贡献，自己事业的成功是临终患者最高层次的需求。

临终心理关怀是指在照护临终患者的过程中，临终关怀团队成员通过自己的态度、表情、姿势、言语、行为等影响和改变临终患者的心理状态与行为，以利于患者平稳度过临终阶段的临终关怀操作。临终患者心理关怀的目的是恰当应用沟通技巧与患者建立信任关系，引导患者面对和接受疾病状况，有效控制焦虑和抑郁，促进临终患者的心理健康水平，从而使其平静地走完临终阶段。

1. 评估

（1）患者的病情、意识情况、理解能力和表达能力。

（2）患者的心理状况和情绪反应，应用恰当的评估工具筛查和评估患者的焦虑、抑郁、恐惧、悲哀、孤独、愤怒程度及有无自杀倾向。

（3）患者的家庭情况、社会支持情况，影响患者行为变化的主要因素。

（4）患者和家属对沟通的心理需求程度。在评估过程中，护士要做到不带有任何偏见，尊重临终患者心理反应的独特性，注意根据个体差异性区别对待，同时要主动了解患者心理需求，做到积极关怀。

2. 选择安静舒适、不被打扰的环境，患者乐于接受和最需要的时机进行沟通。

3. 恰当应用沟通技巧 护士应遵循"四多四少"原则，即多鼓励少治疗、多倾听少承诺、多理解少判断、多同理心少同情心（指多从理性上关怀，不要感情用事）。护士要目光柔和地注视患者，面部表情自然亲切、真诚庄重，语气亲切委婉。言语沟通时，语速缓慢清晰，用词简单易理解，信息告知清晰简短，注意交流时机得当。适时使用共情技术，从患者的角度出发同理与尊重患者，尽量理解患者的情绪和感受，并用语言和行为表达对患者情感的理解和愿意帮助患者。给临终患者倾诉的机会本身就是使其消除焦虑和抑郁心理的一种好方法。护士要与患者相互建立信任关系，鼓励、引导患者情绪宣泄和表达内心真实的想法。护士与患者交谈时，最好坐下来，给患者较多时间，让他们充分表达和倾诉内心的感受，即使患者诉说的内容无意义，也不可表现出不耐烦，应该十分专注地倾听并善于诱导，做出积极的回应和适时的沉默。触摸是与临终患者沟通的特殊而有效的方式。可以单手与患者的手相握，也可以双手握住患者的手做轻柔按摩，使患者感受到真切而又温暖的关心。

4. 帮助患者应对情绪反应 护士应针对不同心理类型的患者给予不同应对方式及心理关怀。

（1）抑郁：患者出现沮丧、悲观心理，表现为寡欢少语，整日在担忧自己的疾病。他们或偷偷阅读有关癌症的书籍，或偷看病历资料，或假称要了解自己的病情而向不同的医护人员询问，当获得真相后则陷入悲观绝望的心境。抑郁和悲痛对于临终患者来说是正常的表现，应当让他们按照自己的需要表达感情，而不应当加以非难和阻拦。患者常会想"我就要死了，而你们却都活着"，医护人员要设法拆除掉和患者之间的这堵心理"高墙"，进行疏导劝慰,设身处地地为患者着想。如患者有明显抑郁状态,请心理咨询师或治疗师进行专业干预。如患者出现自杀倾向,应及早发现,做好防范,预防意外发生。

(2)愤怒:患者主要表现为焦虑、愤怒心理,对周围充满嫉妒、愤恨和不信任,对手术、化疗、放疗等引起的不良反应均认为是癌症症状加重或扩散,脾气暴躁,不堪忍受疾病的折磨,常无故发怒,抱怨家人不关心自己,对别人的好意不领情,常无故训斥家属及医护人员,甚至伤人、毁物,拒绝治疗。医护人员要把患者的愤怒和怨恨看成是一种健康的适应性反应,不能把患者的不友好看成是针对个人的;他们的"脾气"是由于对死亡的恐惧和绝望,要以宽容、理解的态度对待,使其宣泄感情,并给予积极的关爱。医护人员要自制、忍让,关心、体贴患者,要主动与其交谈,找出症结所在,耐心疏导,引导发泄,争取合作和信任。采取措施转移患者的情感,然后因势利导,使其逐步接受现实。可以抓住时机,如在患者脾气发作过后为其进行心理调节,不要随意谴责患者或进行说教,而应站在患者的角度予以同情和理解。

(3)否认:患者怀疑和否认病情诊断,认为是医生把自己的病搞错了,常有盲目乐观的心态,甚至拒绝治疗。如患者病情已近终末期,则不必一定非要告知其真实病情,迫使其接受事实,但也不必欺骗患者,应让他知道病情的确很严重即可。随着病情日益恶化,患者知道自己不会好转,但因害怕听到灾难性的回答而不敢正面提出问题,当觉察亲人很紧张或因此不真实地过分热情时,就会产生反感心理甚至会厌恶探视。在这种情况下,医护人员应明白患者在考虑什么,理解什么是他个人的需要。医护人员和家属都要坦诚、热心地关怀患者,认真仔细地听患者诉说;医护人员和家属之间必须协调一致,谈话时可尽量顺着患者的语言和思路,鼓励他们说出自己的恐惧和不安,然后给予适当的解释和安慰。

5. **补充和替代医学的应用** 补充和替代医学是常规医学之外的医疗保健实践,因其具有无不良反应、整体性治疗的特点,常在治疗时起到支持性的作用,有助于提高患者希望水平,因而在临终患者心理关怀中具有较大的应用价值。在临终患者心理关怀中常用的补充和替代疗法包括:

(1)音乐疗法:是医学、心理学与音乐相互交叉、相互结合产生的,是一种有效的非语言交流手段,可改善患者精神状态,提高终末期患者生活质量,并可有效改善患者的躯体不适。

(2)阅读疗法:引导临终患者有计划、有控制地阅读图书或其他资料,可缓解临终与现实的冲突,通过阅读作品感情内涵的共鸣,实现临终患者希望沟通、表达、被人理解与接受的愿望,减轻患者的孤独、压抑和恐惧感。

(3)怀旧疗法:对于临终患者而言,通过有组织地回想、分享过去的生活经验,可以将既往事件和经验在回忆中重新组织,以提升临终患者的自尊心,并可通过与患者的沟通肯定其人生的意义,从而减轻负性情绪。怀旧疗法通常以一对一或小组团体的形式开展,使用临终患者感兴趣的主题,并合理运用"引导物",如相片、纪念品、日记等。

(二)病情告知

传统伦理观点认为患者即将临终,社区护理人员应该绝对保密,以减少患者的心理痛苦,这种观点剥夺了患者的知情权。对于临终患者,社区护士应尊重患者的权利,如实向患者及家属告知病情。团队人员须和家属沟通,做好患者特质和意愿的充分评估,因人而异充分准备告知的内容,谁告知、何时告知、何地告知、如何告知、告知什么,需要一定的策略和技巧,使患者及家属感受到人文关怀。在告知患者临终相关信息时需留有余地,让患者逐步接受,如开始时可以使用些模糊的词汇委婉地开启话题。在分次告知患者时,要尽可能地给患者留有希望,但告知的内容必须是真实的,不能欺骗患者,否则会使患者产生不信任感。在告知过程中,要允许患者适当发泄,及时给予患者情感支持。告知过程中参与沟通的人员除了医护人员,还可以选择患者支持系统中的其他群体,如临终患者的亲友、与临终患者年龄或经历相仿的人员、社会志愿者等。

(三) 死亡教育

死亡教育是将有关死亡与生命的知识传递给个体及社会的教育过程,是开展临终关怀工作的基础。目前国内的死亡教育开展最多的是针对临终患者及家庭的死亡教育,在社区护理范畴中如何开展针对不同层次人群特点的死亡教育是个需要关注的话题。对于临终患者,死亡教育有利于缓解对死亡的恐惧,使其较为坦然地面对死亡现实,安宁地走完人生的最后阶段。对于临终家庭,死亡教育有利于缓解对亲人死亡的悲伤,使家属较快地接受亲人亡故的现实,缩短悲伤阶段,尽快地度过居丧期,恢复正常生活。对于医务人员,在向临终患者及家属进行死亡教育的过程中,可提高自身对于死亡的科学认识,有利于临终关怀工作更好地开展。死亡教育应考虑到教育对象的特点、时间、场所等,常使用的形式包括文字材料、团体讲解、个人指导、电化教育等,常使用的方法包括讨论法、模拟想象法、情景教育法、阅读指导法等。

1. **评估**　患者对死亡的态度及影响死亡态度的个体和社会因素,如性别、年龄、受教育程度、疾病状况、应对能力、家庭关系等。护士在评估过程中要注意到患者对死亡的态度会受多种因素影响,应该予以尊重。

2. 尊重患者的知情权利,引导患者面对和接受当前疾病状况。

3. 帮助患者获得有关死亡、濒死相关知识,引导患者正确认识死亡。

4. 建立相互信任的治疗性关系是进行死亡教育的前提,针对患者对死亡的顾虑和担忧给予解答与辅导,坦诚沟通关于死亡的话题,不敷衍、不回避。

5. 引导患者回顾人生,肯定生命的意义。

6. 鼓励患者制订现实可及的目标,并协助其完成心愿。

7. 鼓励家属陪伴和坦诚沟通,适时表达关怀和爱。

8. 允许家属陪伴,与亲人告别。

(四) 哀伤辅导

1. **评估**　包括患者家属的悲伤情绪反应及表现、心理状态及意识情况,理解能力、表达能力和支持系统。悲伤具有个体化的特征,其表现因人而异,医护人员应能够识别正常的悲伤反应。

2. **患者临终期**　患者濒临死亡时,社区护士应告知家属患者已临近死亡,让家属在心理上有所准备,给予一定的缓冲时间,以减轻亲人骤然逝去给家属造成的过度悲伤。为家属提供患者当前病情的准确信息,给予家属足够的时间进行提问和表达担忧,家属可能会重复问很多问题,护士应耐心给予解答。给予家属恰当的指导,如患者濒临死亡时听觉和潜意识可持续到最后消失,凡是不应让患者听见的话语不要在床旁或室内谈论,避免给患者造成不良刺激。指导家属能够平静面对患者死亡,最好能握着患者的手,以温馨或赞美的话语做进行临终告别,必要时给予患者和家属单独相处的机会,提供安静、隐私的环境。

3. 居丧期

(1)丧亲后,家属可能由于极度悲伤而突然发生晕厥、心脑血管意外等急症,因此应提前评估家属的健康状况,对处于急性悲伤期的家属可安排到安静的房间,鼓励社会支持系统介入。

(2)在尸体料理过程中,尊重逝者和家属的习俗,允许家属参与,满足家属的需求。

(3)陪伴、倾听,鼓励家属充分表达悲伤情绪。

(4)采用适合的悼念仪式让家属接受现实,与逝者真正告别。可组建由临床护理专家、社会工作者、护士为成员的居丧服务小组,帮助家属处理居丧事宜。

(5)采用电话、信件、网络等形式提供居丧期随访支持,表达对居丧者的慰问和关怀,给予恰当的支持和辅导,鼓励家属参与社会活动,顺利度过悲伤期,开始新的生活。

(6)充分发挥各种支持系统,如志愿者、心理咨询服务组织、悲伤互助小组的作用,帮助家属提高应对能力。

(7)重视对特殊人群如丧亲父母和儿童居丧者的支持。

附:实践教学案例——胃癌患者安宁疗护

案例信息(供讲师)

【情景说明】

李外婆为"胃癌肝转移"的患者,进行姑息治疗并居家安宁疗护2个月。患者心情焦虑烦躁,神志清醒、精神差,自述全身不适、疼痛难忍、腹胀、恶心、呕吐、身体虚弱无力、睡眠不佳。

【案例相关信息】

李外婆,女性,86岁,退休教师,丧偶,育有两女一子,与大儿子一家同住。大儿子是大学教师,儿媳在家照顾家庭,一个孙子现已出国留学。小女儿因脑梗死失能。大女儿定期来看望、照顾患者。

2个月前,李外婆在进食后出现胃部胀痛不适,症状持续1周左右,门诊就诊,行胃镜等检查,确诊为胃癌肝转移,接受姑息治疗及居家安宁疗护。

【教学目标】

1. 评估患者的身心及社会状况。

2. 疏导患者心理状况。

3. 针对患者疼痛及其他躯体症状给予相应的护理干预、舒适护理及知识宣教。

【评价】

详见附表6-7~附表6-9。

附表 6-7　授课者对学习者的评价

学习者姓名：_____

	项目	非常好 (10)	比较好 (8)	一般 (6)	较差 (4)	备注(可将表现特别好／ 不好的方面写在此处)
对实施学生的评价	1. 评估患者的身心及社会状况(躯体症状、不适、情绪、社会支持等)					
	2. 疼痛的护理(评估工具、用药指导,非药物干预等)					
	3. 恶心、呕吐的护理(评估、饮食护理、用药指导、舒适护理等)					
	4. 心理疏导技巧应用恰当(如环境营造、建立信任感、沟通技巧等)					
	5. 应对患者／家属情绪变化(是否有同理心等)					
	6. 相关问题的健康宣教					
	个人得分					满分60分
对小组观察者的总体评价	1. 观察过程中纪律					
	2. 观察后的反馈参与度,评价方式是否恰当					
	小组得分					满分10分
总得分						满分70分

注：在相应格里画"√"。

评价老师签名：_____

附表 6-8　SP 对学习者的评价

学习者姓名：_____

项目	非常好 (10)	比较好 (8)	一般 (3)	较差 (2)	备注(请将你认为更 好的做法写在此处)
1. 关注我的情绪变化,与我平等对话,保护我的隐私					
2. 宣教的方法我能学会					
请将你直接面对实施者的反馈写在此处(注意:按照反馈的要求)					
总得分					满分10分

注：在相应格里画"√"。

SP 签名：_____

附表 6-9　观察者对学习者的评价

学习者姓名：＿＿＿＿＿＿＿

项目	非常好(10)	比较好(8)	一般(6)	较差(4)	备注(请将你认为更好的做法写在此处)
1. 评估患者的身心及社会状况					
2. 躯体症状及不适的护理					
3. 疏导患者/家属的心理问题					
4. 针对患者存在问题的健康宣教					
5. 反馈技巧的自我评价					
请将你直接面对实施者的反馈写在此处(注意：按照反馈的要求)					
总得分			满分 20 分		

注：在相应格里画"√"。

观察者签名：＿＿＿＿＿＿＿

学习任务单

【情景说明】

你是一名社区护士,今日上门为服务对象进行家庭访视。这是一位 2 个月前确诊"胃癌肝转移"的患者。

【学习任务】

请评估患者目前的身心及社会状况,疏导患者心理问题,针对患者疼痛及其他躯体症状给予相应的护理干预及舒适护理,并对她进行相应的健康宣教。

【实施要求】

请用 8~10min 对患者和/或家属进行评估、护理干预并进行相应宣教。

【知识储备】

1. 胃癌患者的生理、心理及社会评估。

2. 心理疏导的技巧,包括沟通环境的营造、建立信任感、沟通的技巧、患者情绪应对等。

3. 胃癌常见躯体症状控制的护理措施及相应健康宣教。

标准化病人信息

【情景说明】

你是一位 86 岁的女性。2 个月前在三甲医院门诊就诊,行胃镜等检查,确诊为"胃癌肝转移",进行姑息治疗并居家安宁疗护。今日上午社区护士上门进行家庭访视,对你进行病情评估及护理。你平卧于床上,一动不动,神志清醒,精神差,双目紧闭,眉头紧皱,有气无力地呻吟。

【对话时的性格和表现】

你性格比较强势，抚育3个子女长大，看他们成家立业，劳苦功高，在这个家里备受尊敬。自从知道自己得了胃癌，你觉得"太不公平了，一生行善积德，到老死就死吧，还偏偏得了这么个恶病，让自己饱受折磨"。你得病之后，子女都很关心你，竭尽所能地给予照顾，但你觉得自己得了这个病，给子女增加了负担，心里自责，同时又很担心子女嫌弃你，出现"久病床前无孝子"的情况，有时感觉子女有点虚情假意，这种矛盾心理让你表现得有些喜怒无常。你很担心因脑梗死失能的小女儿，又很挂念出国留学的唯一孙子，有太多放心不下的事，让你很焦虑、烦躁。

你昨晚11时上腹部出现腹胀、腹痛，开始为间歇性的刺痛和钝痛，逐渐发展为持续性胀痛、绞痛，疼痛感越来越剧烈。因为担心给家人添麻烦，又怕服用镇痛药上瘾，所以自己一直强忍疼痛。昨日因疼痛不适，你几乎一夜未眠，现在感觉十分疲惫，全身都痛，难以忍受，一动也不想动，拒绝他人想帮助你活动肢体、下床的要求。像这样的疼痛已经不是第一次出现了，而且疼痛持续的时间越来越长，有时会持续一整日，疼痛的程度也越来剧烈，这让你感到恐惧、焦虑。

你没吃早饭，家人给你做了你以前爱吃的肉糜粥，但你一再拒绝进食，并表现得很烦躁。因为你常感到腹胀、恶心、食欲减退，吃东西会呕吐。最近一周这种情况更为严重，什么也吃不进，甚至喝点水就呕吐。你身体很虚弱，肢体软弱无力，体重下降明显，一个月就下降了8kg。

【主要症状】

2个月前进食后出现胃部胀痛不适，症状持续1周左右。门诊就诊，行胃镜等检查，确诊为胃癌肝转移。你感觉全身不适，疼痛难忍，尤其以上腹部持续性疼痛最为严重，腹胀、恶心、呕吐，睡眠不佳(3~4h/d)，身体虚弱，肢体软弱无力，体重减轻明显。

【个人简介】

你(李外婆)86岁，是一名退休教师，丧偶，育有两女一子，与大儿子一家同住。大儿子是大学教师，儿媳在家照顾家庭，一个孙子已出国留学。小女儿因脑梗死失能，大女儿因要帮忙照顾外孙和外孙女，只能定期来看望照顾你。

家属表现

儿子：很关心患者，但觉得患者性格变化很大，不如以前通情达理。自责自己工作太忙，没有好好照顾母亲，也没有及时分担妻子身体和心理的负担，保证接下来好好照顾家庭。担心使用镇痛药会上瘾，认为只有在痛得受不了、万不得已的情况下才可以使用。

儿媳：承担照顾婆婆的主要工作，身体和心理负担都很大，非常疲惫。早上特意做了婆婆以前爱吃的肉糜粥，结果婆婆拒绝进食，因此心里又着急又委屈。

【疾病史】

既往史：无。

月经史：15岁初潮，周期28d。

【SP引导性问题】

1. 当护士劝你要放松心情，好好养病时，你可以倾诉："为什么让我得这么折磨人的病""要强一辈子,最后给子女添麻烦,就怕惹子女讨厌。"

2. 当护士进行疼痛宣教时,你可以主动说:"我都是忍痛忍到受不了,才告诉别人请求帮助的。"你可以问:"我怎么知道疼到什么程度采取相应的措施?"你可以倾诉自己的顾虑:"我听说止痛药会上瘾。"

3. 当家人和护士劝你进食时,你可以担心地说:"如果吃东西又呕吐,怎么办?"

附 录

附录一　SP 教学实践人物信息表

案例	患者角色	照顾者角色	患者年龄	职业	案例基本信息
一	李女士	张先生	30 岁	企业白领	围婚期:备孕
二			30 岁	企业白领	孕期:早孕反应
三			31 岁	企业白领	产褥期:乳房护理
四	李女士儿子	李女士	7 日龄	无	新生儿:黄疸
五			1 周岁	无	婴幼儿:腹泻
六			1 周岁	无	婴幼儿:疫苗接种
七	李表姐儿子	李表姐	6 岁	无	学龄前:口腔卫生
八			9 岁	学生	学龄期:用眼卫生
九	张堂哥女儿	张堂嫂	14 岁	学生	青春期:月经初潮
十	李女士姨妈	李姨夫 / 李表姐	65 岁	退休	糖尿病
十一	李女士舅妈	/	50 岁	家庭主妇	围绝经期
十二	李女士母亲	保姆	62 岁	退休	跌倒
十三			62 岁	退休	偏瘫失能
十四	李女士外婆	李舅舅 / 李舅妈	86 岁	退休教师	安宁疗护:胃癌

附录二　SP 教学实践案例家系图

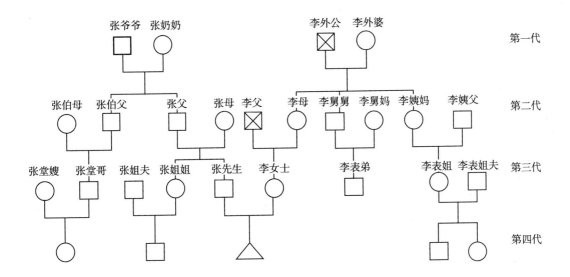

参考文献

［1］ 国务院.国务院关于建立全科医生制度的指导意见.国发〔2011〕23 号 [A/OL]. (2011-06-07)[2022-5-23]. http://www. gov. cn/zhengce/content/2011-07/06/content_6123. htm.

［2］ 国务院医改办，国家发展改革委，财政部，等.关于推进家庭医生签约服务的指导意见.国医改办发〔2016〕1 号 [A/OL].(2016-05-25)[2022-5-23]. http://www. gov. cn/xinwen/2016-06/06/content_5079984. htm.

［3］ 国家卫生健康委员会，国家中医药管理局.关于规范家庭医生签约服务管理的指导意见.国卫基层发〔2018〕35 号 [A/OL].(2018-10-08)[2022-5-23]. http://www. nhc. gov. cn/jws/s7874/201810/be6826d-8d9d14e849e37bd1b57dd4915. shtml？COLLCC=2318802124&.

［4］ 国家卫生计生委.国家基本公共卫生服务规范（第三版）.国卫基层发〔2017〕13 号 [A/OL].(2017-02-28)[2022-5-23]. https://wenku. baidu. com/view/b9f41cc6dbef5ef7ba0d4a7302768e9951e76e0d. html.

［5］ 于晓松，路孝琴.全科医学概论 [M]. 5 版.北京：人民卫生出版社，2018.

［6］ 秦怀金，陈博文.国家基本公共卫生服务技术规范 [M].北京：人民卫生出版社，2013.

［7］ 田向阳，程玉兰.健康教育与健康促进基本理论与实践 [M].北京：人民卫生出版社，2016.

［8］ 安力彬，陆虹.妇产科护理 [M]. 6 版.北京：人民卫生出版社，2017.

［9］ 刘薇群，杨颖华.社区护理 [M].上海：复旦大学出版社，2015.

［10］ 顾建钧，李明，刘薇群.社区护理管理概引 [M].上海：复旦大学出版社，2018.

［11］ 徐国辉.社区护理学 [M]. 4 版.北京：人民卫生出版社，2019.

［12］ 唐红梅，刘薇群.社区护理技能实训 [M].北京：科学出版社，2020.

［13］ 李春玉，姜丽萍.社区护理学 [M]. 4 版.北京：人民卫生出版社，2017.

［14］ 中国老年保健医学研究会老龄健康服务与标准化分会.居家（养护）老年人身体健康评估服务标准（草案)[J]. 中国老年保健医学，2018, 16 (3): 25-27.

［15］ 中华医学会老年医学分会，中华老年医学杂志编辑部.中国健康老年人标准 (2013)[J]. 中华老年医学杂志，2013, 32 (8): 801.

［16］ 陈诚诚.老年人长期照护等级评估工具发展综述 [J]. 中国医疗保险，2017 (4): 8-11.

［17］ 国家卫生和计划生育委员会.国家卫生计生委关于印发安宁疗护中心基本标准和管理规范（试行）的通知.国卫医发〔2017〕7 号 [A/OL].(2017-01-25)[2022-6-12]. http://www. nhc. gov. cn/yzygj/s3593/201702/2f50fdc62fa84cdd9d9a09d5162a661f. shtml.

［18］ 周逸萍，单芳.临终关怀 [M].北京：科学出版社，2018.

［19］ The Worldwide Hospice Palliative Care Alliance. WHO publishes new guides on integrating palliative care into healthcare [EB/OL].(2022-02-10)[2022-06-25]. http://www. thewhpca. org/latest-news/item/who-publishes-new-guides-on-integrating-palliative-care-into-healthcare.

［20］ World Health Organization. Integrating palliative care and symptom relief into primary health care: a WHO guide [M]. Geneva: World Health Organization, 2018.

［21］ 朱菁菁，董慧英，朱彤华，等.死亡教育在舒缓疗护（临终关怀）中的应用进展 [J]. 实用临床护理学

杂志, 2018, 3 (4): 197-198.

［22］宋岳涛, 杨兵 . 老年长期照护 [M]. 北京 : 中国协和医科大学出版社, 2015.

［23］中华医学会, 中华医学杂志社, 中华医学会全科医学分会, 等 . 高血压基层诊疗指南 (2019 年)[J]. 中华全科医师杂志, 2019, 18 (4): 301-313.

［24］中华医学会糖尿病学分会, 国家基层糖尿病管理办公室 . 国家基层糖尿病管理手册 [J]. 中华内科杂志, 2019, 58 (10): 713-735.

［25］国务院办公厅 . 国务院办公厅关于印发中国防治慢性病中长期规划 (2017—2025 年) 的通知 . 国办发〔2017〕12 号 [A/OL].(2017-01-22)[2022-6-12]. http://www. gov. cn/zhengce/content/2017-02/14/content_5167886. htm.

［26］中华医学会糖尿病学分会 . 中国 2 型糖尿病防治指南 (2017 年版)[J]. 中华糖尿病杂志, 2018, 10 (1): 4-67.

［27］杜雪平, 王永利 . 实用社区护理 [M]. 北京 : 人民卫生出版社, 2018.

［28］张玲娟, 张雅丽, 皮红英 . 实用老年护理全书 [M]. 上海 : 上海科学技术出版社, 2019.

［29］崔焱, 仰曙芬 . 儿科护理学 [M]. 6 版 . 北京 : 人民卫生出版社, 2017.

［30］胡亦新, 余小平 . 中国老年医疗照护 [M]. 北京 : 人民卫生出版社, 2017.

［31］化前珍 . 老年护理学 [M]. 3 版 . 北京 : 人民卫生出版社, 2012.

［32］李小鹰 . 中华老年医学 [M]. 北京 : 人民卫生出版社, 2016.

［33］陈晓君, 黄丽华 . 国外跌倒管理模型的相关研究及启示 [J]. 中华护理杂志, 2015, 50 (2): 254-256.

［34］代俊, 王辰辰 . 老年人跌倒危险因素及其关系 [J]. 中国老年学杂志, 2016, 36 (13): 3328-3332.

［35］杜雪平, 席彪 . 全科医生基层实践 [M]. 北京 : 人民卫生出版社, 2013: 173.